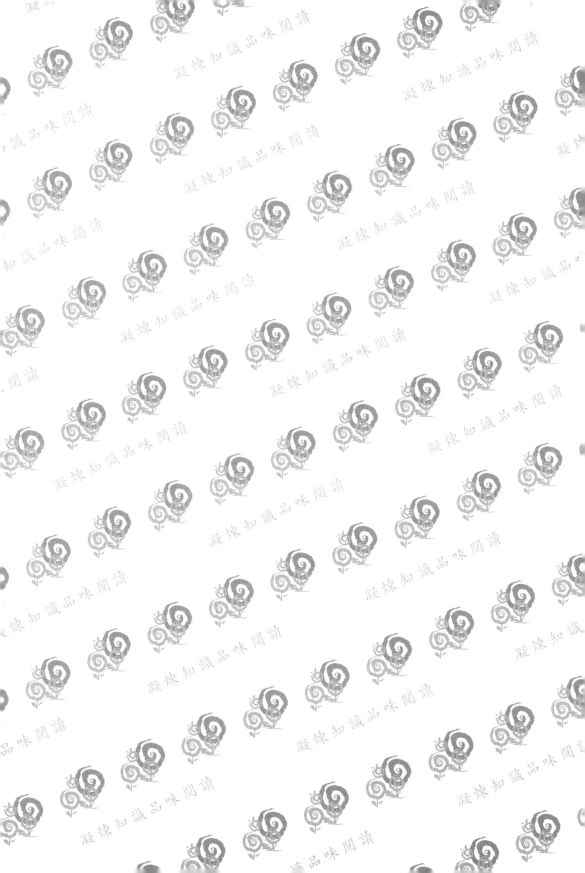

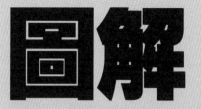

圖解

五南圖書出版公司 印行

圖解系列

食品衛生與安全

閱讀文字

理解內容

觀看圖表

圖解讓
食品衛生
與安全
更簡單

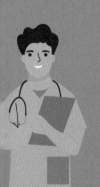
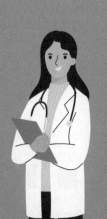
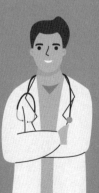
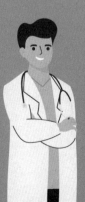
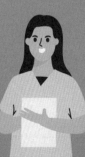

序

序

　　食安問題，長久以來即為人們所詬病，同時政府施政亦成效不彰，從民國68 年爆發的多氯聯苯污染米糠油事件及 73 年的鎘米事件以來，重大食安事件層出不窮，98 年「食品衛生把關不嚴」還票選為十大民怨之一。最近幾年，食安事件更是登上媒體的頭條，顯示食品衛生與安全問題，不僅困擾大家的生活，也使餐飲與食品產業蒙受重大的損失。

　　食品衛生與安全相關的課題，是營養、餐飲、生技、醫療及衛生等有關科系學生的重要學科，也是營養與衛生行政等相關高考類科的科目。對於一般民眾而言，網路及報章雜誌常充斥著似是而非或誇大不實的言論，如何正確認識食品衛生與安全議題，更顯重要。本書的編寫，係以簡要的文字搭配圖表，以作為食品衛生與安全的入門書為目的。

　　本書共分為七大篇：食品衛生與餐飲相關法規，食品腐敗與微生物，食品安全性評估，食品添加物、食品洗潔劑與食品包裝，食品危害，餐飲衛生管理，其他相關議題等，內容亦依命題大綱細分 20 章，共計 140 小節。內容涵蓋甚廣，包括近年來受到注目的話題，如基改食品、環境荷爾蒙、狂牛症、瘦肉精、反式脂肪酸、塑化劑、丙烯醯胺、輻射線污染、順丁烯二酸酐等均有簡明的解說。

二、食品腐敗與微生物

第5章　食品腐敗與防治

第6章　微生物

第7章　食品保藏

三、食品安全性評估

第8章　毒性與安全性評估

四、食品添加物、食品洗潔劑與食品包裝

第9章　食品添加物

第10章　食品洗潔劑

第15章　食品被污染的衛生問題

六、餐飲衛生管理
第16章　膳食工廠之衛生

第17章　食品業管理

七、其他相關議題

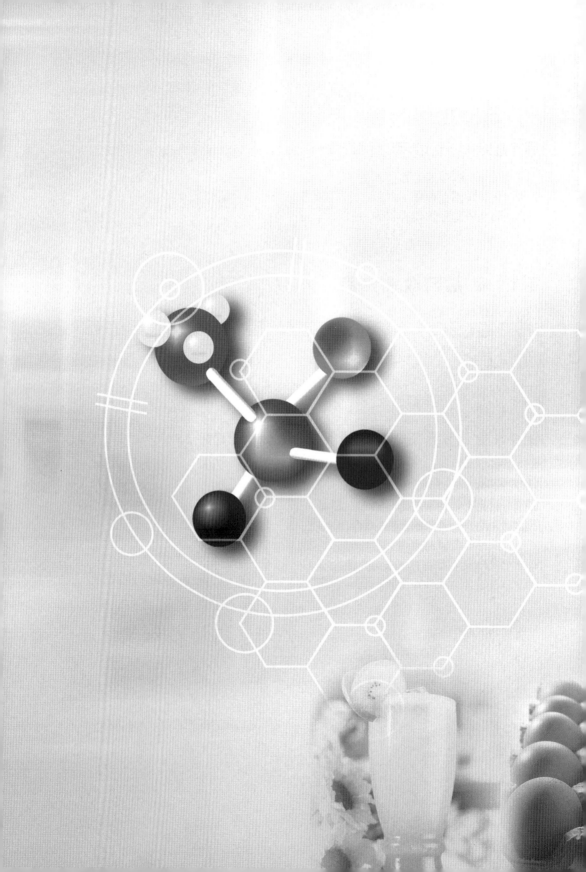

一、食品衛生與餐飲相關法規

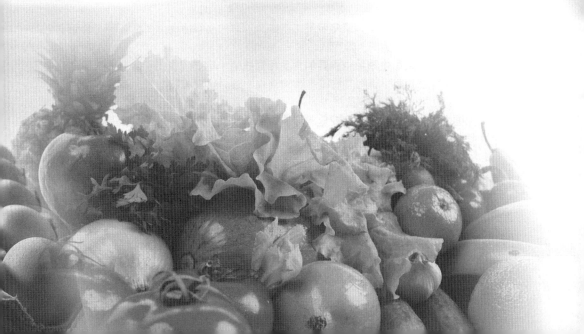

1.1 **食品衛生的定義**

　　食品的消費對象是人類，為顧及健康，食品中不能有任何危及健康的成分存在，因此各國政府對其衛生規格均訂有食品級（Food grade）或食品衛生標準，以保障國民健康。

　　根據世界衛生組織（WHO）於 1955 年環境衛生專門委員會之報告中對食品衛生的定義如下：「所謂食品衛生，是自食品原料的種植、生產或製造至最終消費的全部過程，為確保食品的安全性、完整性及健全性所必須的方法」。由此觀之，食品衛生必須從原物料控管、加工處理的衛生管理及消費者的衛生教育三方面著手管理與整合。

　　為了確保食品的衛生安全，必須從源頭開始控管原料的衛生安全，因此不論植物的栽培或動物的畜養殖，都應加入衛生管理的觀念，視原料的種類與特性，控制可能的危險因子，包括微生物標準或化學污染物標準，唯有安全性高，品質優良的原料，方能確保食品的衛生安全與消費者的健康。

　　從農場到餐桌（from farm to table）的食品衛生觀念：維持從食物原料（農畜水產物）、生產過程（含穫後處理、加工、製造、流通、運輸、銷售等）到消費者為止之食品衛生與品質及其良好狀態，並在危害未發生前即予以防止，以確保食品的安全性。

　　食品加工（food processing）是將食品由動植物原物料製造轉變成為適合人們可食用之餐飲的過程。動、植物或微生物來源之食材原物料必須經過前處理、調配、加工、貯藏，然後運輸到各個地點販售到消費者，因此要注意的環節相當複雜而繁多，一套完善有系統的衛生管理，是確保食品加工廠提升產品安全與品質的有效方法，國內外提倡的食品工廠良好作業規範（GMP）或國內倡導良好衛生規範（GHP）及危害分析重要管制點（HACCP）系統對於一般食品工廠、餐飲製造或物流業所關切的衛生問題，提供了相當優良的衛生管理系統。

　　WHO 建議各國政府對食品衛生之分擔責任的指導原則：

　　1. **國家的食品安全政策與策略發展**：各國政府單位必須檢視與衡量各地的食品安全需求，建立及執行食品安全的相關活動。

　　2. **提升國內公共衛生體系中重要的食品相關技術**：建立這些技術與方法的目的有加強關於健康與公共衛生層面之技術、預防食物中毒與建立防範措施、降低食物腐敗現象及減少因食物所造成的經濟損失。

　　3. **加強家庭與消費者的食品安全教育**：透過學校教育、大眾傳播媒體與社區醫院衛生教育來強化家庭教育。

　　4. **對都市地區食品衛生的重視**：促進路邊販售食品與販賣場所的食品衛生品質，包括餐廳、醫院、外燴服務。

　　5. **促進各國旅遊業重視並提升食品安全品質**：辦理旅遊業者的食品衛生管理教育訓練；經由旅遊業者提供相關資訊給消費者。

食品安全五大要點

保持清潔	拿食品前要洗手，準備食品期間也要經常洗手。 便後洗手。 清洗和消毒用於準備食品的所有場所和設備。 避免蟲、鼠及其他動物進入廚房和接近食物。
生熟分開	生的肉、禽和海產食品要與其他食物分開。 處理生的食物要有專用的設備和用具，例如刀具和切肉板。 使用器皿儲存食物以避免生熟食物互相接觸。
做熟	食物要徹底做熟，尤其是肉、禽、蛋和海產食品。 湯、煲等食物要煮開以確保達到70℃。肉類和禽類的汁水要變清，而不能是淡紅色的。最好使用溫度計。 熟食再次加熱要徹底。
保持食物的安全溫度	熟食在室溫下不得存放 2 小時以上。 所有熟食和易腐爛的食物應及時冷藏（最好在 5℃以下）。 熟食在食用前應保持滾燙的溫度（60℃以上）。 即使在冰箱中也不能過久儲存食物。冷凍食物不要在室溫下化凍。
使用安全的水和原材料	使用安全的水或進行處理以保安全。 挑選新鮮和有益健康的食物。 選擇經過安全加工的食品，例如經過低熱消毒的牛奶。 水果和蔬菜要洗乾淨，尤其如果要生食。 不吃超過保鮮期的食物。

民眾對食品衛生與安全的誤解與迷思

誤解與迷思	說明
對食品無菌觀念的過度要求	就微生物數量而言，要依據其產品特性來設定，但不可輕忽人體的免疫系統，一般是確保食品在保存期限內，殺滅病原菌並抑制腐敗菌，使其在此期間不會孳生造成問題。
對食品添加物定義與使用上的誤解	食品添加物的使用有其利弊得失，應取其優點而避開使用上的缺失。
對化學品的誤解與恐懼	名稱的空洞及詞不達意常會引起誤解與恐懼，化學物質有好有壞，應該正視、解決或有效管理。
食品衛生與品質的觀念混淆	品質項目應涵蓋衛生，然而，品質與衛生是不相等，如HACCP設計的目標是衛生管制，但業者若擴大解釋為品質保證，則屬不妥。

1.2 **食品與健康**

食品是人類維持生存不可缺少的必需品，食品中含有維持生命必需的營養成分，包括碳水化合物、脂肪、蛋白質、維生素、礦物質以及水等六大成分，這些成分具有提供熱量、構成身體組織及調節生理功能的作用，因此人類必須攝食食品或餐飲以延續生命、進行活動及繁衍後代。

依照食品的生理作用加以分類，大概可分為三大類：作為能源之用；建造、維持與修補組織所需成分；調節新陳代謝及生理機能。食品具有三個層次的功能：營養機能、感覺機能、具有身體調節機能。

食品與餐飲因處理不當或交叉污染導致微生物生長甚至產生毒素，輕者造成人類腹瀉、嘔吐、發燒，重者可能致人於死。食品是否腐敗、變質，是否含有害或有毒物質便成為食品衛生關注的焦點，對於含有食品中毒菌、天然毒素、含有非法添加物、殘留農藥等化學污染物、天然毒素、黴菌毒素等影響人類身體健康或生命的諸多原因，應該透過衛生管理的手段，來排除或降低可能發生的危險性，以確保食品的安全性，提供食的安全。

食品衛生安全的重要性如下：

●**食品衛生問題是一項重要但困惑民眾的議題**：民眾由於對衛生觀念之不足與專業知識的限制，對有關食品衛生問題的報導，不僅產生困惑，而且常有挫折感。民眾不容易了解食品產製之衛生問題，也不容易蒐集相關資訊。媒體對食品衛生安全議題，只知報導事實，未提出因應對策並建立正確見解，常造成誇大渲染。

●**食品衛生安全問題之爭議與誤解原因**：食品種類與型式日益多樣化，民眾對食品製造流程缺乏了解而心生恐懼，一般民眾對食品衛生安全所牽涉的危害與利益觀念缺乏完全了解，而常有超級健康的食品與對製造環境的無理要求，以及對食品添加物的誤解。

主要食品衛生安全問題如下：

1. **食品添加物**：影響人體健康的添加物都嚴格禁止使用，食品添加物所引發的食品衛生問題並無一般民眾認為的嚴重。

2. **農藥殘留**：農藥殘留的種類有除草劑、殺蟲劑等田間使用藥物、化學肥料與動物用藥的殘留問題。

3. **天然毒性成分**：主要為水生動物與陸生植物所含的毒性物質，這些毒性物質經過廣泛宣傳後，中毒的案件已日益減少。

4. **環境污染物**：農產品與食品原料受到工業污染的情形十分嚴重，如鴨蛋的戴奧辛污染、綠牡蠣、壬基苯酚。

5. **營養不良**：包括營養過剩（肥胖）與不足，低熱量、低糖、低脂、低鈉、低膽固醇、高膳食纖維、高鈣、高蛋白等觀念，提供富裕國家一種新思維。

6. **產毒與病原性微生物**：包括食物中毒的病因物質、產生毒素的微生物、造成食品腐敗的微生物。

六大類食品分類及其營養特色與功能

食品分類	主要營養素	功能
五穀根莖類	碳水化合物（醣類）、澱粉、膳食纖維	為碳水化合物的主要來源，人類的主食，供做能源之用，並提供一天蛋白質需要量的 1/3。
蔬菜類	維生素 A、C、葉酸、鎂、鉀、鈣、膳食纖維	此類食品富含維生素與礦物質等保護性的營養素以及膳食纖維，對於維持健康，預防慢性病與維持腸道機能有顯著影響。
水果類	維生素 A、C、鉀、膳食纖維、果糖、葡萄糖	提供多種保護性營養素，主要供應維生素 C，並含有醣類。
奶類	鈣、維生素 B_2、優質蛋白質	除了蛋白質外，提供了豐富的鈣質，是骨骼發育與預防骨質疏鬆症重要營養物質；此外國人普遍缺乏維生素 B_2，與奶類消費量較少有關。
蛋豆魚肉類	優質蛋白質、維生素 B 群、鐵質	蛋白質的主要來源，是建造人體組織的重要材料，另外：如脂質、維生素、礦物質等含量也很豐富。
油糖鹽類	油、糖、鹽（鈉）	這類食品提供了食品的色、香、味，滿足人類的口腹之欲，但油和糖只提供熱量，幾乎不含其他營養素；鹽分則會增加高血壓的危險。為避免罹患慢性病的危險，建議從小培養清淡的飲食口味。

臺灣的食品安全管理架構

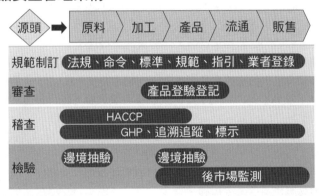

臺灣規範食品的法律

食品安全衛生管理法
✓食品安全衛生管理法施行細則
✓食品良好衛生規範
✓食品安全管制系統
✓輸入食品查驗辦法
✓市售包裝食品營養宣稱規範
✓市售包裝食品營養標示規範
✓食品廣告標示詞句涉及虛偽、誇張或醫藥效之認定表
✓食品衛生標準
✓食品工廠建築及設備設廠標準
✓……

健康食品管理法
✓健康食品管理法施行細則
✓健康食品申請許可辦法
✓健康食品器具容器包裝衛生標準
✓健康食品原子塵放射能污染之安全容許量標準
✓健康食品殘留農藥安全容許量標準
✓健康食品衛生標準
✓健康食品工廠良好作業規範
✓健康食品管理法未規定者，則適用於食品安全衛生管理法相關規定

1.3 **食品衛生安全的指導原則**

　　食品安全與衛生應該涵蓋從農場到餐桌的綜合概念。以往認為食品衛生與安全是檢驗出來的，而今則已轉變成是製造出來的，這項轉變即是傳統的品質檢驗（QC）轉變成品質保證（QA），品質保證體系是全面去注意或關心各種危害因素（如物理、化學或生物性），由原料驗收、成品調理與製造、倉儲與運輸及銷售、消費者使用說明與教育，各個環節如果稍不注意，都有可能會發生消費者、業者與政府單位三者同時受害的景象。

　　以曾經讓日本一萬多人受害的 E.coli O157：H7 為例，日本的消費大眾多喜食用未完全加熱或未曾加熱的餐食，即代表消費者、業者與政府單位三者都有責任，這也與風俗習慣或國情有關。目前世界各國政府極力推動的食品安全管制系統（HACCP）也是集中有限人力與物力，由原料（農場）到最終使用者（餐桌）做整合與系統性的管理。

　　世界衛生組織已於 1976 年起執行「全球環境監控系統—食品污染及評估計畫（Global Environment Monitoring System-Food Contamination Monitoring and Assessment Program, GEMS/Food）」，包括食物中毒的流行病學的調查、污染物質之監測、食品中特定污染物質監控與影響食品安全的公共衛生設施，這些資訊可提供食品中主要污染物質的污染程度與趨勢的訊息，保障人類健康的重要性。

　　這些原則可適用於從事產製並供給人類消費，經過適當包裝食品的所有食品業者，也可供做訂定專業食品工廠監控食品衛生安全的指導業務（HACCP）的依據。這些所進行的努力是為了達到下列的目的：確保食品在衛生狀態下進行製造、包裝、儲存與運輸等過程。

　　保證食品安全之實用性。保證食品具有正確而必要的標示，以保障消費者知的權益。而在管理與設備上需要具有下列的基本原則來配合：

　　確認：從原料購入到成品出庫，每一環節都應該能夠確保食品安全性，我國農委會目前推動的產地護照也源自這項精神。

　　防止污染：防止異物、重金屬、殘留農藥、食物中毒菌的附著及混入或是避免引起食品品質降低的微生物附著，而防止工廠環境、機械、器具、落下細菌與作業員所造成的污染也是有其必要性。

　　覆核：建立對錯誤可能會再度發生的預防措施，應建立工程程序中的檢查體制（包括覆核）與品質保證體系。

　　標示管理：應該在包裝容器上標示名稱等相關資訊，有正確判斷依據以提供消費者選購，另外，工廠內也應該廣泛使用條碼（Barcode）於品質管理上。

　　保存紀錄：有關「重要」製程之管理紀錄與品質管理紀錄應該妥為保存，以供日後追查與分析之用，並可以作為業者自我保護的證據。

食品安全衛生管理法的立法宗旨

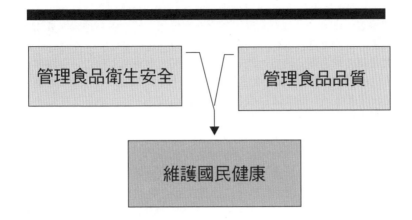

WHO 促進食品安全指導原則

指導原則	說　明
目　　標	●食品安全為最高的目標 ●強調共同分擔責任 ●全國整體的承諾 ●由政府工商業者及消費者共同參與
政府分擔的責任	●執行食品法規 ●蒐集資訊並研究 ●對業者及民眾宣導教育 ●提供相關健康照護
業者分擔的責任	●生鮮原料產銷需符合良好規範 ●加工食品應建立品管保措施 ●處理過程及加工技術必須適切 ●管理及作業人員必須訓練有素
消費者分擔的責任	●個人需具備知識並切實力行實踐 ●家庭調理食物需注意安全措施 ●參與社區活動分享食品安全正確觀念 ●組織消費者保護團體監督業者及政府

1.4 **食品衛生的簡易性檢查**

簡易衛生安全檢驗主要是指可於檢驗當地直接進行檢驗，並可迅速得到檢驗結果的檢驗方法，其內容分述於下。

　　1. **光度檢查**：以光度計進行調理場所之光度檢測，於一般調理場所要求 100 Lux 以上，於調理工作臺面要求 200 Lux 以上。

　　2. **溫度檢測**：以溫度計測定冷凍、冷藏庫保存之食品溫度是否符合標準，冷凍庫溫度應保持 -18℃以下；冷藏庫溫度應保持 7℃以下、凍結點以上；或加熱調理食品之中心溫度是否符合標準，以確保食品之衛生安全。

　　3. **餘氯量與酸鹼值檢測**：以餘氯試紙檢測飲用水中自由餘氯量是否符合標準，及以酸鹼值試紙檢測飲用水或食品之酸鹼值是否符合標準，以確保食品之衛生安全。

　　4. **澱粉殘留物檢測**：以碘試液檢測餐具或食品容器上有無澱粉之殘留，僅需將碘試液滴在檢測之餐具或食品容器上，並加以擴散，如有澱粉殘留會呈現藍紫色，代表必須加強餐具或食品容器之清洗程序，以確保食品之衛生安全。

　　5. **脂肪殘留物檢測**：以蘇丹試劑（Sudan）檢測餐具或食品容器上有無脂肪之殘留，僅需將蘇丹試液滴在檢測之餐具或食品容器上，並加以擴散，再以水輕輕沖洗，如有脂肪殘留會呈現紅色，代表必須加強餐具或食品容器之清洗程序，以確保食品之衛生安全。

　　6.**ATP 生物冷光檢測**：ATP 生物冷光檢測主要檢測食品設備表面之衛生狀況，以作為清洗程序是否確實之依據。ATP 生物冷光法是以專用之擦拭棒擦拭設備、容器或餐具表面，此動作可將微生物及食物殘留物吸附，再移至含有螢光素與螢光酵素之溶液中，用冷光儀（luminometer）測定此溶液中 ATP 所產生之光度，其數值之大小以 RLU 表示，數值越高表示此擦拭物表面含有微生物與食物殘留物越多，代表需加強餐具或食品容器之表面清洗程序，以確保食品之衛生安全。

　　7. **螢光物質檢查法**：利用紫外燈之照射，觀察其螢光反應來判斷食品新舊、良莠、餐具，環境有無污染。

　　8. **硼砂及硼酸檢查法**：檢查食品中有無摻用硼砂（硼酸）。

　　9. **粗灰分定量法**：樣品在 600℃氧化燃燒後，所剩餘的物質稱為粗灰分，在氧化燃燒過程中，水分被蒸發（約 100℃），有機物質被分解後（約 300 ～ 400℃）剩下鉀、鈣、鎂等之氧化物即為粗灰分。

　　10. **凱氏粗蛋白定量法**：將樣品於熱濃硫酸中，充分消化分解，使蛋白質中的氮轉變為硫酸銨，再加入氫氧化鈉溶液，經蒸餾所釋放出之氨氣，以硼酸溶液吸收之，最後再以標定過之鹽酸溶液滴定，求出樣品中之含氮量，再乘以適當的氮係數（Nitrogen Factor），即為粗蛋白之含量。

　　11. **粗脂肪定量法**：脂肪不溶於水而溶於乙醚或苯等有機溶劑，定量脂肪時，利用有機溶劑，從樣品中將油脂類萃取出來，再蒸發除去有機溶劑，秤重殘留物及粗脂肪，常用的方法為 Soxhlet 及 Folch 萃取法兩種。

一般蛋白質系的食品，新鮮度判別

類　別		新鮮者之螢光	不新鮮者之螢光
肉類	肉質	暗青紫色	紅紫色
	脂肪	白色	乳白色
蛋類		鮮紅色	紫色、青紫色、青色
魚丸類		青色白螢光	螢光模糊、乳白色、黃白色

鹽基性有害色素之鑑別

色素		螢光色素
鹽基性	紅色素	鮮紅螢光
	黃色素	鮮黃螢光
一般食用色素		無螢光
食用紅色 7 號		微橘紅色螢光

餐具污染之鑑別

餐具及飲食物容器	螢光反應
洗滌清潔	無
殘渣或油類洗滌不完全	有
使用螢光清潔劑沖洗不完全	有

各類樣品含氮係數之對照表

食品	氮係數	食品	氮係數
蛋類（Eggs）	6.25	核桃類（Nuts）	
動物膠（Gelatin）	5.55	杏仁（Almonds）	5.18
肉類（Meat）	6.25	巴西胡桃（Brazil）	5.46
牛奶（Milk)	6.38	其他	5.3
大豆類(Soybeans）	5.71	穀類（Cereals）	
花生米（Peanuts）	5.46	米（Rice）	5.95
種子(Seeds)	5.3	栗（Rye）	5.83
小麥粉（中等質、硬質、軟質、步留 100-94%）	5.83	玉米（Corn）	6.25
		大麥、燕麥、裸麥	5.83
		魚粉、飼料	6.25

1.5 **致癌物質**

致癌物質是指環境中，一些化學物質會造成動物細胞 DNA 受損或突變，或是使細胞內正常生化學反應不正常化。例如細胞訊息傳遞的失常等，導致細胞在形態上改變，或是不斷進行增生，通常這類化合物以苯環狀類物質居多。

研究發現每週食用這些經加工處理的肉類產品如培根、香腸、火腿、熱狗、臘肉、鹹魚超過一次，罹患白血病的機率比一般人高出 74％。反之，經常食用蔬菜或黃豆產品，罹癌的風險較少吃蔬菜者則減少一半。

食品中致癌的來源：

1. **食物本身即含致癌物**：某些食物本身係含有蘇鐵素、黃樟素、煙焦油（多環芳烴）等致癌物成分。

2. **食物保存不當所衍生的致癌物**：穀類、豆類、玉米等貯存在濕熱環境中，易滋生黴菌，而產生很強的高致癌黃麴毒素，它會引起肝癌，因此要避免食物被菌類污染。

3. **食物烹調不當所衍生的致癌物**：煙燻、燒烤過程中，肉類油脂滴入炭中，在高溫下裂解，與炭火作用成毒性強的致癌物多環芳烴，隨煙燻揮發，會回到食物中。預防方法是用瘦肉來烤、肉架離火遠一點，肉用錫箔紙包起來烤。高溫烹調使蛋白質、胺基酸裂解，產生胺類衍生物，使動物產生肉瘤。

4. **加工食物中使用致癌添加劑**：(1)保色劑：醃製物質如香腸、火腿等含有硝酸鹽。如在食物加工過程中添加過量，會在胃液中與肉類、蔬菜、甜菜中的胺類作用，合成硝酸胺，亦是高度致癌物。(2)著色劑：紅色二號、奶油黃、酸菜者色劑。(3)甜味劑：如易引起膀胱癌的甜精，目前已被禁用。(4)保存劑：抗氧化劑。

5. **環境污染物**：農產品使用的化學肥料、殺蟲劑及畜牧業注射的荷爾蒙、抗生素等，施用不當或過量，造成食物殘留物過高，均有致癌的危險因素。

6. **嗜好品如菸、酒、咖啡及糖精等。**

常見的致癌物如下：

在 IARC 的 88 項第一級致癌物中，包括了藥物、化學物、病毒感染、輻射性物質及特定工作環境等，但是，並非全部與環境相關。

1. **黃麴毒素（Aflatoxins）**：包括了至少 5 種毒素（主要是黃麴毒素 B_1）。其來源係在濕熱的環境中，黴菌大量繁殖，製造黃麴毒素。主要肇因於食入保存或製造不當，因而含有毒素的食物，如花生醬及玉米等。黃麴毒素在人體，已被確認會導致肝癌。

2. **砷（Arsenic）及砷化合物**：木材防腐劑及農藥雖然是主要的砷化合物，但因砷暴露導致的健康危害，卻以地下水的暴露最常見。

3. **鎘（Cadmium）及鎘化合物**：鎘暴露來源，主要肇因於職業暴露（如製造鎳鎘電池、金屬熔鑄棒、色素、合金、半導、太陽能電池、汽車用噴漆及電鍍）；另外食用遭污染的食物（如鎘米）亦是一個可能的來源，有些海產（如蚌殼）也可能含有較高量的鎘。

國際癌症研究署（International Agency for Research on Cancer）人類致癌因子分類表 修正日期：101.06.25

歸類級別	歸類說明	因子範例
1 級 確定為致癌因子	流行病學證據充分	石綿、芥子氣、γ 射線、菸草（吸或嚼）、檳榔、甲醛、柴油引擎廢氣。
2A 級 極有可能為致癌因子	流行病學證據有限或不足，但動物實驗證據充分。	太陽燈、紫外線輻射、高溫油炸釋出物質。
2B 級 可能為致癌因子	流行病學證據有限，且動物實驗證據有限或不足。	咖啡、苯乙烯、汽油引擎廢氣、電焊煙霧、極低頻電磁場（對兒童白血病）。
3 級 無法歸類為致癌因子	流行病學證據不足，且動物實驗證據亦不足或無法歸入其他類別。	甲苯、氨比西林（盤尼西林之一種）、次氯酸鹽。
4 級 極有可能為非致癌因子	人類及動物均欠缺致癌性或流行病學證據不足，且動物致癌性欠缺。	己內醯胺（合成尼龍塑料的中間原料）

塑化劑、雙酚 A、溴化阻燃劑等化學物對身體各部位的影響

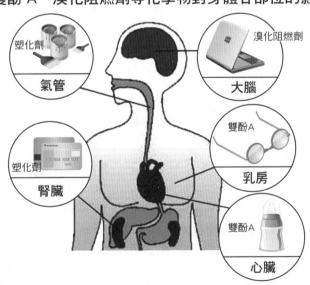

食品裡黃麴毒素（Aflactoxin）限量應符合下列標準

食品種類	總黃麴毒素限量（包括 Aflatoxin B_1，B_2，G_1，G_2）
花生、玉米	15 ppb 以下
米、高粱、豆類、麥類及堅果類	10 ppb 以下
食用油脂	10 ppb 以下
鮮乳	0.5 ppb 以下（以 M_1 計）
乳粉	5.0 ppb 以下（以 M_1 計）
其他食品	10 ppb 以下

2.1 **食品衛生主管機關**

　　依《食品安全衛生管理法》第2條，本法所稱主管機關：在中央為衛生福利主管機關；在直轄市為直轄市政府；在縣（市）為縣（市）政府。食品藥物管理署是食品衛生的中央主管機關。

　　食品藥物管理署食品施政規劃，在強化食品之管理及風險評估，落實源頭管理，健全輸入食品管理體系，發展核心檢驗科技，提升管理、檢驗與研究水準。改變過去以產品管理為中心之概念，轉變成以消費者為中心之管理。

　　透過食品行政管理業務以及查驗、檢驗、稽查等業務之整合，以科學實證支援業務管理，強化食品衛生安全。北、中、南三個區域管理中心，收回原委託經濟部標準檢驗署之輸入食品邊境查驗業務，實現食品衛生管理一元化外，亦將透過與地方政府的合作，加強稽查以維護民眾安全。

　　食品藥物管理署食品組主管之業務重點如下：

　　第一科（食品安全評估）：食品衛生法規、標準之增修訂；食品安全管理跨部會事項之協調；食品衛生安全與營養諮議會相關事項之辦理；新穎性食品管理制度之規劃及推動；食品風險評估之規劃與推動；食品安全國際合作之規劃與推動。

　　第二科（食品輸入管理）：輸入食品管理政策與法規之研擬、增修訂；輸入食品開放輸入審查；輸入食品國際諮商與交流合作；輸入食品源頭管理制度之研擬與推動；輸入食品業者管理與溝通業務。

　　第三科（食品查驗登記）：食品查驗登記管理法規之增修訂及政策規劃；健康食品法規政策、評估方法之增修訂；食品添加物之查驗登記；輸入膠囊錠狀食品之查驗登記；基因改造食品之查驗登記；健康食品之查驗登記；特殊營養食品之查驗登記；查驗登記食品上市後衛生安全事件管理。

　　第四科（食品營養）：包裝食品一般標示及營養標示之政策規劃及法規增修訂；散裝食品一般標示之政策規劃及法規增修訂；食品添加物一般標示之政策規劃及法規增修訂；其他食品標示管理事項；我國食品成分分析資料庫之建置及管理；食品衛生安全宣導之規劃與推動；國民營養之規劃。

　　第五科（食品業管理）：食品製造業管理政策及法規之增修定；食品製造業良好衛生規範及食品安全管制系統之規劃與推動；食品製造業加工衛生管理規範之規劃與推動；食品產業追溯追蹤制度之規劃與推動；食品製造者登錄制度之規劃與推動；食品自由銷售、衛生證明等之核發。

　　第六科（餐飲衛生）：餐飲衛生政策及法規之研修訂；廚師管理之規劃與推動；食品中毒案件調查與防治業務之推動；餐飲從業人員之管理與衛生教育訓練之推動、餐飲業衛生評鑑制度之規劃與推動；團膳業衛生管理之規劃與推動；食品容器具、食品洗潔劑、食品消毒劑及餐飲設備衛生管理之規劃與推動；食品量販店、便利商店與熟食管理之規劃與推動。

食品藥物管理署組織與分工

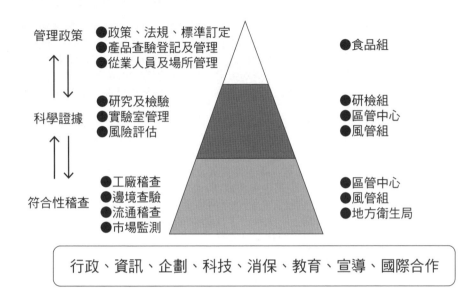

管理政策
●政策、法規、標準訂定
●產品查驗登記及管理
●從業人員及場所管理
●食品組

科學證據
●研究及檢驗
●實驗室管理
●風險評估
●研檢組
●區管中心
●風管組

符合性稽查
●工廠稽查
●邊境查驗
●流通稽查
●市場監測
●區管中心
●風管組
●地方衛生局

行政、資訊、企劃、科技、消保、教育、宣導、國際合作

食品安全風險評估工作小組

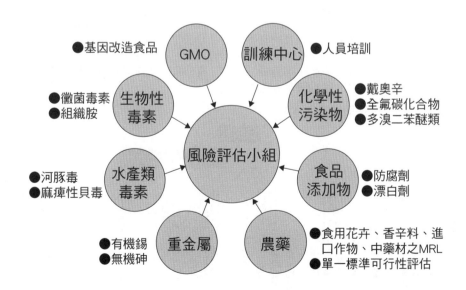

●基因改造食品　GMO　訓練中心　●人員培訓

●黴菌毒素
●組織胺
生物性毒素
化學性污染物
●戴奧辛
●全氟碳化合物
●多溴二苯醚類

風險評估小組

●河豚毒
●麻痺性貝毒
水產類毒素

食品添加物
●防腐劑
●漂白劑

●有機錫
●無機砷
重金屬
農藥
●食用花卉、香辛料、進口作物、中藥材之MRL
●單一標準可行性評估

2.2 衛生機關對食品業務的管理

　　我國的食品安全管理主要是由三個部會，也就是農委會、衛生福利部、環保署三方共同管理，在權責劃分上，農委會負責農漁畜牧產品之安全，因此針對食物的栽種、養殖、生產及收獲進行管理，例如農藥的核准、製造、販售及農民使用端的輔導皆是農委會的職責；衛生福利部管轄食品安全與食品工業，負責管理食品添加物用法、用量或污染物的殘留量，並不定期抽驗市面上的食品，包含檢驗市場端的農藥殘留；環保署則管轄環境與生態。

　　過去重大食品安全事件多會促使政府擬訂新的法規、成立新的組織或推行新的政策等來因應之。原則上衛生福利部依法授權享有相關法律制定權限，而地方機關則享有裁罰權。此外對於檢驗事項依據所需之技術程度由中央地方機關分配之。

　　國內食品安全管理始於民國58年內政部擬具《食品衛生管理條例草案》。60年衛生署成立時，僅在藥政處設置食品衛生科（編制4人），64年雖公布《食品衛生管理法》，然而政府組織並未因此擴編。直至68年發生多氯聯苯食油中毒案（米糠油中毒），對食品安全造成莫大衝擊，中央政府才在70年成立衛生署食品衛生處（編制27人），而地方衛生機關則是於71至73年間逐步設置食品衛生科（課），以強化中央至地方之食品衛生管理及檢驗工作。

　　89年修正《食品衛生管理法》，強調自主管理源頭管制，另外正式公告實施食品良好衛生規範（GHP），90年成立環境保護與食品安全協調會報（由衛生署、環保署與農委會三方會談的三署會報），並於92年公告施行危害分析重要管制點的食品安全管制系統。

　　目前我國對於食品衛生管制部分參考國際食品法典委員會（Codex Alimentarius Commission）所制定之危害分析重要管制點（HACCP）進行制度革新。

　　103年修正《食品衛生管理法》名稱為《食品安全衛生管理法》，納入食品所含之基因改造食品原料，應經中央主管機關健康風險評估審查之規定，提升基因改造食品管理規範位階，增定法律效果。

　　對複方食品添加物之管理，已規劃公告103年底前強制食品添加物之製造、輸入、販售業者完成強制登錄廠商資料及所有販售食品添加物品項、成分、使用範圍，未來將應用資訊平臺串聯，加強食品添加物邊境管理及食品業者實地查核，並由相關部會建立追溯食品添加物流向系統，追查違法添加。從海關、工廠等化學原料，追蹤是否有違規添加物流入食品，發掘問題，完善管理。

臺灣食品安全管理涉及機關

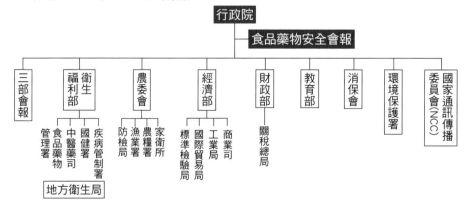

食品安全相關事件及組織法規歷年變動表

民國（年）	組織政策及法規演變	食品安全事件
58	內政部擬具《食品衛生管理條例行草案》	
60	成立衛生署	
61	行政院公布《食品衛生管理暫行辦法》	
64	公布《食品衛生管理法》	
68		多氯聯苯食油中毒案（米糠油中毒）
70	(1) 成立衛生署食品衛生處 (2) 進口食品查驗暫時委託經濟部實施	
71 至 73	地方衛生機關逐步設置食品衛生科 (課)	
75		(1) 西施舌中毒事件 (2) 蔭花生肉毒桿菌中毒事件
71-78	執行「加強食品衛生管理方案」	
84		(1) 小玉西瓜殘留農藥事件 (2) 守宮木減肥菜健康危害事件（開始重視農藥使用安全）
88	公布《健康食品管理法》	
89	正式公告實施食品良好衛生規範（GHP）	
90	(1) 成立環境保護與食品安全協調會報（三署會報） (2) 公布罐頭食品良好衛生規範	
92	(1) 公告施行危害分析重要管制點（HACCP）的食品安全管制系統 (2) 公告施行水產品食品業的 HACCP	美國發現首例行狂牛症病例
94	成立「食品安全警報紅綠燈」機制	(1) 戴奧辛毒鴨蛋事件 (2)6 月美國境內發現第 2 起狂牛症案例
95	行政院農委會動植物防疫檢疫局公告萊克多巴胺、沙丁胺醇、特布他林與克倫特羅等四種，俗稱瘦肉精，為動物用禁藥。	大閘蟹事件
96	(1) 推動建置加工食品追溯系統 (2) 公布食品業者投保產品責任險，並分期強制實施 (3) 公告施行肉類加工食品業及餐盒工廠之 HACCP	部分進口美國豬肉檢驗出瘦肉精事件
97		中國三聚氰胺毒奶事件
98	(1) 成立行政院食品安全會報 (2) 規劃成立行政院衛生署食品藥物管理局（TFDA）	麥當勞油炸油事件
99	(1) 成立 TFDA (2) 公告施行乳品加工食品業的 HACCP	(1) 真空包裝食品肉毒桿菌中毒事件 (2) 塑膠容器溶出雙酚 A 事件
100	修正《食品衛生管理法》31 及 34 條	(1) 塑化劑事件 (2) 過期食品風暴
101	修正《食品衛生管理法》11，17-1，31 條	美牛事件
102	衛生福利部 7 月掛牌，食品藥物管理局升格為食品藥物管理署	(1) 順丁烯二酸酐（毒澱粉）事件 (2) 混充油品事件
103	(1)《食品衛生管理法》修正為《食品安全衛生管理法》 (2) 成立食安辦公室	餿水油事件

2.3 衛生機關對食品衛生管理的違法處分

　　對於人的處罰處分，所謂人是指違法處分的接受者，包括自然人與公司企業的代表人。目前我國衛生機關對於違法事件之處置措施如下：

　　1.暫停營業及停止販賣：是指違反《食品安全衛生管理法》中第8條第1項（食品業者之從業人員、作業場所、設施衛生管理及其品保制度，均應符合食品之良好衛生規範準則）、第15條第1項（食品或食品添加物有變質或腐敗等十款，不得製造、加工、調配、包裝、運送、貯存、販賣、輸入、輸出、作為贈品或公開陳列）、第四項（國內外之肉品及其他相關產製品，除依中央主管機關根據國人膳食習慣為風險評估所訂定安全容許標準者外，不得檢出乙型受體素）、第16條（食品器具、食品容器或包裝、食品用洗潔劑有有毒者等四款，不得製造、販賣、輸入、輸出或使用）、中央主管機關依第17條（販賣之食品、食品用洗潔劑及其器具、容器或包裝，應符合衛生安全及品質之標準）、第18條（食品添加物之品名、規格及其使用範圍、限量標準）或第19條（殘留農藥或動物用藥安全容許量及食品中原子塵或放射能污染安全容許量之標準）所定標準之虞者，得命食品業者暫停作業及停止販賣。

　　2.限期改善：是指業者不符合衛生機關所訂定之衛生標準項目，而要求其在一段時日內改善完畢後，才能開始先前的商業活動。

　　3.處以罰鍰：目前我國《食品安全衛生管理法》最嚴重者為處罰新台幣2億元。

　　4.移送法辦：最嚴重的犯罪者可判7年以下有期徒刑。

　　對於物品之處置方法有定期封存、限期改製、限期改正、沒入銷毀、明令回收。這些處置方法是依據犯罪事實來衡量，一般來說，對業者損失最大的是明令回收。

　　至於衛生機關對食品衛生管理方式則如下述：

　　●**許可證書制**：對於食品添加物、國產罐頭食品、健康食品之管理，業者在銷售之前，應檢具相關資料與必要之科學性數據，提供給主管機關審核核可後，發給證書，以進行所允許的商業活動。

　　●**售前審核制**：限制對象為特殊營養食品與膠囊錠狀食品，針對產品中程分有特殊需求者，需在產製前進行審核處理者，審核後可以使用許可證書制來加以管理。

　　●**參與作業制**：目前參與食品作業是電動屠宰場，主要監控禽及獸類在屠宰前及後隻屠體衛生。

　　●**監督取締制**：對於食品在工廠內產製時，應加以監督，產製違法食品則應被取締。

　　●**輔導教育制**：如食品衛生相關法規與標準、加工技術、產品配方之調整作業。

目前衛生機關把關機制存在的問題

項目	問題說明
現行食品衛生法規	要求食品或食品添加物等應如實標示,但僅止於食品成分及內容之品項,對其來源則未要求,不僅容易造成廠商僥倖心理,產品發生問題時,亦難以迅速追查問題來源。
食品衛生管制	以業者自主管理為主,政府查驗為輔。然政府查驗強度不足,少積極出擊,防患未然,只能被動防堵收拾殘局,輕啟業者僥倖心態。
廠商應盡之責任	廠商應盡之產品責任過低,現行法雖要求廠商應投保產品責任險,以及透過「食品良好衛生規範」推動業者自主管理制度,然強制投保責任險僅限於中央主管機關公告指定一定種類、規模之食品業者。而業者自主管理制度,亦淪為業者應付主管機關查驗的形式措施,難以發揮成效。

三方對象對於維護食品衛生責無旁貸的責任與理想

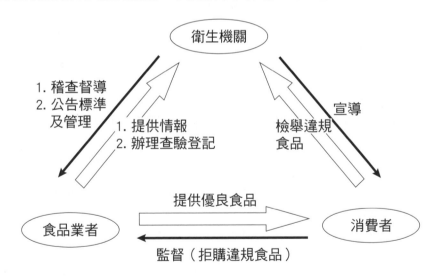

3.1 **食品安全衛生管理法**

　　《食品安全衛生管理法》，簡稱為《食管法》是我國食品安全衛生管理的根本大法，於64年通過，隨著科技迅速發展，食品業界所面臨的風險也與日俱增，各種添加化學物質所衍生的問題，包括狂牛症、禽流感、戴奧辛污染以及近來直接衝擊臺灣的事件，如三聚氫胺毒奶粉、塑化劑食品、瘦肉精牛肉、混充油品等，可謂每年一驚，致使食管法歷經十次修法，尤其是99年至103年，年年修法，以期遏阻危害食品安全衛生的事件。

　　102 年6月19日通過修正，章節總數由7個章節增加至10個章節，條文總數也由原先之40條增加至60條，針對食品安全風險管理、食品輸入管理、食品檢驗、查核及管制等內容，均以特別專章規範。賦予衛生機關更多權力和任務、加重食品業者的責任及違規行為罰鍰與刑責，建立完善的食品安全管理體系，讓食品安全管理更加完善。修止重點如下：

　　1.加強食品安全控管和風險評估：授權中央主管機關對於重大或突發性食品衛生安全事件，得依風險評估或流行病學之調查結果，公告採取必要管理措施；為加強食品之安全控管，主管機關應建立食品之衛生安全監測體系，如發現食品有衛生安全疑慮之事件時，應發布預警或採行必要管理措施。

　　2. 加強輸入食品管理：優良廠商享有通關優惠、加重食品輸入業者責任、落實源頭管理。

　　3.強化國內食品業者管理：明定業者應負自主管理責任、強制業者必須登錄才能營業、建置食品之追溯及追蹤系統、提升食品從業人員衛生專業素質、新增食品應標示項目。

　　4.全面加重罰則。

　　5.新增消費者損害賠償及保障揭弊者工作權或減免刑責之規定。

　　《食管法》102 年6月19日修正公布約半年，旋因違法業者為牟取私利，忽視消費者權益，不顧食品產業經濟及國家商譽，繼而發生胖達人香精，大統及富味鄉油品混油事件，再次修法（103 年2月5日修正公布）提高罰鍰及刑責，並納入業者自主管理，從認證單位檢驗到政府抽驗管理之食品三級品管新管理模式，同時新增設立食品安全保護基金，保障消費者。

　　修正《食品衛生管理法》名稱為《食品安全衛生管理法》，使能符合食管法之管理宗旨。修正重點如下：

　　●明定特定食品業者使用或販賣之產品原材料、半成品與成品應自行檢驗或送其他實驗室檢驗。

　　●攙偽或假冒、添加未經許可之添加物之罰鍰，由6萬至1500萬元，提高為6萬至5000萬元（103年12月修正為2億元）；刑期則由3年以下，提高為5年（修正為7年）以下。產品標示、廣告、宣傳涉及不實、誇張或易生誤解等規定之罰鍰，由4萬至20萬元，提高為4萬至400萬元。

　　●明定因故意犯罪所得財物或財產上利益，除應發還被害人外，屬犯人者，應予沒收，如無法沒收，應追徵其價額，必要時得酌量扣押其財產。

102 年修正之食品安全衛生管理法之各章節異動

修正章節	現行章節
第一章　總則（§1～3）	第一章　總則（§1～9）
第二章　食品安全風險管理（§4～6）	－
第三章　食品業者衛生管理（§7～14）	第四章　食品業衛生管理（§20～23）
第四章　食品衛生管理（§15～21）	第二章　食品衛生管理（§10～16）
第五章　食品標示及廣告管理（§22～29）	第三章　食品標示及廣告管理（§17～19）
第六章　食品輸入管理（§30～36）	－
第七章　食品檢驗（§37～40）	第五章　查驗及取締　（§24～28）
第八章　食品查核及管制（§41～43）	
第九章　罰則（§44～56）	第六章　罰則（§29～36）
第十章　附則（§57～60）	第七章　附則（§37～40）

102 年修正的食品安全衛生管理法之重點

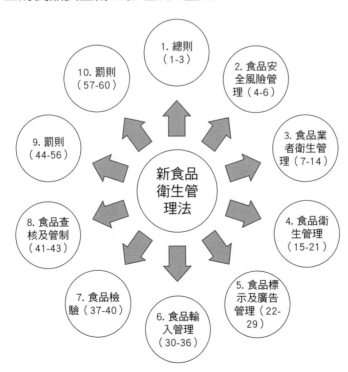

3.2 健康食品管理法

　　健康食品係指《健康食品管理法》所定義者，係具有保健功效而予以標示或廣告之食品；前述所稱保健功效，指足以增進國民健康或減少疾病危害風險，並具有科學證據佐證之功效及經衛生署公告者，而非僅治療、矯正人類疾病之醫藥效能。

　　依《健康食品申請許可辦法》，向衛生福利部申請審查許可後，始可使用「健康食品」之名詞。食品未取得健康食品查驗登記許可證，而宣稱為「健康食品」或具健康食品之「保健功效」者，則依違反《健康食品管理法》第 21 條處辦。

　　《健康食品管理法》內容共 7 章 31 條，包括：總則（立法目的、健康食品定義、保健功效之表達、主管機關）、健康食品之許可、健康食品之安全衛生管理、健康食品之標示及廣告、健康食品之稽查及取締、罰則、附則。

　　《健康食品管理法》子法有《健康食品管理法施行細則》、《健康食品申請許可辦法》、《健康食品器具容器包裝衛生標準》、《健康食品原子塵放射能污染之安全容許量標準》、《健康食品殘留農藥安全容許量標準》、《健康食品衛生標準》、《健康食品工廠良好作業規範（GMP）》、《健康食品營養成分及含量標示方式》。

　　健康食品之保健功效，應以下列方式表達：

　　1. 如攝取某項健康食品後，可補充人體缺乏之營養素時，宣稱該食品具有預防或改善與該營養素相關疾病之功效。

　　2. 敘述攝取某種健康食品後，其中特定營養素、特定成分或該食品對人體生理結構或生理機能之影響。

　　3. 提出科學證據，以支持該健康食品維持或影響人體生理結構或生理機能之說法。

　　4. 敘述攝取某種健康食品後的一般性好處。

　　健康食品之保健功效有：（1）免疫調節；（2）調節血脂；（3）胃腸功能改善；（4）骨質保健；（5）牙齒保健；（6）調節血糖；（7）延緩衰老；（8）護肝；（9）抗疲勞；（10）輔助調節血壓；（11）促進鐵吸收；（12）輔助調整過敏體質；（13）不易形成體脂肪等。未來有可能會增加的項目有：改善過敏功能、調節尿酸、改善更年期症候群等。

　　至於健康食品應以中文及通用符號顯著標示下列事項於容器、包裝或說明書上面：

　　1. 品名。

　　2. 內容物名稱；其為二種以上混合物時，應依其含量多寡由高至低分別標示之。

　　3. 淨重、容量或數量。

　　4. 食品添加物名稱；混合二種以上食品添加物，以功能性命名者，應分別標明添加物名稱。

　　5. 有效日期、保存方法及條件。

　　6. 廠商名稱、地址。輸入者應註明國內負責廠商名稱、地址。

　　7. 核准之功效。

　　8. 許可證字號、「健康食品」字樣及標準圖樣。

　　9. 攝取量、食用時應注意事項、可能造成健康傷害以及其他必要之警語。

　　10. 營養成分及含量。

　　11. 其他經中央主管機關公告指定之標示事項。

健康食品安全評估分類

第1類	第2類	第3類	第4類
1.傳統食用原料、通常食品加工形式。 2.具有完整之毒理學安全性學術文獻報告及曾供食用之紀錄，且其原料組成成分及製造過程與所提具之學術文獻報告完全相符。	原料為屬傳統食用而非以通常加工形式供食者	原料非屬傳統食用者	原料非屬傳統食用且含有致癌物之類似物者
	28天餵食毒性試驗	90天餵食毒性試驗	90天餵食毒性試驗
	基因毒性試驗	基因毒性試驗	基因毒性試驗
		致畸試驗	致畸試驗
			致癌性試驗
			繁殖試驗
免再進行毒性測試			

健康食品衛生標準

◆健康食品衛生標準：

● 性狀標準：應具原有之風味及色澤。不得有腐敗、變色、異味、污染、發霉或含有異物。
● 細菌限量：病原菌不得檢出。
● 重金屬：最大容許量為20 ppm（以鉛計）；砷最大容許量為2 ppm。

◆健康食品原子塵放射能污染之安全容許量標準
◆健康食品器具容器包裝衛生標準
◆健康食品殘留農藥安全容許量標準
◆一般食品衛生標準
◆食品中真菌毒素限量標準
◆乳品類衛生標準
◆食用油脂衛生標準
◆飲料類衛生標準
◆食用藻類衛生標準
◆菇類、豆類、禽畜水產品重金屬限量標準

健康食品後市場管理

法源依據：健康食品管理法第16條	●衛生主管機關得派員檢查健康食品製造業者、販賣業者之處所設施及有關業務，並得抽驗其健康食品，業者不得無故拒絕，但抽驗數量以足供檢驗之用者為限。
管理重點	●產品：標示、廣告、保健功效成分含量、衛生安全。 ●製造工廠：衛生管理、品質管制、顧客申訴、成品回收及紀錄等應符合健康食品工廠良好作業規範。
管理方式	●縣市衛生局（常態性例行管理、年度考評項目） ●衛生福利部（專案計畫加強管理）

3.3 **食品廣告**

廣告，是指利用電視、廣播、影片、幻燈片、報紙、雜誌、傳單、海報、招牌、牌坊、電話傳真、電子視訊、電子語音、電腦或其他方法，可使不特定多數人知悉其宣傳內容之傳播。

透過各種媒體管道，可使不特定多數人知悉其宣傳內容，進而達到招徠商業利益之效果，即構成廣告行為。

衛生機關對於可能涉嫌違規之食品廣告標示案件，均視個案所傳達消費者訊息之整體表現，包括文字敘述、產品品名、圖案、符號等，綜合研判是否違反衛生相關法規。

《食品安全衛生管理法》第 28 條第 1 項規定：對於食品或食品添加物之標示、宣傳或廣告，不得有不實、誇張或易生誤解之情形。同法第 2 項規定：食品不得為醫療效能之標示、宣傳或廣告。因此我國在食品廣告及標示管理上主要分為三種層次：1. 涉及醫療效能的詞句。2. 涉及誇張或易生誤解的詞句。3. 未使人誤認有醫療之效能且未涉及誇張或易生誤解的詞句。

政府對於廣告管理有以下的規範：

1. 對於食品、食品添加物或食品洗潔劑之標示，不得有虛偽、誇張或易使人誤認有醫藥之效能。

2. 國內製造者，其標示如兼用外文時，其字樣不得大於中文。但專供外銷者，不在此限。

3. 由國外輸入者，由輸入廠商於銷售前依規定加上中文標示。

4. 其經改裝或分裝者，並應標示改裝或分裝者之名稱及地址。

5. 食品、食品添加物或食品用洗潔劑經各級主管機關抽樣檢驗者，不得以其檢驗之結果作為標示、宣傳或廣告。

6. 對於特殊營養食品、易導致慢性病或不適合兒童及特殊需求者長期食用之食品，得限制其促銷或廣告。

為保障民眾選購健康食品的安全，特在《健康食品管理法》中規定，有健康食品廣告不得違反以下事項：

1. 健康食品之標示或廣告不得有虛偽不實、誇張之內容。

2. 宣稱之保健效能不得超過許可範圍。

3. 健康食品之標示或廣告，不得涉及醫療效能之內容。

衛生福利部訂定《食品標示宣傳或廣告詞句涉及誇張易產生誤解或醫療效能之認定基準》，以禁止健康食品標示、廣告宣傳及醫療效能有誇張或產生誤解的情形發生。

✛ 知識補充站

有關消費者行為的影響因素如下：

1. 消費者個人因素：因為每個消費者都有不同的個人特性，如年齡、性別、國籍等，因此不同的個人特性、價值觀或是生活型態皆會影響消費者行為的因素。

2. 外部環境因素：影響消費者行為的外部因素，包括消費者所在的國家或社會文化、消費者在社會上的階層分布、家庭因素或是參考團體。

3. 市場經營因素：消費者的行為也會受到企業所進行的相關活動而受到影響，例如企業所進行的商品宣傳、廣告、促銷，或是商品的品牌與服務等。

涉及誇張、易生誤解或醫療效能之認定基準

認定基準	分類	詞句
使用下列詞句者，應認定為涉及醫療效能	宣稱預防、改善、減輕、診斷或治療疾病或特定生理情形	治療近視。恢復視力。防止便秘。利尿。改善過敏體質。壯陽。強精。減輕過敏性皮膚病。治失眠。防止貧血。降血壓。改善血濁。清血。調整內分泌。防止更年期的提早。
	宣稱減輕或降低導致疾病有關之體內成分	解肝毒。降肝脂。
	稱產品對疾病及疾病症候群或症狀有效	消滯。降肝火。改善喉嚨發炎。祛痰止喘。消腫止痛。消除心律不整。解毒。
	涉及中藥材之效能者	補腎。溫腎（化氣）。滋腎。固腎。健脾。補脾。益脾。溫脾。和胃。養胃。補胃。
	引用或摘錄出版品、典籍或以他人名義並述及醫藥效能	「本草備要」記載：冬蟲夏草可止血化痰。「本草綱目」記載：黑豆可止痛。散五臟結積內寒。
使用下列詞句者，應認定為未涉及醫療效能，但涉及誇張或易生誤解	涉及生理功能者	增強抵抗力。強化細胞功能。增智。補腦。增強記憶力。改善體質。解酒。清除自由基。排毒素。分解有害物質。改善更年期障礙。平胃氣。防止口臭。
	未涉及中藥材效能而涉及五官臟器者	保護眼睛。增加血管彈性。
	涉及改變身體外觀者	豐胸。預防乳房下垂。減肥。塑身。增高。使頭髮烏黑。延遲衰老。防止老化。改善皺紋。美白。纖體（瘦身）。

消費者行為影響因素

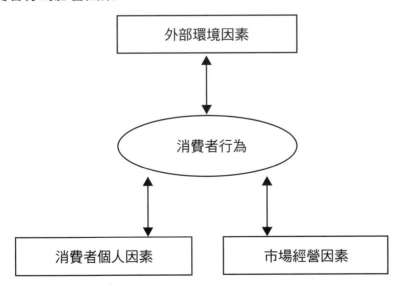

3.4 **有機農產品**

近年來由於飲食型態改變，外食人口增加，衍生出許多因飲食過量與不均衡所造成的健康問題。加上過去農民為栽種出外觀漂亮完整的農作物，所使用之農藥及化學藥劑嚴重污染土壤、水源及空氣，致使農作物表面或生物體內殘留大量有害物質，進而造成疾病。當污染與農藥為人類健康帶來危機，反促使追求自然健康的養身概念興起，因此，號稱沒有化學物質殘留的「有機食品」，近年來逐漸成為另一股趨勢。

有機農業是一種對環境友善的耕種方式，除可以生產安全、優質的農產品供應市場之外，亦可降低因農業生產對環境污染之衝擊。

有機食品的歷史源自於西元 1924 年由德國學者 Dr. Rudolf Steiner 首先提倡之有機農法。全球有機農地，主要在大洋洲（39％），其次為歐洲（23％）及南美洲（19％），亞洲地區所有有機農地面積僅有（9％）。

臺灣於民國 84 年開始推廣有機農業，民國 86 年由各區農業改良場負責辦理驗證及標章核發，農委會並參照國外有機農產品驗證制度，委任民間有機驗證機構辦理驗證之工作。民國 96 年 1 月，農委會開始實施《農產品生產及驗證管理法》，「有機農業」及其產品即納入政府的法律規範。而我國關於有機農產品的管理，主要是依據《農產品生產及驗證管理法》的規定辦理，並符合《有機農產品及有機農產加工品驗證管理辦法》及《進口有機農產品及有機農產加工品管理辦法》規定。

國內對「有機農產品」之定義為同一生產農地之土壤及水源未受污染，且生產過程完全遵守農委會訂定之《有機農產品管理作業要點》，並經過驗證機構驗證合格之各項農產品。

依據《農產品生產及驗證管理法》第 5 條第 1 項規定，國產農產品、農產加工品符合中央主管機關訂定之有機規範，並經驗證者，始得以有機名義販賣；同條第 2 項則授權農委會訂定有機農產品、農產加工品之申請條件與程序、驗證基準（含生產、加工、分裝及流通等過程）、標示方式、有效期間及相關管理之辦法，俾據以實施國產有機農產品、農產加工品之驗證管理。

據同法第 6 條第 1 項規定，進口農產品、農產加工品需經中央主管機關公告之國家或國際有機認證機構（組織）認證之驗證機構驗證及中央主管機關之審查，始得以有機名義販賣；同條第 2 項則授權農委會訂定進口有機農產品、農產加工品之申請條件、審查程序、標示方式及相關管理之辦法，俾據以實施進口有機農產品、農產加工品之審查管理。

目前我國有機農業面臨之問題及解決方法

問題	說明
有機農場面積	面積規模太小，隔離性不足，致使有機農田易受鄰田之干擾。完善綠籬與緩衝帶的設置甚為重要，推動大面積集團有機栽培區亦可解決此一問題。
有機栽培生產資材	生產資材品質不穩定，常影響有機農產品之產量與品質，應規劃建立有機資材的檢驗及認證制度來解決此一問題。
觀念	觀念混淆（如安全、健康、自然、有機、吉園圃、水耕、清潔農產品等）影響消費信心及產品銷售。應加強宣導正確的有機農業知識，並輔導實施有機農產品的產銷履歷制度。
有機栽培技術	栽培技術上仍有許多待解決的問題。亟需研發各種國內適用之有機農場經營及生產技術，提升生產效率。
競爭壓力	國外各類有機農產品及有機農產加工品的大量輸入，對國內有機農產品之競爭壓力將與日俱增。應加強對國外有機產品的管理及輔導我國有機產品積極外銷。

有機耕作的田間管理

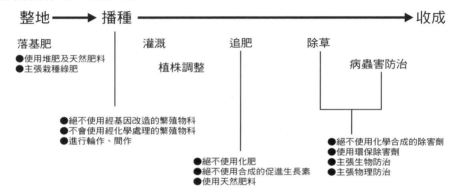

有機農產品驗證流程

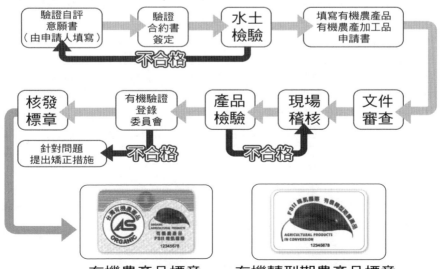

有機農產品標章　　　　有機轉型期農產品標章

3.5 產銷履歷農產品

由於食品安全鏈各環節環環相扣，各階段必須確實遵守優良作業規範，例如生產階段在農場實施良好農業規範 GAP、在工廠依照良好製造規範 GMP 進行加工製造、在流通及零售階段以良好衛生規範 GHP 進行流通及販售，確保消費端可獲得絕對安全、安心的產品。

「農產品產銷履歷」制度是指農產品在生產、加工、流通、銷售每一階段中的相關資訊，都可以向上游或下游追溯查詢，針對原材料的來源、食品的製造廠或販售點作記帳及保管的紀錄，使其能對農產品及其情報資訊追究根源。以畜產品為例，畜產產銷履歷可用於追蹤畜產從生產、運輸、屠宰、分切、加工、包裝、流通、販售等各階段資訊，完整涵蓋以供應鏈為主之產銷流程。

成功的農產品之產銷履歷制度需建立農產品從生產至供應過程之「透明性」及「可追蹤性」的標準產銷制度，整體管理制度應具備下列要項：

1. 以顧客為導向，考量產品種類、品質與安全；
2. 由產品生產到銷售，作業標準化與規格化；
3. 由生產到銷售過程實施品質管理；
4. 由生產到銷售全程透明化；
5. 具可追溯（蹤）性，消費者所購買之產品可追溯至原生產者；
6. 產品品質管理與安全基準符合國際規範；
7. 經獨立、公正的第三者驗證。

可追溯性所重視的不只是食品的衛生標準，還追溯其原料、飼料成分、農藥使用狀況以及產銷過程種種環節，當食品發現存在危害時，可以及時從市場召回，溯源而至加工處、原產地，以避免流入市場。

為提供消費者安全的農產品，確保消費者的飲食安全，農委會自 92 年開始蒐集以日本為主、歐盟為輔的先進國家實施生產履歷制度相關資料，規劃推動農產品產銷履歷制度，期能與國際接軌。

依農委會規劃，推動產銷履歷制度共三大策略，分別為：「建立良好農業規範（TGAP）」、「規劃建置資訊管理與追溯平台」及「建構獨立公正的第三者認驗證制度」。所謂臺灣良好農業規範，意指農產品及其加工品產製過程中，依照統一制定之標準化作業流程及模式進行生產（含初級加工或屠宰等）作業，有效排除風險因素，降低環境負荷，以確保農產品及其加工品安全與品質之作業規範，目前正依作物類別逐一建立中，而建置資訊平台亦已進行中，至於公正第三者認驗證制度部分，《農產品生產及驗證管理法》亦已完成。

此外，95 年訂定《行政院農業委員會農產品產銷履歷委託認證實施要點》、《農產品產銷履歷驗證管理作業要點》及《農產品產銷履歷驗證機構認證規範》，作為審核產銷履歷制度認驗證機構之依據，整體產銷履歷制度已將逐次完成。

食品產銷履歷的優點

優點	說明
提升食品安全性	當發生食品安全事故時，透過追溯產銷履歷能有助於鎖定焦點，迅速回收相關原物料或是撤除進行中作業，並探究事故原因，可將食品危害風險降至最低限度。食品產銷履歷更有助於收集長期而言對於健康無法預期之相關資料，有助於風險管理技術之發展。
減少資訊不對稱	透過食品產銷履歷可防止標示與資訊的誤設，有助於公平交易，消費者能獲得食品及其提供者的正確資訊，同業及異業組織亦可獲得同樣的正確資訊，便於產品管理。
提升生產及經營技術	導入食品產銷履歷制度，生產者必須配合標準作業規範從事生產、經營管理，將有利於農民進行合理化生產，提升生產技術與經營管理能力。
提升產品管理效率	以識別號碼進行產品管理，可以正確掌握食品的流通狀況，有助於進行訂發貨及庫存管理之效率，提升產品品質。
有利產品差別化	產地為農產品重要的品質指標，產銷履歷將有助於消費者選擇特定地區之產品，生產者更以地區來形成產品之差別化，為不同產地，品級食品定價，有高度食用安全風險時更能避開特定區域以確保安全。

目前臺灣地區實施生產履歷之農產品一覽表

	稻米	稻米					
一般作物	雜糧特作	落花生、葉用枸杞	洛神葵	山藥	茶葉	甜玉米	甘薯
	蔬菜	番茄、洋蔥、山蘇、洋香瓜、筊白筍	葉菜甘薯、結球葉菜、毛豆、香菇、花椰菜	綠竹筍、結球萵苣、牛蒡、金針	短期葉菜、菠菜、瓜類蔬菜、金針菇	青花菜、胡蘿蔔、草莓、甜椒	青蔥、韭菜、馬鈴薯、大蒜
	水果	桶柑、葡萄、芒果、文旦、柚椪柑	梨、葡萄柚、枇杷、印度棗	甜柿、鳳梨、金柑、香蕉	番石榴、鳳梨釋迦、柳橙、海梨柑	番荔枝、蓮霧、檸檬、荔枝	楊桃、木瓜、茂谷柑、紅龍果

農產品產銷履歷制度認驗證架構圖

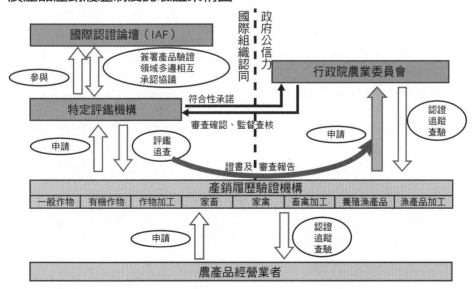

3.6 **食品回收**

民國 100 年 8 月至 12 月間，相繼發生力暐貿易股份公司（其負責人坦承從 94 年起，將過期的巧克力等 195 種原料竄改有效期限，販賣給國內上千家五星級飯店、餐廳、西點店，獲利逾三千多萬元）、荷亞商行（其負責人坦承 6 年前收購即期或過期食品，變造生產日期和使用期限後低價銷售，另乖乖公司亦涉嫌出售即期搭配過期水果盤軟糖給該商行）涉嫌將過期食品竄改日期重製再販售等違法情事、「逾期食品」違規案件屢見不鮮，卻未依法沒入銷毀，致待銷毀食品竟遭外流販售謀利，形成重大管控漏洞。

衛生福利部雖於 89 年 1 月 14 日訂頒《食品回收指引》以作為廠商實施回收行動之準則，然而該指引僅規範到食品之回收階段，故轄管衛生局並無法要求違規廠商將其被查獲「逾期食品」於回收後切實予以銷毀。

衛生福利部於 101 年 2 月 16 日發布施行《食品及其相關產品回收銷毀管理辦法》，該項管理辦法係要求責任廠商在執行回收行動前，提具回收計畫（回收物為應銷毀者，應明訂其銷毀程序）向直轄市、縣市政府報備，核准後方可執行。

《食品及其相關產品回收銷毀管理辦法》係依《食品安全衛生管理法》第 52 條第 3 項規定訂定之。食品及其相關產品之回收銷毀作業，由各該物品之製造、加工、調配、販賣、運送、貯存、輸入、輸出食品業者（責任廠商）為之。

責任廠商執行物品之回收銷毀作業，應以書面或其他足以查證方式訂定物品回收銷毀程序之計畫書，其內容應包括下列資料：

1. 回收物品之品名、包裝、型態或可供辨識之特徵或符號。

2. 回收物品所標示之日期、批號或代號等識別資料與編號。

3. 回收物品完整之產銷紀錄，其內容包括物品之名稱、重量或容量、批號、受貨者之名稱及地址、出貨日期及數量。

4. 回收物品之負責廠商名稱、地址及電話。

5. 回收之原因及其可能產生之危害。

6. 回收物品之總量。

7. 回收物品在銷售通路中之產品總量。

8. 回收物品之配銷資料紀錄。

9. 採行之回收措施，包括回收層面、停止銷售該物品之指示及其他應執行之行動、回收執行完成之期限等。

10. 後續之消毒、改製或改正等安全措施。

11. 對消費者所需提出之警示及其內容。

12. 回收物品為應銷毀者，應於回收計畫中明訂銷毀程序；銷毀程序有污染環境之虞，應依環保相關法規進行銷毀。

13. 其他經主管機關指定執行回收銷毀事項。

回收物品對民眾健康可能造成之危害程度

危害程度	說明
第一級	指物品對民眾可能造成死亡或健康之重大危害，或主管機關命其應回收者。
第二級	指物品對民眾可能造成健康之危害者
第三級	指物品對民眾雖然不致造成健康危害，但其品質不符合規定者。

物品回收深度分為三個層面

層面	說明
消費者層面	回收深度達到個別消費者之層面
零售商層面	回收深度達到販售場所之層面
批發商層面	回收深度達到進口商、批發商等非直接售予消費者之層面

回收進度報告之內容

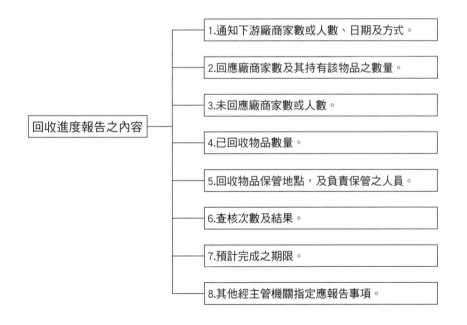

4.1 **CAS**

　　CAS（Chinese Agriculture Standard）是臺灣優良食品認證標章，係農業委員會依據《農產品生產及驗證管理法》認證財團法人臺灣優良農產品發展協會等四家驗證機構，辦理肉品、冷凍食品、果蔬汁、食米、醃漬蔬果、即食餐食、冷藏調理食品、生鮮食用菇、釀造食品、點心食品、蛋品、生鮮截切蔬果、水產品、林產品、乳品、羽絨及其他經中央主管機關公告之優良農產品驗證業務。

　　CAS 證明標章統一使用 6 碼表示，前兩碼為產品類別編號，如 01 開頭為肉品，第 3、4 碼則為工廠編號，第 5、6 碼則為產品編號。

　　為確保 CAS 公信力，驗證機構依照《優良農產品驗證管理辦法》規定，對通過驗證產品及生產工廠實施定期及不定期之抽驗及追蹤查驗，並辦理市售 CAS 產品抽驗及標章標示稽查作業，如發現不符合規定事項，會要求業者立即提出改善措施，並加強查驗，未改善者則會終止其驗證資格。

　　CAS 優良農產品具有的特點：1. 原料以國產品為主。2. 衛生安全符合要求。3. 品質規格符合標準。4. 包裝標示符合規定。

　　CAS 優良食品標誌認證的過程大致可分成三個階段：

　　第一階段是各類優良食品規範的訂定。由產官學界專家組成之技術委員會，研訂各類食品認證所需之工廠硬體、設施標準、生產及品管軟體措施標準，以及產品品質規格與標準等，再召開業者說明會，彙集業者意見並加以修訂規範後，方公告開始接受廠商申請。

　　第二階段是接受申請與認證。廠商依據 CAS 優良食品規範中所訂之申請程序擬具製造、品管及衛生管理計畫書向執行單位提出申請，並由執行單位進行初審與工廠輔導和確認後，再邀請技術委員前往現場評核與產品抽驗，通過後方得簽約與授證。廠商經簽約後才能於產品包裝袋上印製「CAS 優良食品」標誌。

　　第三階段是認證後的持續追蹤查驗。廠商於獲得 CAS 認證後必須接受執行單位的持續追蹤考核與產品品質抽驗，如一經發現不符規定，即由執行單位派員協助解決問題，以確保 CAS 優良食品的品質；如果一年內廠商累計達三次嚴重缺失，則取消其認證資格，且不得再於包裝上使用「CAS 優良食品」標誌。此正是 CAS 優良食品標誌制度與其他國家之認證制度不同的地方，也是 CAS 為了確實維護消費大眾權益，以及 CAS 公信力而特別設計的。

CAS 生鮮截切蔬果之檢驗項目、方法與標準

	項目	方法	標準	備註
微生物	生菌數（CFU/g）	依據 CNS 10890 食品微生物檢驗方法：生菌數之檢驗	$1.0×10^5$ 以下	使用前需經加熱調理者除外
	大腸桿菌群（MPN/g）	依據 CNS 10984 食品微生物檢驗方法：大腸桿菌群之檢驗	$1.0×10^3$ 以下	使用前需經加熱調理者除外
	大腸桿菌（MPN/g）	依據 CNS 10951 食品微生物檢驗方法：大腸桿菌之檢驗	10 以下	使用前需經加熱調理者除外
	金黃色葡萄球菌（MPN/g）	依據 CNS 10542 食品微生物檢驗方法：金黃色葡萄球菌之檢驗	陰性	
	沙門氏菌（陰性／陽性）	依據 CNS 10952 食品微生物之檢驗法：沙門氏桿菌之檢驗	陰性	
農藥	農藥殘留	依據農藥殘留相關之國家標準檢驗方法	符合衛生福利部公告殘留農藥安全容許量	適用於蔬果原料農藥殘留確認

CAS 加工肉製品生產流程

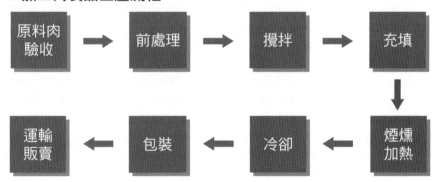

CAS 只認產品，不認工廠

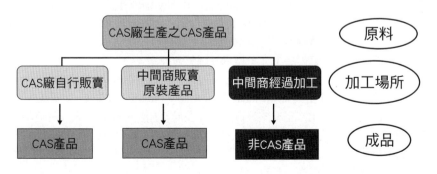

4.2 **GMP vs TQF**

「良好作業規範」或「優良製造標準」(Good Manufacturing Practice, GMP) 標準，是一種特別注重製造過程中產品品質與衛生安全的自主性管理制度。用在食品的管理稱為食品 GMP 或 FGMP (Food Good Manufacturing Practice)。

GMP 之基本精神如以下三項：降低食品製造過程中人為的錯誤、防止食品在製造過程中遭受污染或品質劣變、建立健全的自主性品質保證體系。

通過食品 GMP 認證的產品皆可於產品包裝上標示「食品 GMP 微笑標章」，這個特有的微笑標誌，所代表的是「安全」、「衛生」、「品質」、「純正」與「誠實」；給予消費者的則是對於產品 100% 的「滿意度」與「安心感」。

GMP 推行之主要目的如下：

1. 提高加工食品之品質與衛生安全。
2. 保障消費者與製造業者之權益。
3. 強化食品製造業者之自主管理體制。
4. 促進食品工業之健全發展。

食安風暴不斷，讓國人熟知、擁有 25 年歷史的 GMP 由經濟部工業局移轉給民間「台灣優良食品發展協會」（Taiwan Quality Food, TQF）。GMP 以生產線為基準認定，是一種特別注重製造過程中產品品質與衛生安全的自主性管理制度，因用在食品管理，所以稱作食品 GMP。

TQF 會員從原本食品製造業擴增通路業者、原物料供應業者及消費者團體；管理內容上，TQF 比 GMP 更強調源頭管理及品質履歷，如增列每年 2 次無預警追蹤管理，也特別採用全國認證基金會（TAF）為第三方驗證機構的獨立與公開性作把關。推動與國際食品品質安全制度接軌，讓制度能獲得全球食品安全倡議（GFSI）認同及肯定，促使國內獲得 TQF 驗證的食品業者能與國外通過其他食品安全驗證制度的業者站在同樣的水平上。以提升臺灣食品產業之國際競爭力。

TQF 驗證標章，承襲食品 GMP 的精神，一樣的微笑標誌，圓框改為方框，文字部分由 TQF 取代 GMP。以代表著「品質」、「衛生」、「安全」、「信賴」、「國際化」的新形象，將持續為臺灣的食品安全共同把關，也促使國內食品業者更具國際競爭力。

TQF 驗證的作法：為降低食品 GMP 會員廠商舊包材損耗成本，原則上已印有 GMP 標章包材的各式情況，最晚可使用到 105.6.30（以製造日期為主）。GMP 專屬的九碼標章編碼，若廠商有申請轉為 TQF，標章編碼將會延用。

TQF 2.0

係為滿足全球食品安全倡議（Global Food Safety Initiative, GFSI）之規範，使國內驗證方案具體邁向國際化，主要改版資訊內容在於增加產品驗證方案適用範圍以及強化驗證機構之管理。其內容概述如下：優良食品驗證方案產品類別，共分為 28 項；納入食品藥物管理署食品衛生檢驗項目暨抽樣數量表；增列有關「食品過敏原管理」、「食品防禦」及「食品詐欺」新的規範要求。

GMP 著重的「4M」管理

人員	Man	要由適任的人員來製造與管理
原料	Material	要選擇良好之原物料來製造
設備	Machine	要採用標準的廠房及機械設備
方法	Method	要依既定的最適方法來製造

GMP 改革

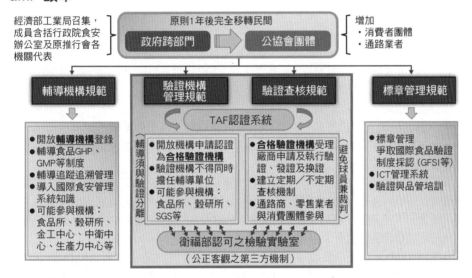

TQF 驗證制度之核心價值

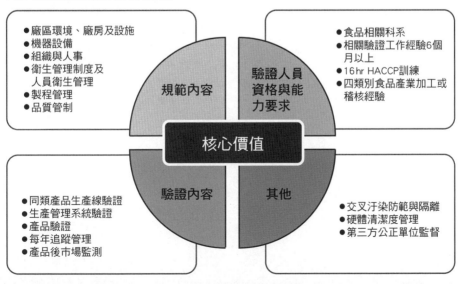

4.3 **GSP、GAP**

　　服務業及商業的產值已占國內生產毛額約 70%，服務業的就業人口也占整體勞動人口六成，顯見服務業已成為臺灣重要的產業型態。因此，如何讓經濟成長涵蓋服務品質的提升，提供消費者全方位的服務，建立一個現代化消費環境，已成為目前經濟發展的主要課題之一。

　　經濟部商業司於民國 93 年起，致力推動 GSP（Good Service Practice）「優良服務認證計畫」，藉由經營規範、服務流程等標準供業者遵行，對於符合標準者，由經濟部給予認證，以為鼓勵。對於顧客而言，「優良服務 GSP 認證」就是協助顧客在消費時，獲得更完善的服務。「GSP」代表著店家已通過「優良服務 GSP 認證」，能提供顧客信賴、滿意、超值的優良服務。

　　GAP（Good Agricultural Fractice）優良農業操作，在農業管理過程中，包括栽培地的選擇、種源的篩選、栽植管理、病蟲害防治、採收加工、包裝運輸與貯藏、品質控制、人員管理等各個環節均應嚴格執行。在標準生產規範及保證生產體系下，生產的作物具有安全、優質、穩定及可控性。

　　GAP 為使用最合乎自然的耕作條件來種植農作物，減少農業耕作對自然環境的傷害，適時、適地、適種就能合理的使用農業資材，如肥料及農藥來達到保護農作物，提高農產品品質之目的。

　　歐洲新鮮果蔬零售商於 1997 年創議制定果蔬整合性生產準則，並商討依據國際標準組織（ISO）Guide 65 進行驗證的可行性，獲得美洲與澳洲同業認同，進而邀集果蔬供應者、生產農民，經討論後於 2000 年正式制定「EUREP GAP」《新鮮果蔬管制點與符合性標準》，此即為農產品產銷履歷制度之前身。

　　EUREP GAP 係在商業性農業生產的架構下，結合害物整合管理（IPM）與作物整合管理作業的管理模式，因此 EUREP GAP 的會員認為 IPM／ICM 為農業生產長期改善與永續性的要素。

　　在 EUREP GAP《新鮮果蔬管制點與符合性標準》規範中，管制點包括下列幾項：

1. 可追溯（蹤）性；
2. 紀錄保留與內部自我檢查；
3. 品種與根砧；
4. 栽培場所的歷史與管理；
5. 土壤與栽培介質管理；
6. 肥料使用；
7. 灌溉／肥灌；
8. 作物保護；
9. 採收；
10. 產品處理；
11. 廢棄物與污染之管理、回收及再利用；
12. 工作人員健康、安全與福祉；
13. 環境議題；
14. 抱怨表單。

GAP 作物管理體系的生產規範

項目	規範
生產環境	產品不得含有危害人體健康的重金屬或污染，灌溉用水不得達到危害人體健康的程 。
鼓勵集團栽培	集團栽培可減少污染及有利於共同集貨與運銷。若無法進行集團栽培時，建立有效隔離，亦是可行方針。
建立標準作業流程及作物生產履歷	此一過程可以使作業簡易並可全程追蹤，進而建立消費者對產品的信心。作物生長受環境影響，隨時引進技術與資材的開發，所以標準作業流程也應適時修正。

GAP 管理的基本技術

管理項目	說明
土壤管理	土壤的生物性、物理性及化學性之管理方式與作物生長有密切關係，作物需有健康栽培環境，應避免土壤中養分流失，減輕病蟲草害。
肥料與營養管理	有機肥料的材料及製作過程都要嚴格把關才能確保品質。在作物健康管理下可達永續經營。而化學肥料避免過量施用才不會污染環境。
化學藥劑的施用	化學肥料的施用要合法、適時及合理。若雜草相沒有明顯影響主作物的產量及品質時，應盡量避免施用殺草劑。
天敵的應用	利用紅蜘蛛及草蛉等來防治，減少化學農藥的施用量。
GAP 產品的行銷通路	產品必須認證，建立信用，方能為消費者接受。

GSP 之十二項優質關鍵圖

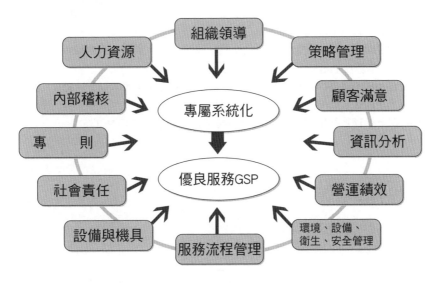

4.4 **ISO**

　　食品經由食品供應鏈達到消費者手中，可能連接了許多不同類型的組織，一個缺陷的連接就可能導致危害健康的不安全食品，如果發生這樣的事，消費者的危害可能會很嚴重，而對食品鏈供應者的損失也是相當大。

　　ISO9001 是一般品質管理系統的標準，任何行業均可對企業所提供產品與服務之品質予以系統管理取得驗證。ISO 22000 是針對食品安全為著眼之管理系統，管理和控制的目標是預防控制食品安全危害與保證食品安全。

　　目前食品安全認證種類繁多，而且每一認證所含括的範圍及認證目的均不相同。目前的驗證中以 ISO 22000 的驗證系統所涵蓋的範圍最為完整。ISO 22000 食品安全管理系統標準要求，涵蓋基本品質管理概念、HACCP 計畫與前提方案（PRPs）。也就是說 ISO 22000 是結合 ISO 9001 與 HACCP 之管理系統。

　　ISO 22000 強調食品供應鏈管理，適用對象包括食品供應鏈所有直接或間接的供應商，除食品業者外，其他如農藥、肥料及動物用藥生產者、食品成分及添加物生產者、設備生產者、清潔與消毒藥劑生產者、包裝材料生產者、服務提供者均可導入。

　　由於在開發國家和發展中國家，常常發生因食用被感染食品的嚴重問題，而使得此標準變得不可少。況且，除了健康危害外，還可能造成巨大的經濟損失，這些損失包括醫療費用、時間成本、保險費的支付和法定賠償。

　　ISO 22000 關鍵成功因素可分為下列幾個要項：

　1. **系統運作部分**：高階主管的支持與參與、全員參與與落實執行。

　2. **食品安全管理系統部分**：文件控制系統、法規定期更新。

　3. **管理責任部分**：與供應商間應針對食品及原物料之品質及規格達成食品安全共識並進行供應商評鑑、食品安全小組的組織架構及成員間職責界定應明確規範、管理審查會議需要依條文規定確實執行。

　4. **資源管理部分**：與食品安全相關之專業人員資格，必須符合法規規定、教育訓練、硬體設備及現場環境管理則依 GHP 落實執行。

　5. **安全產品的規劃和實現部分**：應設定有效合理且具經濟效益的 PRPs、應依公司產品特性建立 HACCP 計畫、應建立不合格品管制程序及產品回收機制並定期演練。

　6. **食品安全管理系統的確認、驗證和改善部分**：不斷稽核與矯正。

ISO 22000 系統與 ISO 9000 系統及 HACCP 系統之關係圖

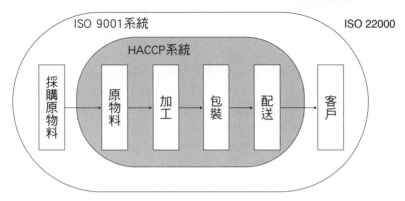

ISO 22000 法規框架

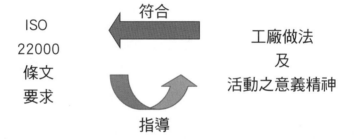

ISO 22000 驗證流程圖

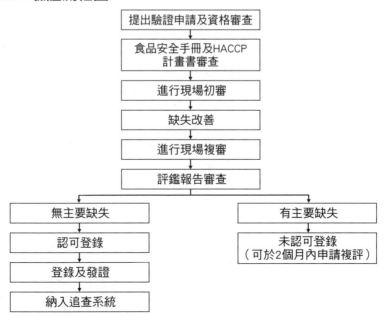

4.5 **清真認證（Halal）**

全球信奉伊斯蘭教（回教）的穆斯林（回教徒）人口超過 16 億人，比中國大陸總人口還多，相當於全球華人市場規模。

伊斯蘭相關產業是目前國際發展最迅速的產業之一，從食品、美容產品等製造、到物流、零售、餐館、觀光等行業，估計全球穆斯林將帶來千億美元的市場商機。除了最為人所知的清真食品外，還包含時裝、化妝品、護理用品、西藥、草藥、食品加工等。

伊斯蘭教對於清真食品皆有嚴格規範。所謂的清真食品是指符合《古蘭經》教義的食物，凡具有犬齒、利爪、且獵食其他動物的猛獸，以及不潔、致罪的食品皆不可食用，如豬肉、血液食品，就被視為是不潔的食物，而酒精及毒品則因會致罪而在禁食之列。另外，牲畜在屠宰過程也必須依照教規進行，不得食用未按伊斯蘭教義宰殺的動物。

飲食問題造成穆斯林極大的困擾，為此馬來西亞官方全力推動清真認證（Halal），由馬來西亞官方發出之清真認證，獲得全數穆斯林國家的認可，亦成為穆斯林選購商品的原則。目前，清真認證已成為進入回教地區市場的基本要件。馬來西亞則是清真認證的發源地，清真認證也稱伊斯蘭認證和伊斯蘭清真認證，halal 在阿拉伯語中是「守法的，禁止的」。就食品而言，所有生產食品的原料都必須經過清真認證，生產過程也必須經過清真認證。

清真認證是針對企業的產品進行，而非是對企業進行。清真認證的產品大致可分為兩大類：

1. 非肉類產品：是指與肉類無任何關係的食品原料、食品配料、各種添加劑、化妝品、藥品，乃至包裝物等可食與可用的產品均可以被清真認證，如：澱粉、食鹽、咖啡、茶葉、麵食品、飲料、糖果、菌類、蔬菜、由植物或微生物所制取的抽提物、香料、調味品、著色劑、防腐劑、食用色素、非肉類制取的藥品，以及塑料、泡沫包裝物、化工材料等。

2. 肉類產品：清真屠宰廠所屠宰的家禽，如牛、羊、雞、鴨、鵝等、來自清真肉類的加工產品，如速食麵、肉丸子、牛羊腸等、來自清真肉類所制取的產品，如明膠、乾酪、乳化劑、乳糖、酶、藥品等。

目前國際清真認證規定，凡生產清真食用品的工廠或代工廠，不得於同一產線生產任何含有豬成分或其衍生物之產品。簡言之，清真產品的生產線不得與任何含有豬成分或其衍生物之成分的產品共用生產線。

清真認證申請流程之成分審查及工廠檢查（清真寺）

成分審查	1. 必須符合 HALAL 認定成分 2. 無添加酒精成分，若為天然發酵酒精需附公證單位檢驗報告 3. 無豬狗及內臟成分 4. 膠囊： 　　A. 動物膠必須檢附 HALAL 證明及無狂牛病證明；B.VERICAPS5，動物油酯： 　　　除奶製品外，含動物油酯皆需提供淬取方法及符合 HALAL 程序宰殺。
工廠檢查	1. 檢驗生產過程中是否受污染（與非 HALAL 產品混雜生產） 2. 生產過程中，需酒精擦拭或消毒後，必須再以清水清洗 3. 生產場所，不得有祭拜設備 4. 原物料、成品儲存必須與非 HALAL 產品隔離存放

清真相互認證（Halal Certification）彙整表

	我國	馬來西亞	泰國	新加坡	菲律賓
主管機關	中國回教協會授權辦理單位： (1) 臺北清真寺； (2) 臺中清真寺； 　高雄清真寺	伊斯蘭發展局（JKIM）2008 年 4 月改由國營 Halal Industry Development Corporation（HDC）	中央伊斯蘭委員	社會發展、青年及體育部所屬新加坡回教理事會	總統府轄下回教事務辦公室
相互認證國家	馬來西亞、新加坡（中國回教協會正與菲律賓、印尼、泰國討論相互認證中）	我國、澳洲、比利時、巴西、中國、丹麥、德國、印度、印尼、日本、荷蘭、紐西蘭、巴基斯坦、菲律賓、新加坡、南非、泰國、美國、烏拉圭等 22 國 42 個伊斯蘭協會。	馬來西亞、印尼	我國、馬來西亞、印尼	馬來西亞、印尼

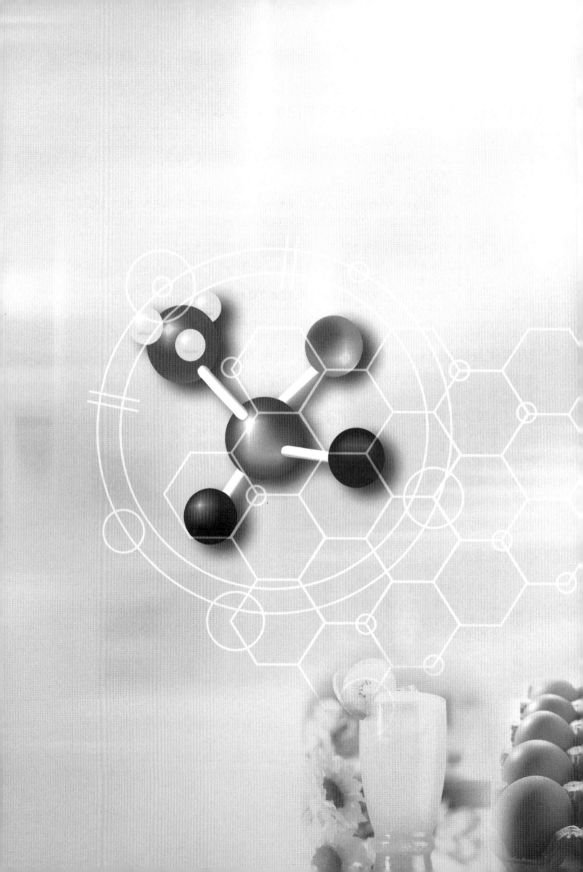

二、食品腐敗與微生物

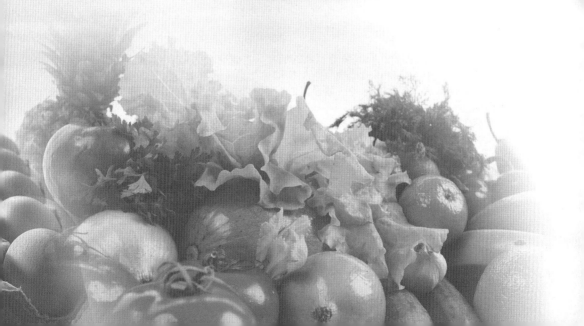

5.1 **食品腐敗現象**

　　食品腐敗是指食品變質、變味、變色、分解和腐爛，食品由於受到各種內外因素的影響，其原有的化學性質、物理性質或感官性狀發生了一系列變化，原有的營養價值或商品價值下降的現象。食品腐敗變質的原因中，微生物的作用，是引起食品腐敗變質的重要原因，微生物包括細菌、黴菌和酵母菌；此外，食品本身的組成和性質，包括食品本身的成分、所含水分、pH 值高低和滲透壓的大小。食品腐敗變質的類型主要有以下幾種：

　　變黏：食品變黏主要是由於細菌生長代謝形成的多醣所致，常發生在以碳水化合物為主的食品。

　　變酸：常發生在碳水化合物為主的食品和乳製品。

　　變臭：主要是由於細菌分解蛋白質為主的食品產生有機胺、氨氣、硫化物等所致。

　　引發食品變敗和品質降低的微生物可概分為腐敗性微生物（saprophyte）和病原性微生物（pathogen），前者使食品劣變，後者常引發人的胃腸性障礙。食物依其易敗壞性，可分為：

　　易腐敗性的食物，例如：肉、魚、家禽肉、多數蔬菜和水果。

　　半易腐敗性食物，例如：馬鈴薯、蘋果、堅果的核仁。

　　不易腐敗性的食物，例如：糖、麵粉、乾豆。

　　食品中出現的微生物種類和數目受到下列因素的影響：

　　1. 污染的種類和程度：污染食品的微生物種類和食品腐敗狀況，會造成微生物的種類和數量的差異。

　　2. 供給微生物生長的機會：包括食品的種類以及食品儲存的環境條件的影響。

　　3. 食物預處理的情形：例如食物調理過程以及儲放的環境對微生物的數目多寡有所影響。

　　影響食品變質腐敗的環境因素，包括：

　　（一）生物學因素

　　1. 微生物：引起食品腐敗變質的微生物種類很多，主要有細菌、黴菌和酵母菌。

　　2. 害蟲和齧齒類動物的危害：對食品危害很大的害蟲，主要有甲蟲類、蛾類、蟑螂和蟎類等。齧齒動物主要是鼠類等。

　　（二）化學因素

　　1. 酵素的作用：與食品腐敗變質有關的酶類，主要有氧化酶類、脂酶和果膠酶類等。

　　2. 非酵素作用：主要有美拉德反應和焦糖化反應，美拉德反應又稱羰氨反應，即羰基與氨基經縮合、聚合反應生成類黑素的反應。此反應不是由酶引起的，所以屬於非酶褐變。

　　3. 氧化作用：會引起富含脂肪的食品酸敗，同時伴隨有刺激性或酸敗臭味產生，導致食品變質。

　　（三）物理因素：溫度、水分、光。

　　（四）其他因素

　　1. 機械損傷：將有利於微生物的侵入，並且加速水分的損失和刺激較高的呼吸和乙烯的產生，加速腐爛的發生。

　　2. 乙烯：乙烯是促進成熟和衰老的一種植物激素。

　　3. 外源污染物：包括環境污染、農藥殘留、動物用藥殘留、食品添加物的過度使用、包裝材料不合格等。

各種食品腐敗的細菌

微生物	Gram's	外型	需氧情形	特徵	食品腐敗
假單胞菌	G(-)	桿菌	好氧	無芽孢、嗜冷、產生色素	魚、貝、肉、乳
微球菌	G(+)	球菌	好氧	嗜中溫、分解醣產酸	魚
葡萄球菌	G(+)	球菌	兼性嫌氣	嗜中溫、分解醣產酸	魚
芽孢桿菌	G(+)	桿菌	好氧、兼性嫌氣	產孢、嗜中溫	魚、肉的腐敗與中毒
梭菌	G(+)	桿菌	厭氧	產孢、嗜中溫	魚、肉的腐敗與中毒
腸桿菌	G(-)	桿菌	好氧、兼性嫌氣	無芽孢、發酵糖產酸、產氣	食品的酸敗、腐臭變形桿菌、沙雷氏菌
弧菌 黃桿菌	G(-)	弧菌 桿菌	兼性嫌氣	低溫、低鹽（3-5%）生長	魚、貝類腐敗
嗜鹽桿菌 嗜鹽球菌	G(-)	桿菌 球菌	好氧	高濃度鹽水	海產魚，並可產生橙紅色素
醋酸桿菌	G(-)	桿菌	好氧		蔬菜、水果、果汁、酒的腐敗及酸敗
乳酸桿菌 丙酸桿菌	G(+)	桿菌	嫌氣、耐氣嫌氣		乳製品的酸敗

腐敗變質食品對人體健康的影響

產生厭惡感	由於微生物在生長繁殖過程中促進食品中各種成分（分解）變化，改變了食品原有的感官性狀。使人對其產生厭惡感。
降低食品的營養價值	由於食品中蛋白質、脂肪、碳水化合物腐敗變質後結構發生變化，因而喪失了原有的營養價值。
引起中毒或潛在危害	食品腐敗變質產生的有毒物質多種多樣，因此，腐敗變質食品對人體健康造成的危害也表現不同。

5.2 **微生物與食品腐敗**

　　食品的主要成分是蛋白質、碳水化合物、脂類、水分、無機鹽等，這些成分都是微生物生長的良好基質。此外，微生物代謝活動中的產物也可引起許多食物的腐敗。有些微生物能合成色素，引起食物變色。

　　食品的腐敗分解可以分為以下幾種：

　　1. **蛋白質的微生物分解**：食品腐敗的主要原因。

　　2. **醣類的微生物分解**：黴菌多半含澱粉酶。

　　3. **脂質的微生物分解**：微生物不易吸收脂肪酸，容易造成食品酸敗，或在無氧情況下經由黴菌分解成為酮類。

　　4. **其他化合物的分解**：（1）產膜酵母菌造成 pH 上升；（2）黴菌、酵母菌分泌果膠分解酵素，造成食物軟化腐敗；（3）醋酸菌造成酒類酸敗。

　　食品腐敗變質的主要原因是由細菌引起，其原因是細菌分解食物中的蛋白質和胺基酸，產生惡臭或異味。通常還會伴隨產生有毒物質，引起食物中毒；酵母菌在碳水化合物含量較高的食品中易繁殖，而在富含蛋白質的食品中則生長緩慢，在 pH 值 5 左右的微酸性環境中生長較好；由於黴菌的好氣性，多數微生物在有氧、富含澱粉和糖的食品中容易孳生，無氧的環境可抑制其生長繁殖。

　　防止或促進微生物在食物中生長存活，與食物的本質有很重要的關係。食物就是微生物的一種培養基，不同的微生物適合在不同的培養基中生長與存活，因此，食物的成分與條件也會影響不同微生物於其中生長的可能性，若充分了解這些因子，就可以輕易地控制食物中微生物的生長。

　　影響微生物在食品中之生長的因子，包含兩大部分：

　　1. 食品內在特性因子，如氫離子濃度、水活性（water activity, Aw）、相對濕度與滲透壓、氧化還原電位、食品營養成分含量、含天然抗菌成分與否、食品的生物結構及拮抗作用與共生作用。

　　2. 食品與微生物所處的外在環境生長條件，生長溫度及食品保存方式與環境中氣體狀態、食品添加物的使用。

　　細菌最適合的生長 pH 值在中性範圍（pH 6.5～7.5），大部分細菌喜歡生長在接近中性的食物中，如導致食品中毒的病原菌。但有些生產蛋白質分解酶的細菌，則特別喜歡生長在高 pH 的食物中，例如：腐敗的雞蛋蛋白。酵母菌與黴菌則較耐酸性（acid-tolerant），酵母菌可在 pH 4～6 生長，而黴菌可在 pH 2～8 範圍生長。較容易存在中性與酸性的食物，如果汁、泡菜的酵母菌。

　　多數細菌在 Aw 0.91 以上生長，大部分的酵母菌在 Aw 0.88 以上生長；而黴菌在 Aw 0.80 以上生長。

　　當食品中的游離水分子濃度遠低於微生物體內的游離水分子濃度時（水活性低），微生物體內的游離水分子就會大量滲透出來，造成微生物體萎縮，無法正常進行生理代謝，生長就會受抑制了。

微生物的生長與水活性

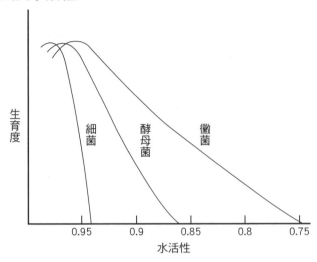

微生物生長的水活性下限值

微生物	A_w 下限值	微生物	A_w 下限值
細菌	0.94	嗜鹽細菌	$\leqq 0.75$
酵母菌	0.88	耐乾性黴菌	0.65
黴菌	0.80	耐滲透壓性酵母菌	0.61

微生物的生長與 pH 值的關係

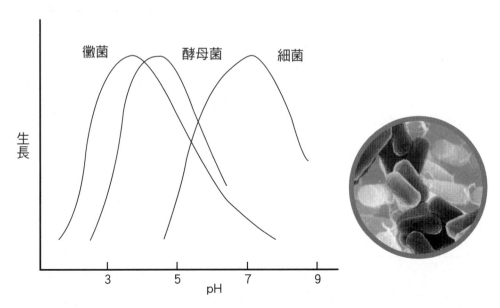

5.3 **酵素、氧氣與食品腐敗**

食品中所含的主要成分包括：水分、碳水化合物、脂肪、蛋白質和礦物質。高碳水化合物的食品包括：水果、蔬菜、穀類、蜂蜜、烘焙食品和糖果等，而奶油、蛋類和紅肉屬於高脂質食品，海產類及白肉中富含蛋白質成分。

（一）酵素的作用

酵素是具有催化性質的蛋白質，此種催化性質源自它特有的啟動能力。與食品腐敗變質有關的酶類主要有氧化酶類、脂酶和果膠酶類等。多酚氧化酶催化酚類物質氧化，引起褐色聚合物的形成；果膠酶促使果蔬植物中的果膠物質分解，使組織軟化；脂肪氧化酶催化脂肪氧化，導致食品產生異味。

多醣類如果膠、澱粉及纖維素在多醣分解過程中，可被微生物分解為簡單的醣類（如葡萄糖），然後再繼續分解。

食品中之脂肪多以三酸甘油酯（triacylglycerol）形式存在，受微生物作用發生水解或氧化反應而產生香氣、風味或（及）色澤之劣變，稱為脂肪酸敗。

食品中蛋白質被微生物的蛋白酶水解產生蛋白（peptone）、多胜肽（polypeptide）、雙胜肽（dipeptide）及胺基酸。蛋白質被水解成雙胜肽時，食物會變苦，但不會產生不良氣味。

而胺基酸繼續被分解時，則會產生氨、硫化氫、硫氫化合物、胺、吲哚、有機酸等不良氣味，稱為蛋白質腐臭。

（二）氧化作用

氧化作用會引起富含脂肪的食品酸敗，同時伴隨有刺激性或酸敗臭味產生，導致食品變質。在氧化型酸敗變化過程中，氫過氧化物的生成是關鍵步驟，這不僅是由於它的性質不穩定，容易分解和聚合而導致脂肪酸敗，而且還由於氫過氧化物一旦形成，氧化反應便以連鎖方式使其他不飽和脂肪酸迅速變為氫過氧化物，因此脂肪氧化酸敗是一個自動氧化過程。

微生物與氧氣有著十分密切的關係。一般而言，在有氧的環境中，微生物進行有氧呼吸，生長、代謝速度快，食品變質速度也快；缺乏氧氣條件下，由厭氧性微生物引起的食品變質速度較慢。所以，氧氣存在與否決定著兼性厭氧微生物是否生長和生長速度的快慢。例如當 Aw 值為 0.86 時，無氧存在情況下金黃色葡萄球菌不能生長或生長極其緩慢；而在有氧情況下則能良好生長。

新鮮食品原料中，由於組織內一般存在著還原性物質，因而具有抗氧化能力。在食品原料內部生長的微生物絕大部分應該是厭氧性微生物；而在原料表面生長的則是需氧微生物。食品經過加工，物質結構改變，需氧微生物能進入組織內部，食品更易發生變質。

酵素反應的控制與食品保藏

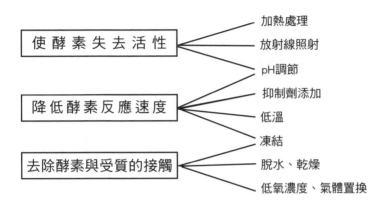

具有分解脂肪能力之菌屬

細　　菌	真　　菌
Acinetobacter	Alternaria
Aeromonas	Aspergillus
Alcaligenes	Candida
Bacillus	Cladosporium
Chromobacterium	Endomyces
Corynebacterium	Fusarium
Enterobacter	Geotrichum
Flavobacterium	Mucor
Lactobacillus	Neurospora
Micrococcus	Penicillium
Pseudomonas	Pichia
Serratia	Rhizopus
Staphylococcus	Saccharomyces
Streptomyces	Tolulopsis

資料來源：Banwart, G.J.(1999).Basic Food Microbiology(2nd ed, pp.400-401).
　U.S.A.：Van Nostrand Reinhold.

微生物生長依其氧氣的呼吸作用或無氧的發酵作用分為五種

分　　類	舉　　例
絕對好氧菌 (obligate aerobes)	Bacillus 屬
微好氧菌 (microaerobes)	Campylobacter （彎曲桿菌屬）
兼性厭氧菌 (facultative anaerobes)	Escherichia
耐氧菌 (aerotolerants)	Enterococcus faecalis
絕對厭氧菌 (obligate anaerobes)	Clostridium （梭狀芽胞桿菌屬）

5.4 油脂變質

　　油脂酸敗（rancidity）是指油脂因水解而產生的游離脂肪酸，進一步氧化分解所引起的變質現象。其發生原因分有生物性和化學性，前者是指由動植物殘渣和微生物的酵素類所引起的水解過程；後者則指暴露在空氣、受熱、光及微量金屬作用而產生的氧化反應。

　　相對於飽和脂肪，帶有雙鍵的不飽和脂肪酸較易氧化，因為雙鍵附近的氫原子反應較大，易產生自由基；脂肪酸不飽和程度越高則氧化速度越快。一般烹調的食用油如芥花籽油、花生油、橄欖油等，含較高的不飽和脂肪酸，易發生氧化酸敗。

　　油脂酸敗不但會導致油脂的品質變壞，產生刺喉的辛辣味或油耗味、顏色改變，還會使必需脂肪酸和維生素被破壞而降低營養價值，產生小分子的醛類、酮類等氧化物質而對身體造成危害。如果食用了酸敗的油脂，輕者會引起腹瀉，嚴重者則可能造成肝臟疾病。

　　鑑定油脂的品質是一項很重要的工作，各種已被認定的鑑定方法都是依據油脂於氧化過程中的相關變化而測定的，如：酸價（Acid value）、碘價（Iodine value）、過氧化價（Peroxide value, POV）等。

　　酸價越高，表示油脂的品質也隨之下降。碘價表示油脂的不飽和程度，碘價越高，油脂的不飽和程度越大。油脂氧化後會產生過氧化物，過氧化價則是測定油脂中過氧化物的含量，過氧化價越高，油脂的酸敗油耗味會越明顯。但由於過氧化物含量增加至某一程度後，會自行分解，過氧化價又會降低，因此過氧化價只可作為油脂酸敗的初期指標。另外，發煙點（smoke point）指油脂加熱至剛起薄煙的溫度，加熱溫度超過發煙點，會使油脂的品質變 ，而各種油脂的發煙點不同。

　　油脂酸敗是不可逆的，只能延緩其反應的進行，如避免熱、光、減少氧氣的接觸、去除微量金屬，以及添加抗氧化劑等。

　　防止油脂氧化酸敗之方法，重點即是儘量避免與氧氣接觸，使其不會發生氧化現象，亦可使用物理方法或化學方法來處理。

　　物理方法： 1. 以罐裝或瓶裝等方式，儘量排除容器之空氣或注入不活性氣體，如氮氣（N_2），藉以阻絕食品與新空氣接觸而發生氧化，延長食品氧化酸敗。2. 以塑膠袋密封，使用脫氧劑，脫去袋中之氧氣，藉此延長食品氧化酸敗。

　　化學方法： 添加某些食品添加物於食品中防止氧化。1. 抗氧化劑，如：二丁基羥基甲苯（dibutylhydroxytoluene, BHT）、維生素 E 添加於沙拉油、油炸油中，可防止其氧化作用的發生。2. 屬螯合劑，如：多磷酸鹽（polyphosphates）。3. 維生素 C 於蘋果果汁中可防止氧化褐變的情形發生。

油脂之自氧化作用

1.起始期(開始期) (initiation stage)	$RH \xrightarrow{h\upsilon} R\cdot + H\cdot$ $ROOH \longrightarrow RO\cdot + OH\cdot$
2.連續生長期 (propagation stage)	$R\cdot + R\cdot \longrightarrow R-R$ （低氧狀態） $R\cdot + ROO\cdot \longrightarrow ROOR$ （中氧狀態） $ROO\cdot + ROO\cdot \longrightarrow ROOR + O_2$ （高氧狀態）
3.終止期 (termination stage)	$R\cdot + R\cdot \longrightarrow R-R$ （低氧狀態） $R\cdot + ROO\cdot \longrightarrow ROOR$ （中氧狀態） $ROO\cdot + ROO\cdot \longrightarrow ROOR + O_2$ （高氧狀態）

油脂之氧化位置

$$RH \longrightarrow R\cdot + H\cdot$$

←氧化位置（α－次甲基碳原子）

$$H-C-O-C(CH_2)_6-C-C=C-(CH_2)_7CH_3$$

油脂過氧化物與組織老化之關係

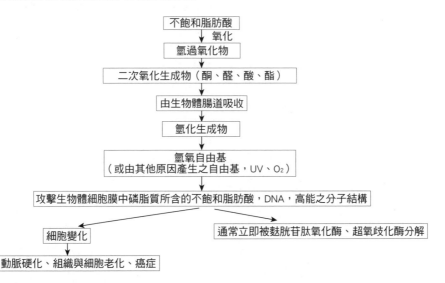

5.5 **防止食品腐敗的方法**

　　食品從生產、加工、儲存、運輸、銷售、烹調到食用，整個過程的各個環節都會受到污染，使食品產生有害因素，其中微生物導致危害的可能性遠遠超過其他來源的危害，它是引起食品發生腐敗變質的主要原因。因此，保證食品安全、防止其發生腐敗變質的重點應放在減少食品中因各種原因殘留的致病菌，尤其是能夠產生毒素的微生物。

　　加強生產環境的衛生管理、控制加工過程中的污染及加強貯藏、運輸和銷售衛生監管，可以控制食品中微生物數量。加工處理減少或消除食品中的微生物的方法有：

　　1. 熱加工：熱加工是將食品經過高溫處理殺滅大部分微生物後，再進行貯藏的加工方式。這是常用且最為有效的方法，如煮沸、烘烤、油炸等。這類方法可能不會殺死全部的微生物，但可以殺死絕大部分不產芽孢的微生物，尤其是不產芽孢的致病菌。

　　2. 輻射處理：將食品經過 χ 射線、γ 射線照射後再貯藏。食品上所附生的微生物經過這些射線照射後，其新陳代謝、生長繁殖等生命活動受到抑制或破壞，導致死亡。射線穿透力強，不僅可殺死表面的微生物和昆蟲等其他生物，而且可以殺死內部的各種有害生物。由於射線不產生熱，因此不破壞食品的營養成分以及色、香、味等。

　　3. 發酵或醃漬食品：許多微生物的生長與繁殖在酸性條件下受到嚴重抑制，甚至被殺死。因此，將新鮮蔬菜和牛乳等食品進行乳酸發酵，不僅可以產生特異的食品風味，而且還可以明顯延長其貯存期。利用鹽、糖、蜜等醃漬新鮮食品，提高食品和環境的滲透壓，使微生物難以生存，甚至死亡。這是常用而十分有效的方法。

　　4. 乾燥加工：微生物生長需要適宜的水分，許多細菌實際上存在於表面水膜之中。將食品進行乾燥，減小食品中水的可供性，提高食品滲透壓，使微生物難以生長繁殖，這是古今都使用的傳統方法。乾燥方法可以利用太陽、風、自然乾燥和冷凍乾燥等自然手段，也可以利用常壓熱風、噴霧、薄膜、冰凍、微波和添加乾燥劑以及利用真空乾燥、真空冰凍乾燥等。

　　選擇貯藏方式或加入防腐保鮮劑抑制微生物繁衍如下：

　　1. 低溫冷藏：食品貯藏於低溫時可以大大抑制微生物的生長繁殖，從而延長食品的保質期，保持食品的新鮮度。應注意的是，在低溫保藏環境中仍有低溫微生物生長。因此低溫保藏的食品仍有可能發生腐敗變質。

　　2. 氣調貯藏：氣調貯藏是指在適宜低溫條件下，改變貯藏環境氣體成分的一種貯藏方式。傳統的氣調貯藏是利用果蔬呼吸作用，並採用機械氣調設備，降低密閉系統中 O_2 含量，提高 CO_2 含量，以達到抑制或殺死好氣微生物的目的。

　　3. 添加食品防腐劑：在食品貯藏前，加入一定劑量的可抑制或殺死微生物的防腐劑，可使食品的保藏期延長。

α、β、γ 的各放射線之透過力

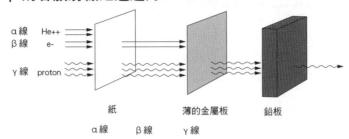

α線 He++
β線 e-
γ線 proton

紙　　薄的金屬板　　鉛板

α線　　　β線　　　γ線

溫度對酵素反應的影響

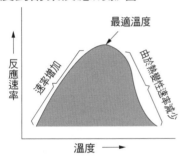

最適溫度

反應速率

速率增加　由於熱變性速率減少

溫度 →

pH 對酵素反應速率的影響

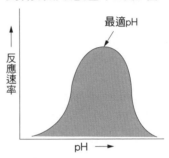

最適pH

反應速率

pH →

放射線照射於食品的期待例

		照射效果	適用線量	對象食品例
生物學的效果	殺菌 *	完全殺菌 (radappertization)	3～5 Mrad	畜肉、魚肉加工品、發酵原料、飼料、病人食品
		食物中毒細菌的殺滅 (radicidation)	0.5～0.8 Mrad	畜肉、蛋的沙門桿菌殺滅
		不完全殺菌 (radurization)	0.1～0.3 Mrad	家禽肉、魚貝肉、果實、蔬菜、肉、魚肉加工品
	殺菌	貯藏害蟲的殺滅	10～30 krad	米、小麥、雜穀
		果蠅的殺滅	～25 krad	柑橘、芒果、木瓜
		乾燥食品的殺蟎蟲	50～70 krad	香辛料、乾燥蔬菜
		寄生蟲的殺滅	50 krad	豬肉（纖毛蟲的殺蟲）
	生育抑制	發芽、發根的抑制	5～10 krad	馬鈴薯、洋蔥、大蒜
		成熟的遲延	20～80 krad	香蕉、木瓜、番茄
		成熟的促進	～100 krad	桃、柿
		開傘的防止	20～50 krad	洋菇、松茸
		特定成分的蓄積	～500 krad	辣椒的類胡蘿蔔素
化學的效果		高分子物質的變性	～100 Mrad	澱粉、蛋白質、果膠
		食品組織的改良	～1 Mrad	乾燥食品的復水性促進
		食品的品質改良	～5 Mrad	威士忌的熟成
		加工適性的提高		
		酵素分解性的提高		

*radappertization：病毒以外微生物的完全殺滅 / radicidation：不製作孢子的病原性微生物之殺滅 / radurization：殺滅腐敗微生物的一部分，延長保存期間的處理

5.6 國產食品的腐敗問題

生鮮肉品：（1）未經屠宰衛生檢查。（2）磺胺劑超量。

肉製品：（1）超量使用保色劑亞硝酸鹽，即食性之高水活性食品，如無冷藏或冷凍之西式火腿、香腸，若貯藏不當仍會造成微生物之增殖或食品中毒之可能。（2）超量使用防腐劑。

乳製品：（1）超過保存期限。（2）保存溫度不當。（3）內容物與標示不符。

蛋品：沙門氏菌污染。

皮蛋：含鉛、銅量超過衛生標準。

食用油脂：（1）散裝、來歷不明。（2）標示不完整，強調降低膽固醇。

冷凍食品：（1）結霜。（2）包裝不完整（塑膠袋打洞或以訂書機封口）。（3）解凍不當。（4）二重標示保存販售（同時標示冷藏與冷凍之保存條件易造成品質不易控制而冷凍食品必保存於 -18C 以下）。（5）未依製造業原來制定之保存條件販售。

冷藏食品：（1）超過保存期限。（2）冷藏不當。（3）有異味。（4）未依製造業原來制定之保存條件販售。

餐盒食品：（1）長時間置於室溫下販售，使得病原菌得以大量繁殖。（2）來歷不明，未標示製造商名稱、地址。（3）包裝容器以釘書針縫合。

罐頭食品：（1）來源不明、標示不完整。無進口商或製造廠商之名稱、地址等。（2）嚴重凹凸罐、銹罐。（3）自動販售機之不當保溫販售。（4）酸化罐頭未酸化完全（pH 值 4.6 以上）。

蜜餞：（1）違法使用人工甘味劑、防腐劑、色素、漂白劑等。（2）異物及蚊蟲污染原料。

醃漬食品：（1）酸菜非法使用黃色色素鹽基性芥黃（Auramine）。（2）黃蘿蔔非法使用黃色色素鹽基性芥黃。（3）蘿蔔乾非法使用吊白塊漂白。（4）罐裝沒有酸化。

烘焙食品：（1）油脂酸敗而產生油耗味。（2）餅乾失去脆度。（3）烤盤不潔。（4）使用不潔或不良的包裝紙及盒子。（5）未包裝品未備專用、清潔的夾子或籃、盤子，供應消費者取用。（6）不新鮮或超過保存期限。

糖果：（1）包裝紙顏色滲出而接觸食品。（2）使用非法定色素。

麵類製品：（1）違規使用硼砂、防腐劑（苯甲酸鹽等）。（2）非法使用 H_2O_2（過氧化氫）為漂白劑或殺菌劑。（3）使用未取得衛生福利部許可字號之純鹼氫氧化鈉（NaOH）（四）油麵、生麵（陽春麵）使用無衛生福利部許可字號之重合磷酸鹽。

速食麵：（1）油脂酸敗。（2）軟化。（3）陽光直接照射。

黃豆加工食品：（1）豆乾、豆皮類超量使用防腐劑。（2）違法使用非法定色素鹽基性芥黃及紅色二號。（3）豆乾絲、豆皮類、豆乾卷等非法使用 H_2O_2，以及吊白塊漂白。（4）印有橘紅色大戳印之黃豆乾，大部分皆有違規色素使用之情形。

水產煉製加工品：（1）非法使用 H_2O_2 漂白。（2）非法添加硼砂增加脆度。

冷凍食品的凍藏溫度與凍藏期限

冷凍食品種類	凍藏溫度（℃）	凍藏期限
雞蛋	-18～-23	12 個月以上
魚貝	-18～-23	8～10 個月
水果	-18～-23	6～12 個月
蔬菜	-18～-23	6～12 個月
牛肉	-18～-23	9～12 個月
蛋糕	-20	2～12 個月
三明治	-20	2 星期～6 個月

常用增加食品保藏效果的添加物

品名	使用食品範圍及限量
己二烯 Sorbic Acid	1. 可使用於魚肉煉製品、肉製品、海膽、魚子醬、花生醬、醬菜類、醃漬蔬菜、豆皮豆乾類、乾酪及水分含量 25% 以上（含 25%）之蘿蔔乾；用量以 Sorbic Acid 計為 2.0 g/kg 以下。 2. 可使用於煮熟豆、醬油、味噌、魚貝類乾製品、海藻醬類、豆腐乳、糖漬果實類、脫水水果及調味醬；用量以 Sorbic Acid 計為 1.0 g/kg 以下。 3. 可使用於果醬、果汁、乳酪、奶油、人造奶油、番茄醬、辣椒醬、濃糖果漿、調味糖漿、不含碳酸飲料、碳酸飲料及糕餅；用量以 Sorbic Acid 計為 0.5 g/kg 以下。 4. 可使用於水果酒；用量以 Sorbic Acid 計為 0.2 g/kg 以下。
去水醋酸 Dehydroacetic Acid	本品可使用於乾酪、乳酪、奶油及人造奶油；用量以 Dehydroacetic Acid 計為 0.5g/kg 以下。
苯甲酸 Benzoic Acid	1. 可使用於魚肉煉製品、肉製品、海膽、魚子醬、花生醬、乾酪、糖漬果實類、脫水水果、水分含量 25% 以上之蘿蔔乾；用量以 Benzoic Acid 計為 1.0g/kg 以下。 2. 可使用於煮熟豆、味噌、魚貝類乾製品、海藻醬類、豆腐乳、醬油、醬菜類、碳酸飲料、不含碳酸飲料、豆皮豆乾類、醃漬蔬菜、果醬、果汁、濃糖果漿、調味糖漿、其他調味醬；用量 0.6g/kg 以下。 3. 使用於乳酪、奶油、人造奶油、番茄醬、辣椒醬；用量為 0.25g/kg 以下。

肉品的腐敗與微生物種類

肉品種類	微生物種類	腐敗現象
罐頭肉品 （商業化殺菌裝罐）	Bacillus spores Clostridia spores	不正確冷卻造成嗜熱菌的生長
罐頭肉品 （半保存式）	*Streptococcus*	變酸和褪色
	Bacillus *Clostridum*	溫度超過 10℃時，造成明膠液化和蛋白分解

6.1 微生物的種類及數量

在生活環境中，例如空氣、水、食物等，充滿著千百種、億兆個數量的微生物，它們無法以肉眼看見，幾乎無所不在。這些必須在顯微鏡下才現形的微小生物統稱為微生物，包括病毒、細菌、藻類、真菌、黴菌等。細菌是地球上最古老的生物，分布廣泛，大部分的尺寸介於 0.5 到 1 微米之間。

根據研究，在每平方公分的廚房工作檯面上，可培養出 300 個細菌；浴廁的水龍頭把柄上，可培養出 1 萬個細菌；在廚房的抹布上，每平方公分更可培養出 1 億個細菌。

微生物與日常生活息息相關，古代為了保存多餘的食物，各民族都發展出各種利用微生物醃漬或發酵的方法，以抑制因壞菌生長可能造成的食物腐敗，並可增添食物的美味及提升營養價值，如優酪乳、葡萄酒。

近年來不論是化工或食品產業，許多原料多以發酵技術大量生產，只要投入的菌株適當，就可以得到想要的產物。例如以納豆菌發酵生產納豆菌和納豆激酶，或是純化後可以得到聚麩胺酸。

微生物特性與分類如下：

● **腐敗性微生物**：如 *Pseudomonas spp.*、*Bacillus coagulaus* 等易引起食品腐敗變質之微生物。

● **致病性微生物**：一般常見的如沙門氏菌、金黃色葡萄球菌等，會導致各種急性中毒或慢性疾病之病原微生物。

總菌數為食品中活菌數（生菌數，viable bacterial count）與死菌數（dead bacterial count）的合計數目，一般以活菌數之培養計數為主。

生菌數亦稱為標準平板菌數（standard plate count），是指在固定條件下可生長之中溫性好氣菌（mesophilic aerobic bacterial）之菌數，其數量之多寡與食品本身及其生產環境之衛生優劣有關。

生菌數是指單位樣品中存在的「活菌總數」，可以作為評估製造過程中的衛生指標之一。理論上，每一個活的細菌會在培養基上形成一個菌落，由菌落數目可以得知樣品的微生物品質。

總生菌數常用為測定食物、水質衛生指標菌；菌量多寡與食品之製造環境細菌污染狀況具有相關性，可作為評估食品安全性、保存性及衛生狀況之有效方法，以及是否合乎衛生安全之指標。

如果生菌數過高，可能表示在食品原料、加工、運輸、儲藏之過程中，其衛生管理不當，造成細菌之污染或增生，因此，總菌數或生菌數可做為一般食品的衛生指標菌。

生菌數之檢測主要以標準洋菜培養基，於 35±1℃ 培養 24 或 48 小時後，計算其生長菌數。但此培養條件並非所有細菌均可生長，僅能測出中溫好氣菌、部分嫌氣性、微好氣性、低溫菌與好鹽性細菌及營養嚴格要求之細菌，雖已存在但無法計測。

食品中毒常見細菌特性一覽表 [感染型]

菌種	分布 / 常見來源	生長環境	潛伏期	主要症狀
腸炎弧菌	沿海海水中水產品	可存於 3 ～ 44℃，最適 35 ～ 37℃繁殖最快，可於 8 ～ 10 分鐘內繁殖一倍	2 ～ 48 小時（平均 12 ～ 18 小時）	噁心、嘔吐、腹痛、水樣瀉、微發燒
沙門氏桿菌	牛、老鼠及蛋等 (肉、乳 等) 高蛋白食品	可存於 5 ～ 45℃，最適 35 ～ 37℃繁殖最快，可於 8 ～ 10 分鐘內繁殖一倍	8 ～ 48 小時	噁心、腹痛、嚴重腸瀉、脫水、突發性頭痛、微發燒

食品中毒常見細菌特性一覽表 [中間型]

菌種	分布 / 常見來源	生長環境	潛伏期	主要症狀
產氣夾膜桿菌	發現於土壤、人及動物之腸道中，灰塵、水及許多食品中 (主要為生肉)	可存於 12 ～ 50℃	約 12 小時	產氣、腹痛、高燒、冷顫、脫水、頭痛
病原性大腸桿菌	人及動物之腸道大腸桿菌大部分為無害且存在於健康人腸道中，且提供人體所需之維生素 K 及 B_{12}	可存於 10 ～ 45℃，最適 37℃繁殖最快，可於 20 分鐘內繁殖一倍	2 ～ 48 小時（平均 12-18 小時）	噁心、嘔吐、腹痛、水樣瀉、微發燒

食品中毒常見細菌特性一覽表 [毒素型]

菌種	分布 / 常見來源	生長環境	潛伏期	主要症狀
金黃色葡萄桿菌	膿瘡、人體鼻咽及皮膚表層	可存於 7 ～ 46℃，最適 30 ～ 40℃繁殖最快，可於 20 分鐘內繁殖一倍	1 ～ 8 小時（平均 24 小時）	嘔吐、腹痛、下痢、虛脫
肉毒桿菌	有芽胞之厭氧菌罐 / 瓶裝食品	可存於 25 ～ 42℃，pH5.7 ～ 8.0，富含動物性蛋白質，完全無氧之環境	12 ～ 30 小時出現症狀	噁心、嘔吐，續之腹脹、便秘、四肢無力，最後因呼吸麻痺而死亡。特異症狀：視力減退、雙影像、瞳孔放大、眼皮下垂

生菌數之檢驗流程

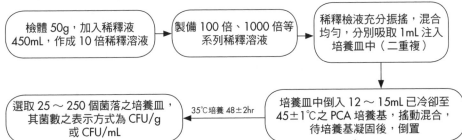

6.2 微生物指標

　　利用指標菌（indicator organisms）作為衛生品質的指標，是以間接方式表示欲知微生物存在之狀況，雖無法直接證實，但基於實用、經濟與方便等理由，指標菌之應用相當普遍。

　　以總生菌數及大腸桿菌做為食品衛生品質判定的項目之一，通常是為了達到一定之衛生指標（hygienic index）。

　　採用微生物標準時，必須注意其安全貯存期限，以總生菌數表示可能較其他指標菌更能明確表示食品的衛生品質，況且所有不同情形的污染，如原料及成品或加工過程中的衛生條件，及運送儲存溫度變化過大，均可以總生菌之結果加以管制。

　　微生物指標較常用於判定食品安全及衛生而非食品的品質，理想之食品安全指標菌應符合幾個重要標準，包括容易被檢測出、容易與食品中之其他菌相分辨，與食品中腐敗菌之存在有恆定之相關性；當食品中腐敗菌存在時，該指標菌亦要存在，指標菌之菌數要與病原菌之菌數有相關性，指標菌致死率最好與病原菌類似，且其存活最好較病原菌稍佳。

　　一般皆認為病原菌與腸道有關，若有污染則是直接或間接來自糞便之污染。因此以大腸桿菌為指標菌其優點為：容易可靠的檢測判定、對腸道外界環境有高抵抗力、高菌量存在於糞便中，經得起高倍數之稀釋及檢驗成本低廉等。另外，常造成食品中毒的尚有金黃色葡萄球菌，此菌廣泛存在於自然界，多存於水、日常使用的器具及空氣中，其可附著於人的皮膚、口腔、鼻、喉等黏膜，生物體有傷口時即侵入內部引起化膿。

　　對 280 位餐飲從業人員進行手部微生物分析，發現 8% 從業人員的手部含有大於 105 CFU/g 的金黃色葡萄球菌及腸內菌科（Enterobacteriaceae）的細菌。由作業人員分離出來的腸毒素大部分為 C 型腸毒素。研究指出 30 % 的工作人員鼻黏膜可分離出此菌，即使洗了手，仍可殘留，進而污染食物，造成食品中毒，故作為熟食遭工作人員污染之指標。

　　一個好的指標微生物通常具有下列之特性：1. 在乾淨的水或食品中不存在（或量很少），在受污染的水或食品中大量生存。2. 致病菌存在時它亦存在，且其生存能力較致病菌高。3. 其存在之數量與污染程度相關。4. 其存在的數量比致病菌多，且利用簡易的方法即可檢測到。5. 具有均一及穩定的特性，且對人體及其他動物無害。

　　食品中一般衛生指標菌及食品衛生標準指定之微生物及病原性微生物，包括生菌數、大腸桿菌群、大腸桿菌、金黃色葡萄球菌、仙人掌桿菌、沙門氏桿菌及病原性大腸桿菌。

《食品安全衛生管理法》及食品衛生標準之衛生指標菌

衛生標準	規定
飲料類衛生標準	每公克中生菌數 10^4 CFU/g 以下；每公克中大腸桿菌群 (coliform) 最確數 10 MPN/g 以下；每公克中大腸桿菌 (E. coli) 最確數為陰性。100 年修正飲料類衛生標準，新增沙門氏桿菌陰性。
生熟食混合即食食品類衛生標準	每公克中生菌數 10^5 CFU/g 以下；每公克中大腸桿菌群 (coliform) 最確數 10^3 MPN/g 以下；每公克中大腸桿菌 (E. coli) 最確數為陰性。100 年修正生熟食混合即食食品類衛生標準，刪除生菌數限量。
生食用食品類衛生標準	生食用蔬果每公克中生菌數 10^5 CFU/g 以下；每公克中大腸桿菌群 (coliform) 最確數 10^3 MPN/g 以下；每公克中大腸桿菌 (E. coli) 最確數 10 MPN/g 以下。100 年修正生熟食混合即食食品類衛生標準，刪除生菌數限量。
食品中毒原因微生物	金黃色葡萄球菌、病原性大腸桿菌、沙門氏桿菌及仙人掌桿菌等乃《食品安全衛生管理法》第 15 條第 4 款所稱之病原性生物，惟產孢性細菌如仙人掌桿菌之最大容許量每公克應在 100 個以下除外均應為陰性。

指標微生物檢驗之意義

指標微生物檢驗	意義
指標微生物存在於食物中	表示食物經由水而受到糞便的污染
指標微生物在人體口腔中發現	表示食物製備人員衛生不良，有飛沫污染的情況
冷凍食品檢出指標微生物	冷凍食品的衛生狀況不良
指標微生物在食品加工廠之機械及表面被檢出	表示食品加工設備受到污染

五類病原性大腸桿菌造成人類消化道的感染

類別	疾病
腸聚集性大腸桿菌	兒童腹瀉
腸出血性大腸桿菌	出血性下痢、腎衰竭
腸侵入性大腸桿菌	腹瀉
腸病原性大腸桿菌	破壞黏膜、下痢
腸毒性大腸桿菌	產生毒素而引發下痢

6.3 **食品中的微生物**

食物中毒事件統計顯示，有一半的食物中毒案件無法找出原因。但經深入調查後，造成食物中毒的病原數據可明確被得知，其中以細菌為主因所造成食物中毒事件高達九成以上，由此可知細菌與食物中毒之關係密切。

大腸桿菌群係指腸內格蘭氏陰性無芽胞桿菌之總稱，為可分解乳糖而產生酸與氣體的好氣或兼性嫌氣性菌。由於大腸桿菌群在自然界分布廣泛，在食品微生物之衛生檢測上，大腸桿菌群之檢測較大腸桿菌（*Escherichia coli*）檢測做為食品受糞便污染之指標菌，其合適性較低，因此可以糞便系大腸桿菌群之大腸桿菌做為食品是否受糞便污染的指標菌

梭狀桿菌群為偏性嫌氣性芽胞生成菌之總稱，包括肉毒桿菌（*C. botulinum*）與產氣莢膜梭菌（*C. perfringens*）二種食物中毒菌，主要分布於土壤、淤泥及人與動物之消化管道中。由於梭狀桿菌群為偏性嫌氣性芽胞生成菌，因此對加工包裝之食品而言，因其內部易成嫌氣狀態，特別是以真空、氣體置換或放置脫氧劑之包裝肉品及魚貝類加工品，因生長環境合適，使梭狀桿菌群加速生長，所以梭狀桿菌群污染之食品衛生檢驗多以真空狀態包裝之食品為主。

腸炎弧菌為好鹽性之格蘭氏陰性無芽胞菌，多存活於海水中，常造成夏季之食物中毒案件。其檢測對象以生鮮海產為主，如魚貝類食品，同時非海產類食品易受處理海產食品之砧板、刀具、布巾、容器或手部污染，而造成中毒。

金黃色葡萄球菌廣泛存在於自然界中，可附著於人體或動物的皮膚與黏膜上，如皮膚與黏膜有傷口時，金黃色葡萄球菌會引起化膿。食品受到金黃色葡萄球菌的污染時，此菌可於食品中自行繁殖增生，並產生腸內毒素（enterotoxin），造成食物中毒。

沙門氏菌為格蘭氏陰性無芽胞桿菌，屬好氣性或通性嫌氣性。此菌可依對人的病原性不同，分為傷寒型與腸胃炎型二類，在食品衛生安全的檢驗上以腸胃炎型之沙門氏菌為對象。主要檢驗之食品為受到動物或病媒污染之肉類、蛋類、乳品與魚肉煉製品等高蛋白質食品為對象，特別是肉類加工製品受到腸道污染，蛋類加工製品受到禽類糞便污染的機會最高。

仙人掌桿菌為格蘭氏陽性芽胞桿菌，屬好氣性或通性嫌氣菌，廣泛存在於自然界，特別是土壤中，因此採收自土壤之農作物，如穀物易受到污染，主要檢驗之食品為豆腐、生米與調理米製品。由於此菌多以芽胞形式存在，如米製品受到污染，雖經高溫烹煮亦無法完全殺滅，於食品保存時會再度增生，造成食物中毒。

彎曲桿菌屬為格蘭氏陰性桿菌，屬微需氧氣或厭氣性菌，主要造成人類腸道感染之菌為空腸彎曲桿菌（*C. jejuni*）與大腸彎曲桿菌（*C. coli*），此二菌會造成人體腸道疾病並產生下痢之症狀，常存在於牛、羊、豬、雞與鴨等家畜、家禽之腸道內，而由此污染水與食品。

微生物生長曲線（1 滯留適應期 2 對數期 3、4 穩定期 5 衰亡期）

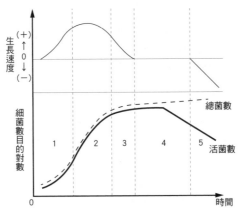

IMViC 系統試驗法的大腸桿菌性狀分類

學名	簡稱	吲哚產生	甲基紅反應	VP反應	檸檬酸鹽利用	44.5℃生長	明膠溶解
大腸桿菌（*Escherichia coli*）	*E. coli I*	+	+	-	-	+	-
	E. coli III	+	+	-	-	-	-
大腸桿菌（*Escherichia coli*）	*E. coli II*	-	+	-	-	-	-
檸檬酸桿菌（*Citrobacter freundii*）	*C. freundii I*	-	+	-	+	-	-
檸檬酸桿菌（*Citrobacter freundii*）	*C. freundii I*	+	+	-	+	-	-
產氣克雷伯士氏菌（*Klebsiella aerogense*）	*K. freundii I*	-	+	+	+	-	-
	K. aerogense II	+	-	+	+	-	-

食品衛生標準冰類衛生標準（88.04.26 衛署食字第 88027006 號公告修正）

類別	內容	限量		
		每公撮中生菌數	每公撮中大腸桿菌群最確數	每公撮中大腸桿菌最確數
冰類	一、食用冰塊。	（融解水）100 以下	（融解水）陰性	
	二、刨冰、冰棒、冰磚及其他類似製品： 1. 含有果實水、果實汁、果實香精及其他類似製品。 2. 含有咖啡、可可、穀物、紅豆、綠豆、花生或其他植物性原料者。 三、冷凍水果： 1. 含有乾果、蜜餞、糕點等冰品與冰混製之各種液體冷凍水果。 2. 含有鮮果實、鮮果醬之各種冷凍水果。 四、含有乳成分或乳製品之各種冰類製品與冷凍水果。	（融解水）100,000 以下	（融解水）100 以下	（融解水）陰性

6.4 滅菌

以化學或物理方法消滅所有微生物，包括能殺死所有的細菌繁殖體、芽胞、病毒、黴菌，而達到無菌過程，滅菌時間則依所採之方法各有不同。抑菌是指抑制微生物的生長發育，但不見得具有殺死微生物之作用；消毒意指殺死致病細菌的繁殖型，但不一定能夠消滅致病細菌之芽孢型。

影響滅菌過程之因素：

時間：滅菌劑與物品需接觸且維持某一特定時間才能有效殺死微生物。

微生物的種類：有些微生物，例如病毒、細菌的芽胞較難以殺死。

微生物含量：微生物量少比量多易於殺死。

污垢的含量及種類：污物的存在會影響滅菌劑與微生物的作用。

某些物品，例如器械關節或卡鎖、卡油等可提供微生物多一層保護膜。

（一）蒸氣滅菌法（濕熱滅菌法）：在一定壓力下，利用飽和蒸汽的熱度與濕度，使微生物之蛋白質產生凝固而變性，致不能復原，達到殺滅微生物的效果。

重力型蒸氣滅菌器（Gravity displacement sterilizer）：

1. 蒸氣由蒸氣入孔進入鍋內，此滅菌鍋乃基於蒸氣比空氣輕的原理，所以蒸氣可經由滅菌鍋上方漸漸充滿整個鍋內，將原本存在鍋內之空氣排出鍋外，進而達到滅菌的效果。

2. 壓力常設定為 15 ～ 17 磅／平方吋，溫度為 121℃～ 123℃（250 ℉～ 254 ℉），滅菌時間則視滅菌物品之材料及包裝而有所不同，至少需要 15 分鐘以上。

3. 瞬間滅菌器（Flash Sterilizer）：（1）為重力型滅菌器之一種，不同於傳統式之重力滅菌器，是以較大之壓力產生較高之溫度，以縮短滅菌所需之時間。（2）常用於手術室器械之緊急滅菌，通常滅菌物品不包裝。（3）採用之溫度為 133℃（270 ℉），壓力為 27 磅 / 平方吋，滅菌時間為 3 分鐘。

（二）乾熱滅菌法：利用空氣為帶熱媒體，藉著熱能傳播在物體表面，再依物品之傳導作用，使熱透過物體內部而使微生物之蛋白質凝固、燒毀，以達無菌之效果。

乾熱滅菌器種類：

1. 機械對流型：（1）利用自然重力，藉著熱空氣上升，冷空氣下降之原理，使熱度均勻分布。（2）能以電控制溫度，同時有風扇鼓動熱風，滅菌效果較可靠。

2. 重力對流型：（1）使外鍋充滿蒸氣而內鍋不放入蒸氣，靠其外鍋蒸氣溫度之傳導與輻射之作用。（2）此法因溫度較低，需要的時間較長，滅菌效果較不可靠，也較不實用。

高溫瞬間巴氏消毒法的操作流程圖

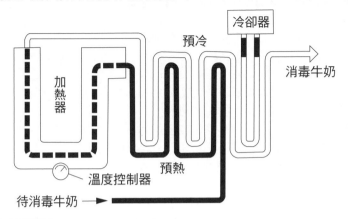

滅菌方法的種類

滅菌方法	種類
物理方法	1. 蒸氣滅菌法 (Steam Sterilization)。 2. 乾熱滅菌法 (Dry Heat Sterilization)。 3. 放射線滅菌法 (Radiation Sterilization)。 4. 電漿滅菌法（Plasma Sterilization）。
化學方法 （液體浸泡法）	1. 氧化乙烯氣體滅菌法 (Ethylene Oxide Gas Sterilization)。 2. 活化戊乙醛滅菌法 (Activated Glutaraldehyde Sterilization)。 3. 過醋酸液體滅菌 (Peracetic Acid Sterilization)。

蒸氣滅菌法與乾熱滅菌法之優、缺點比較

滅菌法	優點	缺點
蒸氣滅菌法	1. 最容易、最安全、可信度高的滅菌法：任何耐高溫高壓之物品，均可以此種方法滅菌，亦可使用於液體滅菌。 2. 速度快：能快速加熱及快速穿透類用品，其滅菌過程所需總時間比其他滅菌方法少得多。 3. 無毒性殘餘物存在。 4. 具經濟性，是最便宜最易供應之滅菌劑。 5. 操作方便，滅菌器有自動控制及紀錄裝置可免人為操作的錯誤。	1. 不適用於對濕熱敏感之物品器材。 2. 滅菌物在包裝、裝載、操作及乾燥上需遵行特殊注意事項，否則會影響滅菌物品與蒸汽之接觸。 3. 滅菌時間需受滅菌物品之性質及其裝載情形做調整。 4. 不能使用於粉劑及油劑之滅菌。
乾熱滅菌法	1. 滅菌作用不限於熱與滅菌物品接觸之範圍：只要熱度傳導得夠達到足以殺死微生物的溫度，即有滅菌效果。 2. 不具腐蝕性或使器械表面生鏽，亦不會將玻璃表面磨損。 3. 適用於粉類、油劑、玻璃等物品之滅菌。	1. 穿透物品緩慢且分布不均勻。 2. 滅菌時間過長。 3. 滅菌溫度高或時間過長時，足以燒燬物品。 4. 橡膠類、塑膠類及部分布類易受損害。 5. 滅菌時間、溫度依物品而定。

＋ 知識補充站

巴氏滅菌法流程：是一種牛奶滅菌法，既可殺死對健康有害的病原菌，又可使乳質盡量少發生變化。

6.5 **食物中毒菌的檢測特性**

一般常見食品中微生物之估計有下列幾種方法：

● 平板法及化學反應法：一般採用平板法估算，亦用染劑還原試驗及直接顯微鏡鏡檢。如牛乳等使用 methylene blue 及 resazurin 試驗生乳之品質。但是用染劑於食品的鑑試上仍有所限制，因不同菌體將染劑還原成 leuco bases 的能力不同，因此若要檢視顏色的變化，則需有大量菌體存在或堆積時才可。

● 直接鏡檢法：定量檢品（食物）懸浮液塗於玻片上（或再染色），用顯微鏡鏡檢，此法用為一些食物的檢定，如液態蛋製品，但樣品形態類似時會影響計數的正確性。

● 放射線法：當菌體代謝特殊有機物 $^{14}CO_2$ 之釋出速率。

● 微熱量差法：測菌體生長過程中熱量的釋出亦可用為測定液體的殺菌情形。

● 電量計數法：測懸浮液中菌體濃度與導電度的關係，因不同菌體對電流有不同抵抗力，目前已發展許多複雜的系統，用以測阻抗（impedance）的變化。

● 雷射分光光度計測定法：由懸浮液中菌體使光散射不同角度所造成的光強度測定菌量，不同菌種可使光產生不同的散射型態。

然而傳統的檢測方法過於花費時間，而且需有效地自檢體中分離出檢測的菌體，分離率差及菌數低皆會影響檢驗結果。相較於傳統方法，新的檢測方法具有快速、更精準、具有專一性、簡易方便、安全等特色。快速檢驗方法有：

1. **酵素免疫分析法（ELISA）**：為目前快速檢測方法最常採用之型態，目前的產品包括針對 *Salmonella spp.*、*Listeria spp.*、*S. aureus*、*E. coli* O157 等。

2. **乳膠凝聚法（Latex agglutination test）**：血漿中之免疫球蛋白（IgG）及凝血纖維蛋白（fibrinogen），可分別與 *S. aureus* 細胞壁上的 protein A 及凝固酶反應，而造成乳膠與細菌菌體的共凝聚現象，可用來快速鑑定菌落。

3. **免疫螢光法（Immuneno flurescence method）**：此法菌體不需要增殖，可直接檢測食物與糞便檢體中之菌體，方法為使用直接免疫螢光法（DIF）在螢光顯微鏡下觀察檢體，經抗體處理後有螢光反應之檢即為該菌體。

4. **薄膜免疫轉印法（Petri film and immueno blot methods）**：結合了 Petri film E. coli 薄膜計數法與酵素免疫分析法。樣品先預培養 6～8 小時後，將稀釋菌液接種至 Petri film 隔夜培養後，把菌落轉印至片上，再用 ELISA 檢測抗原。

5. **免疫棒與浸棒法（Immuno stick and dipstick methods）**：當菌液移動至棒膜上含抗體對照區域時，膠質黃金顆標示之抗體會聚集成紅紫色水平線，即表示該菌之存在。

6. **ATP 生化發光法（ATP Bioluminescence）**：將微生物（污染物）中的 ATP 經螢火蟲酵素（luciferase）經予作用，則於幾秒鐘內發螢光，經測試後得知微生物含量或污染程度。

7. **基因探針法與聚核酶鏈反應法（Gene probe and polymerase chain reaction methods）**：PCR 係以加熱法將雙股變性分開，讓人工合成的小段 DNA 引子結合到互補序列區，再以聚合酶合成新股 DNA。

平板劃線技術（Streak-Plate Technique）

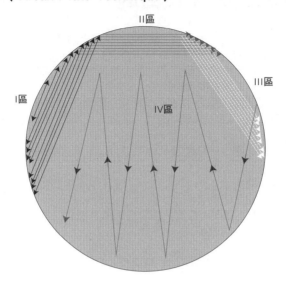

II區

I區

III區

IV區

菌落的形狀

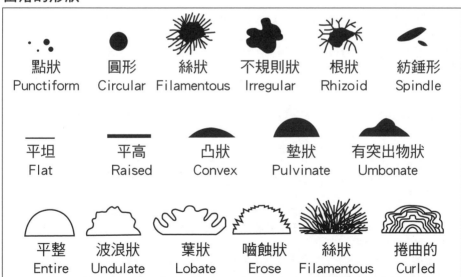

點狀 Punctiform　圓形 Circular　絲狀 Filamentous　不規則狀 Irregular　根狀 Rhizoid　紡錘形 Spindle

平坦 Flat　平高 Raised　凸狀 Convex　墊狀 Pulvinate　有突出物狀 Umbonate

平整 Entire　波浪狀 Undulate　葉狀 Lobate　嚙蝕狀 Erose　絲狀 Filamentous　捲曲的 Curled

＋ 知識補充站

觀察平板培養基所長出的菌落，互相比較並計算其數目。試著依大小、形狀、表面狀況、高度、顏色、邊緣等，描述菌落之外表特徵，可供菌種鑑定時的參考。

7.1 **食品保藏原理及目的**

食品原料無論來自農產品、畜產品、林產品、水產品或園產品，皆有一定生產季節，在盛產時量很大，而且富含各種營養成分，含水量也多，如果以原來狀態放置，很容易腐敗，為了達到延長腐敗之保藏目的，因此高溫加熱、脫水、鹽藏、糖藏、燻製、低溫處理、發酵等方法不斷被開發應用。

舉凡微生物繁殖與活動、食品中酵素作用及化學變化、昆蟲、寄生蟲、齒類動物之破壞、過分加熱與冷凍、過分濕度與乾燥、氧氣、光及時間等因素都是食品腐敗的原因。

食品保藏的目的之一即為去除變質與腐敗的原因。食品保藏除應注意風味之保持及防止營養素之喪失外，對於衛生安全方面也應特別注意。

食品保藏的目的分為：

短期保藏：保持活的狀態或者收割、屠宰後之保存。

長期保藏：加以洗滌，清潔，覆蓋，必須控制微生物之生長，利用下列方式保藏之，超過 3 個月以上，就為長期保藏。

食品保存的方法：

1. **化學方法：**添加鹽類（鹽漬法）、糖漬法（添加糖類）、添加酸類、添加物的使用、煙燻法。

2. **生化保藏法：**酒精醱酵、酸類醱酵。

3. **物理保藏法：**加熱、低溫、部分凍結、放射線、脫水、氣相置換法或氣體貯藏法。

影響食品變質腐敗的環境因素，如水分、氧、pH 值、光線、溫度。

1. **水：**微生物的繁殖及化學反應均需要有水分的存在。食品環境相對濕度變化時，食品表面水分含量也會改變，而形成結塊、斑點、結晶等缺陷。水分的冷凝不一定來自外界，防水性包裝內的水分也會因環境改變而移動。食品中水分與食品貯藏性的關係，以水活性（water activity, Aw）作指標，水活性即為水的結合能力，水活性越低時食品越不易腐敗。

2. **氧：**會造成維生素類尤其是維生素 A 和 C、色素、香氣成分及其他食品成分的破壞。食品可接觸到氧氣的部分易造成好氧性微生物的生長。加工中常以真空脫氣、惰性氣體（如氮氣）或去氧劑來排除氧。

3. **pH 值：**蛋白質於高酸度環境下會發生變性，同理微生物之蛋白質對酸也敏感，所以酸對微生物有抑制的效果。酵素反應也與 pH 值有密切關係，在最適 pH 值下，反應速率高。

4. **光：**食品中的色素（如核黃素、葉綠素、血紅素、類胡蘿蔔素等）具有光敏感化作用，會道致食品成分分解，產生異味、異臭及營養價值降低。經由光阻絕性包裝可防止光線引起的變質。

5. **溫度：**是對食品最有影響的環境因素，食品在加工、貯藏、調理過程中，溫度的控制可決定產品的品質及特性。化學反應速率隨溫度的變化以溫度係數（Q10）表示，其指某一溫度下的反應速率對比其低 10 ℃ 下反應速率之比值，食品中發生化學反應的 Q10 多為 2 ～ 3。

小博士解說

Aw=P/Po

P為食品於密閉容器中的水蒸氣壓

Po為純水的飽合水蒸氣壓

Aw為水活性

食品劣化的原因與防止法

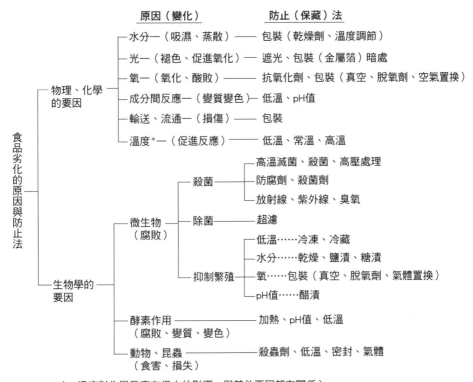

（＊溫度對化學反應有很大的影響，與其他要因都有關係）

食品的水分含量與水活性

食品	水分（%）	Aw
蔬菜	90 以上	0.99～0.98
水果	89～87	0.99～0.98
魚貝類	85～70	0.99～0.98
食肉類	70 以上	0.99～0.97
蛋	75	0.97
麵包	35	0.93
麵粉	14	0.61

7.2 **高溫加熱**

利用熱穿透微生物細胞，使發生如下之變化而死亡。微生物之蛋白質、酵素等因加熱變性而失去正常生理機轉及代謝功能。微生物內部有毒代謝物質無法代謝而產生毒性致死。

（一）加熱殺菌所需之條件

加熱殺菌時，溫度和時間具有同等重要，兩者互為關係，加熱溫度愈高，加熱時間愈短；加熱溫度愈低，加熱時間愈長。

細菌之耐熱性，可用加熱死滅溫度（thermal death point）做為標準來表示。而加熱死滅溫度是細菌經過 10 分鐘加熱可死滅的最低溫度。細菌死滅的加熱時間，依細菌種類之不同而異，即使同一種細菌也依培養條件，如培養基之種類、pH、溫度、細菌濃度、年齡等而不同。決定殺菌所需之另一加熱條件為熱穿透。熱穿透隨容器之種類、形狀、大小、內容物種類、狀態之不同而異。

（二）微生物之耐熱性與食品之 pH 值

食品之 pH 值對微生物之耐熱性有很大的影響。食品之 pH 值愈低，微生物之耐熱性愈低。食品之 pH 值愈趨於中性，微生物之耐熱性逐漸增高。食品之 pH 一般是以 pH 4.6 為分界線，pH 小於 4.6 為酸性食品，在 100℃以下之常壓殺菌即可，pH 大於 4.6 稱為非酸性食品，做罐頭時需進行高壓殺菌。

一般常用之加熱殺菌法：

1. **殺菁**：以熱水、蒸氣等將生鮮原料加以迅速熱處理之方式。

殺菁可達到下列幾種目的：(1) 部分殺菌。(2) 抑制酵素活性、防止變色、變味、變臭。(3) 防止養分之破壞。(4) 易於剝皮。(5) 去除夾著污物。(6) 去除不良風味。(7) 去除食品內部之氣體，使體積收縮，且不易氧化。

2. **烹調**：食物製備所用之炒、煮、煎、炸、烤、蒸、燴等，食物經加熱可殺死細菌之營養細胞，但對細菌孢子，黴菌等不能完全殺菌，所以只經過烹調的食物無法久藏，需盡早食用。

3. **低溫長時間加熱法（又稱巴斯德殺菌法 low temperature long time pasteurization, LTLT）**：以 63℃，30 分鐘的殺菌法。

4. **高溫短時間殺菌法（high temperature short time pasteurization, HTST）**：主要用於牛乳、果汁等液狀食品之殺菌，使用於牛奶為 72 ～ 75℃，15 秒；果汁為 93 ～ 95℃，30 秒。

5. **超高溫瞬間殺菌法（ultra high temperature sterilization, UHT）**：以 130 ～ 140℃加熱 2 秒或 150℃加熱 0.75 秒。利用此方法最不會破壞食品的風味和營養價值，並且可以殺死耐熱性孢子。

營養細胞與細菌胞子之加熱死滅時間曲線

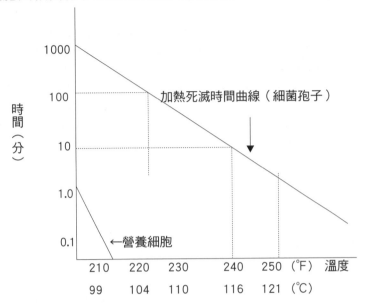

孢子濃度與加熱死滅時間曲線

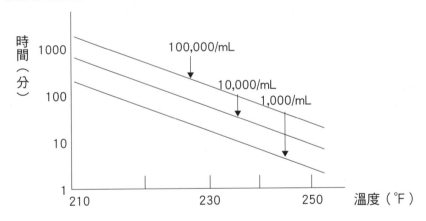

各種食品之 pH 值不同，殺菌條件亦不同

食品依 pH 之分類	高酸性食品 （pH3. 以下）	酸性食品 （pH3.5～4.6）	中酸性食品 （pH 4.6～6.0）	低酸性食品 （pH6.0～7.0）
食品種類	果汁、果醬、果凍、醋漬物	蘋果、鳳梨、葡萄柚、蜜柑、番茄、桃子、梨、杏、草莓	胡蘿蔔、蘆筍、竹筍、洋菇、豌豆、馬鈴薯、甜椒	牛肉、豬肉、雞肉、鰹魚、牡蠣、蟹、魚貝類
殺菌溫度	100℃以下 （熱水殺菌）	100℃以下 （熱水殺菌）	115～121℃ （高溫殺菌）	115～121℃ （高溫殺菌）

7.3 乾燥

乾燥乃是利用降低水活性的保藏方法，食品經過脫水後，不但可延長食品之保藏期限，而且乾燥後的食品重量減輕，體積縮小，方便輸送，提高經濟價值。

（一）食品乾燥之原理

各種不同微生物之生長對水分之需求不同，如細菌之水活性需求為 >0.90，酵母菌為 >0.88，黴菌為 >0.80，所以降低食品的水活性，除去微生物可利用的有效水分，就可以延長食品的保存期限，此外，降低食品的水活性還可以減緩酵素水解作用、非酵素性的褐變反應，並且可以降低油脂的氧化反應進行速率，以防止食品品質之劣變。

食品中的水分可以分為自由水（free water）及結合水（bound water），自由水係游離存在，可由乾燥方法去除，結合水是水和食品中的其他成分，如醣類或胺基酸相結合，微生物無法利用。

食品中的水分與大氣中的水分（即相對濕度）有關，將食品放置在相對濕度大的地方，食品會吸收大氣中的水分，使食品中的水分逐漸增加，達到某一定量後，就維持平衡，相反的，將食品放置在乾燥的地方，食品逐漸失去水分，達一定量後也維持平衡。在平衡狀態中的食品，其水蒸氣壓與該溫度的最大水蒸氣壓的比值，稱為食品的水活性，其值乘以 100 即稱為平衡相對濕度。

微生物種類不同，其生長發育所需之最低相對濕度也不同，細菌所需之水分較多，所以適合在水分含量較多的食品中生長，而黴菌在較乾燥的環境下，仍能生長，所以米、麥、豆及麵包等常會發黴。酵母的生長環境介於細菌與黴菌之間。

（二）乾燥機制

一般食品的乾燥是由表面蒸發與內部擴散交替作用而完成的。

恆率乾燥期： 1. 恆率乾燥期之表面蒸發速率等於內部擴散速率。2. 此時期之熱能主要用於表面蒸發，所以食品品溫不會上升太多。3. 此時期之乾燥溫度可以較高。

減率乾燥期： 1. 減率乾燥期的表面蒸發速率大於內部擴散。2. 此時期之熱能主要用於內部擴散，所以食品品溫持續升高。3. 此時期之乾燥溫度宜適度降低，由於食品表面失水過多，食品組織開始硬化，水分移動呈現困難，稱為第一減率乾燥期，通過此階，食品組織成膠狀，水分移動更困難，稱為第二減率乾燥期。

促進乾燥速率之因素：

1. **乾燥溫度**：理論上乾燥溫度提高可以促進乾燥速率，惟需考慮表面蒸發與內部擴散是否平衡。

2. **食品接觸表面積之大小**：食品接觸表面積擴大，可以增加乾燥速率。

3. **環境之含水量**：增加通風速度及減低環境中含水量，皆可迅速去除食品表面之水分，提高乾燥速率。

4. **空氣分壓**：減低乾燥空氣的壓力，可使水的沸點降低，增加食品的乾燥速率。

小博士解說

微生物發育之平衡相對濕度（%）

微生物種類	生長範圍之平衡相對濕度（%）
細菌	100～95
酵母	100～85
黴菌	100～75

食品之乾燥方式

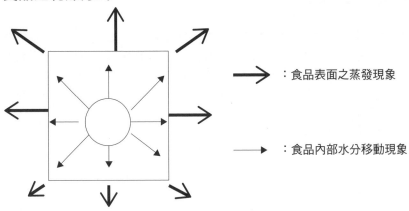

→ ：食品表面之蒸發現象

→ ：食品內部水分移動現象

食品在乾燥過程發生的變化

食品發生的物理變化	1. 乾縮和乾裂 2. 表面硬化 3. 多孔性形成
食品發生的化學變化	1. 營養成分的變化 2. 食品顏色的變化 3. 食品風味的變化

脫水乾燥對食品營養成分的影響

蛋白質、脂肪和碳水化合物	每單位重量乾製食品中蛋白質、脂肪和碳水化合物的含量大於新鮮食品
糖分	高溫長時間的脫水乾燥導致損耗 高溫加熱碳水化合物含量較高的食品極易焦化 緩慢曬乾過程中初期的呼吸作用也會導致糖分分解 還原糖還會和胺基酸反應而產生褐變
脂肪	高溫脫水時脂肪氧化就比低溫時嚴重得多
維生素	乾燥過程會造成維生素損失

7.4 **冷藏、冷凍**

冷藏是利用降低溫度，以抑制食品中大部分微生物的繁殖、酵素的作用及化學反應（如脂質氧化、梅納反應）之進行，以達到延長食品貯藏期限；冷凍為低溫使食品中的水分變成冰結晶，微生物及酵素無法獲得所需要的水活性，各種作用無法進行，而且食品中的各種化學反應，也因食品溫度降低而改變其反應速率，這就是利用冷凍方式保存食品的基本原理。

（一）冷凍抑制微生物生長之原因

1. 由於微生物體內之水分結成冰，致使細胞或酵素無法利用水分。

2. 細胞質因冰晶的形成而造成黏度增加，流動性減少。

3. 由於部分細胞蛋白質變性。

4. 由於微生物中之氣體流失，影響其呼吸作用。

5. 由於微生物中的水分結成冰，致使電解質濃度增加及酸性鹼性物質累積影響到 pH 值。

（二）低溫貯藏中食品的品質變化如下

呼吸作用：蔬菜、水果類在收成後，仍持續進行呼吸作用，若貯藏於過低溫度，會發生生理代謝異常，造成品質降低，而且呼吸作用越急促者越不易貯藏，蔬菜中以葉菜類最急促，黃瓜、番茄次之，根、莖類最慢，而水果中的桃子、枇杷較急促，蘋果、梨則較慢。通常，低溫可抑制蔬果類之呼吸作用。

低溫傷害：熱帶或亞熱帶的蔬果，置於 0～10℃之溫度貯藏，會引起低溫傷害，如香蕉、鳳梨、甘藷、芒果等放置於 10～13℃，而黃瓜、茄子、番茄等，放置於 7～10℃貯藏，會引起生理障礙而腐敗，所以這類食品若以冷藏方法貯藏，應將貯藏溫度設定為高於冰點 10℃以上，以防引起低溫傷害而使品質下降。

氧化作用：

1. 蔬果類：生鮮蔬果中會有脂肪加氧酶、多酚氧化酶、抗壞血酸氧化酶等氧化酵素，所以在冷凍前若不加以破壞而直接冷凍，則在冷凍貯藏中或解凍時，食品品質會受其影響而快速降低。

2. 肉類：在冷凍、冷藏過程中脂質氧化過程仍可進行，尤其會有高度不飽和脂肪酸油脂的魚類，常因油脂氧化的結果，造成食品的風味及色澤受損。防止油脂氧化之方法很多，但較常利用遮斷空氣與食品接觸之原理，以防冷凍過程中油脂之氧化。

蛋白質變性：肉類在冷凍過程中因為冰晶的產生，使細胞受影響，容易引起肌肉纖維蛋白質變性之海綿化，而於解凍後呈現海綿狀態。

凍燒：冷凍食品表面暴露於空氣中，所產生的乾燥或油脂氧化現象，稱為「凍燒（freezer burn）」。食品在 -18℃以下凍藏時，食品中的水幾乎都結成冰，在凍藏過程中，水分也會從食品表面蒸發，使食品更乾燥，直接暴露於空氣中易引起油脂氧化。

冷凍分類

緩慢冷凍 (slow freezing)	食品由品溫降至冷凍溫度所需時間較長（常需 3 至 72 小時），冰晶較大，易造成細胞膜破壞，食品品質變差，在解凍時會有滴汁（drip）現象產生。
急速冷凍 (quick freezing)	使食品能在 30 分鐘內溫度降至 -20℃，能迅速通過 -1 ～ -5℃的最大冰晶生成帶的凍結方式。此方法可使食品中生成的冰結晶小而均勻分布，所以可使食品凍結後仍可保持優良品質。
個別快速冷凍 (individual quick freezing)	小顆粒狀的食品（如豆類），在輸送帶上進行上下運動，同時吹送冷風進行冷凍，此方法做出來的食品，一個個分開，不會黏在一起。

低溫對微生物的影響

低溫對微生物之抑制	1. 5℃以下：可抑制食品中毒菌之生長。 2. -1 ～ -5℃：大部分微生物的生長被抑制，但耐低溫黴菌及酵母菌仍存在。
較常見之低溫腐敗菌	1. 在低溫食品中常見之腐敗微生物為假單孢菌屬（Pseudomonas）。 2. 魚貝類常見者為弧菌屬（vibrio）及球菌屬（Micrococcus）。 3. 肉類常見者為乳酸桿菌屬 (Lactobacillus) 和無色桿菌屬 (Achromobacter)。

常用之低溫保藏方法

冷藏	在凍結點以上，10℃以下的溫度（常用 5℃或 7℃）進行貯藏，一般在 5℃以下可抑制大部分細菌的生長，但仍有些微生物可緩慢生長，在冷藏過程中會有如下缺點產生：(1) 魚會發臭；(2) 蔬菜變黃；(3) 褐變反應；(4) 油脂緩慢氧化。
冰溫冷藏	在 -2 ～ 2℃溫度範圍進行貯藏，常用來貯藏較易腐敗的生鮮食品。
凍藏	在 -18℃以下的溫度進行貯藏，由於食品中的水會結成冰，所以溶液中可溶性成分濃度相對提高，使滲透壓變高。此溫度下幾乎所有微生物之生長會被抑制，但魚肉仍有褐變之情形發生。

冷凍食品的凍藏溫度與凍藏期限

冷藏食品種類	凍藏溫度（℃）	凍藏期限
雞蛋	-18 ～ -23	12 個月以上
魚貝	-18 ～ -23	8 ～ 10 個月
水果	-18 ～ -23	6 ～ 12 個月
蔬菜	-18 ～ -23	6 ～ 12 個月
牛肉	-18 ～ -23	9 ～ 12 個月
蛋糕	-20	2 ～ 12 個月
三明治	-20	2 週～ 6 個月

7.5 **鹽藏、糖藏**

讓食鹽或糖滲入食品組織內，降低其水分活度，提高其滲透壓，或通過微生物的正常發酵降低食品的 pH 值，從而抑制腐敗菌的生長，防止食品的腐敗變質，獲得更好的感官品質，並延長保質期的儲藏方法稱為醃漬保藏。鹽醃的過程稱為醃漬；糖醃的過程稱為糖漬。

（一）鹽藏

以食鹽醃漬食品的貯藏方法，稱為鹽藏，利用鹽藏來保存食品，係因：1. 氯離子對微生物具有殺菌效果。2. 在高鹽溶液中，溶氧量較低，對好氣性微生物有抑制效果，此外，因水活性降低及滲透壓差之關係，對微生物亦有抑制效果。

鹽藏原理：

1. 食鹽之滲透壓極強，使微生物產生原生質剝離現象。

2. 食鹽會造成食品脫水，水活性降低，使微生物所需之水分不足。

3. 食鹽使微生物本身脫水，引起細胞蛋白質變性而失去活性。

4. 食鹽使水中溶氧量減少，阻礙好氣性細菌之生長。

5. 食鹽中的氯離子對微生物有毒性作用。

微生物之耐鹽性：

不同的食鹽濃度中，可生長及繁殖的微生物種類不同，一般微生物之耐鹽性為：黴菌 > 酵母菌 > 細菌（腐敗菌）。1. 一般腐敗菌：5% 以下。2. 一般細菌：7 至 10%。3. 金黃色葡萄球菌：15 至 20%。4. 酵母菌：6 至 8%，但有些可耐 20 % 之食鹽濃度。5. 黴菌：20 至 30%。

鹽藏方法可分為兩種：

鹽水法：將食品浸漬於鹽水溶液中的製造方法，其優點為食鹽滲透均勻，與空氣接觸少，油脂成分較不易氧化，但食品脫水較多。

撒鹽法：將固體食鹽直接敷撒於食品表面的方法，稱為撒鹽法，利用此方法的食品脫水較少，但食鹽分布不均，且食品直接與空氣接觸，易發生油脂氧化現象。

（二）糖藏

糖藏與鹽藏一樣，都是藉由提高滲透壓，使食品之水活性降低而抑制微生物之生長。但糖漬所使用之砂糖濃度比鹽漬所使用之食鹽濃度高很多。

微生物之耐糖性：酵母菌 > 黴菌 > 細菌。各種微生物之耐糖度：1. 細菌：45%。2. 黴菌：67.5%。3. 酵母菌：67.5 至 80%。

糖漬方法：通常是先將食品原料浸於低濃度 30% 之糖液中，使其緩慢均勻滲透後，再慢慢提高其糖液濃度至約 75%。

食品醃漬過程的擴散與滲透作用：

醃漬中的擴散滲透：擴散：擴散是分子或微粒在不規則熱運動下濃度均勻化的過程。擴散的推動力就是滲透壓。滲透：滲透就是溶劑從低濃度溶液經過半透膜向高濃度溶液擴散的過程。

滲透壓和溫度及濃度成正比，因此為了加快醃漬過程，應盡可能在高溫和高濃度溶液的條件下進行。

擴散、滲透平衡：食品醃漬過程實際上是擴散和滲透相結合的過程。這是一個動態平衡過程，其根本動力就是由於濃度差的存在，當濃度差逐漸降低直至消失時，擴散和滲透過程就達到平衡。

高濃度的鹽對細菌細胞的影響

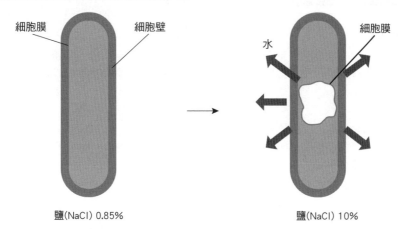

鹽(NaCl) 0.85%

在等滲透壓溶液中之正常細胞

鹽(NaCl) 10%

在高滲透壓溶液中造成質壁分離之細胞

砂糖、食鹽濃度與水活性的關係

水活性（Aw）	砂糖（%）	食鹽（%）
0.995	8.5	0.8
0.990	15.4	1.7
0.980	26.1	3.4
0.940	48.2	9.3
0.900	58.4	14.2
0.850	67.2	19.1
0.800	-	23.1

各種鹽類抑制細菌繁殖之效果

鹽類	濃度（%）					
	1	1.5	2	2.6	3	4
NaCl	+	+	+	−	−	−
NaBr	+	+	+	+	+	+
NaSO$_4$	+	+	+			
MgSO$_4$	+	+	+	+	+	+
MgCl$_2$	+	+	+	−	−	−

+：細菌明顯繁殖；−：細菌繁殖受抑制

7.6 煙燻、發酵

（一）煙燻

利用木材不完全燃燒，所產生的煙來燻製食品，因煙中含有酚類、醛類及酸類等具有防腐效果，同時燻煙可使食品乾燥，可降低水活性，達到提高食品的貯藏性，並賦予食品獨特的風味。

煙燻原理：

1. 燻煙中具抗氧化性及抗菌效果之醇、醛、酮、酚類化合物，有機酸、酯類等成分。

2. 燻煙食品之原料在燻煙前皆先經過食鹽處理，食鹽可抑制微生物生長。

3. 燻煙具有乾燥效果。

4. 燻煙成分中含有防止油脂氧化之抗氧化成分，故可達到食品貯存效果。

常用之燻製方法：

1. 冷燻法（cool smoking）： 在 15～30℃之低溫下，進行長時間（3～5 週）之緩慢燻煙，稱為冷燻法，製品之水分含量在 40% 以下，製品貯藏性佳，但組織較硬，風味差。

2. 溫燻法（warm smoking）： 可分為中溫法與高溫法。中溫法：在 30～50℃，燻 2～3 日，產品風味佳，但貯藏性差。高溫法：在 50～80℃，燻 2～12 小時，為一般最常用之方法。

3. 熱燻法（Hot smoking）： 在 90～130℃，進行 2～4 小時燻煙，製品水分含量高，製成率亦高，但貯藏性不佳，燻煙目的為使製品附上特有之風味，由於高溫燻煙，會造成肉蛋白質之熱變性，容易腐敗，因此產品需配合真空包裝，低溫貯藏。

4. 液燻法（liquid smoking）： 利用木炭製造時之副產品—木醋液，浸漬一段時間後，再進行乾燥，可製成風味與燻製相同之製品。

5. 電燻法（Electric smoking）： 將食品接上正負兩極，並通入 1～2 萬伏特之高壓電使其產生放量放電，此時由下而上的煙附著於電極上的原料肉，且滲透至肉中心部，產生燻煙效果。

（二）發酵

以發酵方法來製造食品，稱為釀造，與蛋白質因微生物的分解，產生惡臭，生成有害物質的「腐敗」不同。

利用微生物所產生的酵素，使食品中的成分發生氧化、還原或分解、合成之反應者稱為發酵，發酵之目的在於可增加食品之可食性，提高食品之商品價值，並利於貯藏。

發酵目的：1.防腐。2.乾燥。3.著色，使產品具有特有的燻煙色澤、香氣、風味。4.防止油脂氧化。5.由於自分解酵素之作用後肉質嫩化。

利用微生物發酵而製成之食品，稱為發酵食品，如酒類、醬油、醋、麵包、味噌、乾酪、豆腐乳、發酵乳、醃漬物等。在發酵過程中所用的微生物有酒精發酵的酵母、乳酸發酵的乳酸菌及醋酸發酵的醋酸菌等。在發酵過程中所產生的酒精、酸等可抑制食品中的病原菌和腐敗菌之生長，達到防腐的效果。

煙燻材料煙燻所產生之有機物質

煙燻材料	有機物質(公克／公斤鋸屑)					
	甲醛	乙醛	丙醛	糠醛	甲酸	醋酸及其他有機酸
稻穀	0.96	0.50	0.97	0.54	0.03	1.30
杉木	0.82	0.36	0.77	0.27	0.04	0.81
松樹	1.03	0.25	0.63	0.24	0.03	0.60
櫻樹	1.77	0.12	0.90	0.88	0.05	1.33
樫木	1.61	0.22	0.80	0.50	0.05	1.29

影響發酵之因素

微生物	種類、菌株活性、代謝路徑
原料	種類、培養基配方
發酵程序	發酵槽種類、發酵模式、發酵條件控制

發酵原理

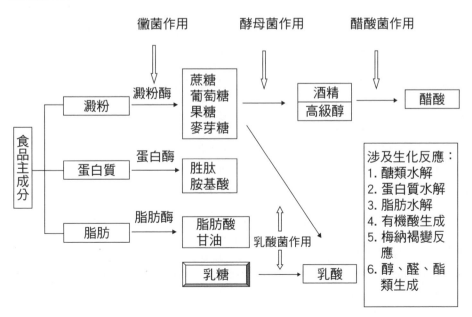

7.7 改變酸鹼值、氣體、放射線

（一）降低酸鹼值（pH）

一般微生物有它可生長及最適生長之酸鹼度（pH）範圍，若超過此範圍，微生物的生長就被抑制，甚或死亡，所以可利用降低 pH 值來貯藏食品。其原理為利用酸降低食品之 pH 值，使酵素蛋白變性而停止其反應，同時抑制微生物之生長及繁殖，使食品之壽命得以延長。

微生物之耐酸性：一般為黴菌 > 酵母菌 > 細菌。各種微生物之耐酸性：pH 3.7 以下（高酸性）：一般食品腐敗菌不生長，但乳酸菌、醋酸菌及部分黴菌仍可發育；pH 3.6 ～ 4.6（酸性）：一般食品中毒菌不會生長，亦不會產生毒素；pH 4.6 以上（非酸性）：各種食品中毒菌會生長，亦會產生毒素，如肉毒桿菌、葡萄球菌、沙門氏菌，產氣莢膜桿菌等。

改變 pH 值的方法：

1. 添加有機酸：如碳酸飲料使用檸檬酸、酒石酸、蘋果酸、乳酸、磷酸等。
2. 經由乳酸菌之生長產生乳酸：如酸乳、乳酪、醃漬蔬菜。
3. 在相同 pH 值，有機酸較無機酸對微生物之抑制效果更強。

（二）改變環境氣體組成之貯藏

植物於採收後，仍然繼續其生理作用，吸收氧氣排出二氧化碳及水的呼吸作用，但因不再有營養成分供給呼吸所需，因此會消耗組織中之成分，而變成凋萎，所以，採收後的生鮮蔬果，如能抑制其呼吸作用，便可延長食品之保存期限，如降低溫度或將貯藏環境中的空氣排除，或改變貯藏環境中的含氧量等，皆可延緩或抑制蔬果類之呼吸作用。

原理為蔬果類進行呼吸作用時需有氧氣，若能改變貯藏環境中的氣體組成，將氧的含量降低，就可抑制其呼吸作用，此外對好氣性菌之生長亦可抑制，同時含油食品之氧化作用亦可抑制，因而延長食品之貯藏期限。

蔬果在貯藏過程中，除進行呼吸作用外，也會產生對貯藏效果不利之乙烯（ethylene, C_2H_4）氣體，乙烯的產生會促進如香蕉等蔬果之後熟作用，所以對於此類食品，除需將貯藏環境中的氧氣降低外，也需將乙烯氣體排除，再配合低溫貯藏，那麼就可以有效地延長食品的貯藏期限。

（三）放射線照射

放射線照射是一種物理處理方法。利用 χ 射線、β 射線（電子線）及 γ 射線等放射線照射於食品，不但具有殺滅食品中所含微生物之殺菌效果，而且又不會造成食品品溫之上升，所以可用於生鮮食品或冷凍食品之殺菌。

原理為利用 χ 射線、β 射線及 γ 射線等放射線照射食品，殺滅食品中所含之微生物，以延長食品之儲藏期限。其中以 γ 射線穿透力最強，常用於已包裝好之食品的殺菌，由於其可穿透至食品中心部分，而且可以均勻殺菌，並在常溫下進行，又不會產生大量熱能，連續、大量處理，使用極為方便，此種殺菌法又稱為冷殺菌法（cold sterilization），或冷式滅菌法。

一般食品以 pH 分類

pH 值	分類	食品	加熱殺菌條件
> 4.6	非酸性食品	肉、魚、蛋、乳類、豆類	115～120℃高溫殺菌
3.7～4.6	酸性食品	水果類	100℃熱水殺菌
< 3.7	高酸性食品	酸菜、檸檬汁	100℃熱水殺菌

常用之調氣貯藏法

脫氧貯藏	包含真空包裝，不活性氣體填充包裝，脫氧劑之使用等。
調氣貯藏	貯藏環境中的 O_2 濃度降低，CO_2 濃度提高，可抑制食品之呼吸作用，延緩食品品質劣變。 調氣貯藏可達到如下之效果：延長保存期限、保持蔬果之翠綠色、保持水果之硬度、抑制水果之後熟作用、抑制酸含量減少、抑制馬鈴薯、大蒜、洋蔥發芽、抑制蕈類開傘、抑制黴菌生長。
膜包裝貯藏	水果以塑膠膜密封，利用呼吸作用，產生之 CO_2 濃度增加，O_2 濃度減少，以增加貯藏性，但會發生如下缺點：（1）CO_2 濃度太高時可能發生氣體障害。（2）當氣溫太高時，溫度之增加會促進微生物之生長，而造成腐敗。

放射性劑量與品質維持效果之關係

照射劑量 Krad		品質維持效果	
低照射量	5～50	發芽抑制	馬鈴薯、洋蔥
	10～100	殺蟲殺卵	穀類、乾燥食品
中照射量	50～500	熟度調節	果實成熟度調節
	100～1000	表面殺菌	水果、魚貝類表面殺菌
高照射量	1000 以上	完全殺菌	畜肉、魚肉加工品

✚ 知識補充站

放射線處理，應用於不同種類之食品，其使用劑量及效果。放射線之強度以rad (radiation absorption dose)表示，1 rad 是1 公克物質。吸收100 爾格(erg)的能量，rad 之千倍為Krad，rad之百萬倍稱為 Mrad。最近，放射線之單位改以 SI（International system of unit；SI）表示，其單位為1公斤物質吸收1 焦耳之放射量，J/Kg，稱為Gray（縮寫為Gy），1Gy＝100 rad。

7.8 **製罐**

罐頭之製造是將食物裝入容器（包括金屬罐、玻璃罐、殺菌袋等）中，再經脫氣、密封、殺菌、冷卻等過程，使食品得以保存。其原理乃利用加熱來殺滅微生物及酵素。並且經過脫氣使罐頭保持真空，又藉著密封以隔絕容器外之微生物再污染及氧氣之侵襲，因此，罐頭食品得以在常溫下保存不會腐敗。

罐頭食品幾乎是半永久性的保藏食品，但加工過程中造成的蛋白質變性、色素成分分解、香氣成分消失等仍無法完全避免。依使用容器可分為罐裝、瓶裝、鋁箔裝及殺菌軟袋裝食品，但保藏原理均相同。

罐頭食品之定義：

1. 以新鮮食品為原料。
2. 採用公認為合格的方法，包括隔絕罐頭製法及非隔絕罐頭製法。
3. 以殺死肉毒桿菌之孢子為假想敵害之殺菌。
4. 其品質達一定之標準。

罐頭食品的保藏原理：

1. 脫氣：去除容器內的空氣以防止食品及容器氧化。
2. 密封：與外部隔絕，防止外部微生物及氧的侵入。
3. 加熱殺菌：殺死容器內的微生物及破壞食品中酵素，以防止維生素及酵素的變質。
4. 冷卻：迅速降低品溫，防止持續高溫造成的食品變質。

殺菌所需加熱條件，是以殺死具有強耐熱性孢子，並且會引起罐頭中毒原因的肉毒桿菌孢子為標準。罐頭的熱穿透（heat penetration）亦為決定殺菌的因素之一，其因罐頭種類、形狀、大小及內容物而有所不同。食品 pH 值越低，微生物的耐熱性愈小，而 pH 值越趨向中性，微生物耐熱性越強。

一般罐頭食品的 pH 值以果實罐頭＜蔬菜罐頭＜肉類罐頭，所以殺菌溫度及時間以果實罐頭最低，肉類罐頭最高。罐頭食品依 pH 值可分為高酸性、酸性、中酸性及低酸性食品四種。

1. **鹼性食品**：pH 呈鹼性之食品不多，蛋、蝦及蟹等水產食品其 pH 高於 7.0。
2. **中酸性與低酸性食品**：肉、魚肉、雞肉、乳製品及蔬菜等食品，pH 介於 5.0～6.8，一般稱為低酸性食品。細菌對熱之抵抗力，在酸性食品比在中酸性食品或低酸性食品中弱，所以，罐頭食品殺菌所需時間與食品之酸度有密切關係，pH 在 4.5 以上之食品，需在較高的溫度進行加熱殺菌。做為殺菌指標之肉毒桿菌在酸性之生長界線為 pH4.5，罐頭食品之加熱殺菌，即以能殺死此菌孢子之致死溫度做為考量標準。
3. **酸性食品**：pH 在 3.7～4.5 範圍之食品，如柑橘等。
4. **高酸性食品**：pH 在 3.7～2.3 範圍之食品，如漿果、醃菜製品。

罐頭食品的一般製作流程

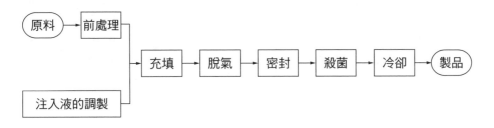

孢子的加熱致死曲線與維生素 B₁ 的加熱分解曲線

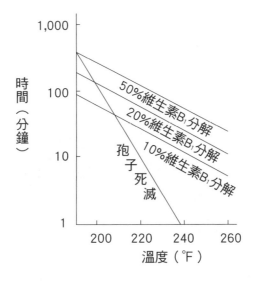

罐頭與其他容器的特性差異

項目	容器種類			
	馬口鐵罐	鋁罐	玻璃罐	軟包裝
材料	鍍錫（鉻）薄鋼板	鋁或鋁合金	玻璃	複合鋁箔
罐型或結構	兩片罐、三片罐，罐內壁有塗料	兩片罐，罐內壁有塗料	卷封式、旋轉式、螺旋式、爪式	外層：聚酯膜 中層：鋁箔 內層：聚烯烴膜
特性	質輕、傳熱快、避光、抗機械損傷	質輕、傳熱快、避光、易成形、易變形、不適於焊接、抗大氣腐蝕、成本高，壽命短	透光、可見內容物、可重複利用、傳熱慢、易破損、耐腐蝕、成本高	質軟而輕，傳熱快，包裝、攜帶、食用方便，避光、阻氣，密封性能好

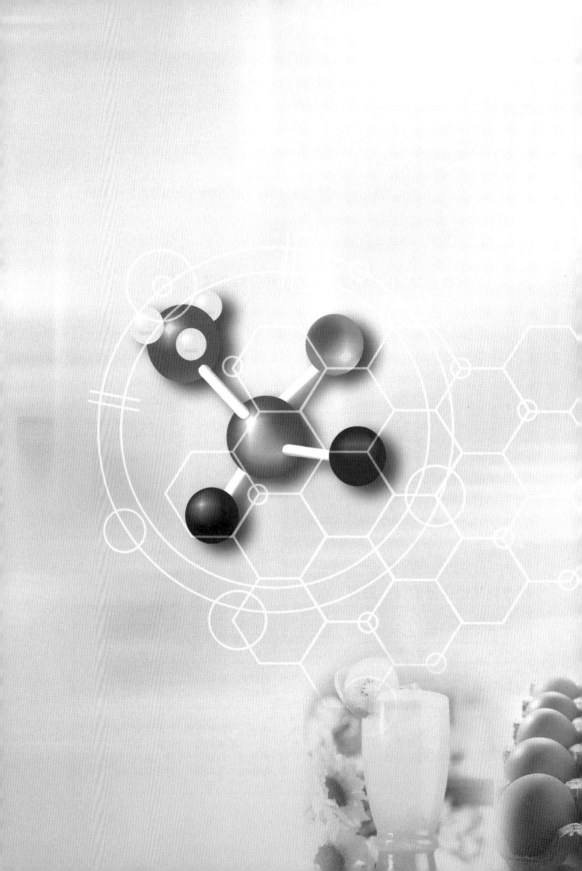

三、食品安全性評估

第8章 毒性與安全性評估

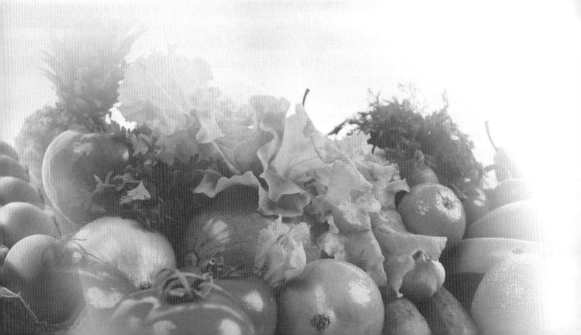

8.1 **毒物與毒性**

以人類的一般飲食量，可引起身體較明顯變化、可能影響社會秩序之物、少量與生物體接觸，或是由於化學作用，一時或永久危害生活機能，而導致生命危險之物質稱為毒物。由較多之外界化學異物侵入生物體，引起「生體恆常狀態向高機能狀態或低機能狀態移動，引起心身各種機能失常」，此現象稱為中毒。

依毒性作用造成的傷害可分為：

1. 過敏性反應（主要由藥物引起）

嚴重者：過敏性休克（shock）、意識障礙、痙攣、心悸、血壓降低、呼吸困難等。

輕微者：無休克發疹、發熱、喘息等。

2. 血液障害：白血球減少症、貧血等。

3. 肝障害：如 CCl_4、CS_2、溴苯、偶氮系食用色素、亞硝酸鹽等，易造成急性藥劑性肝傷害。

4. 腎障害：如汞（有機、無機）、鎘、砷、銅、維生素 D 引起急性尿細管壞死、血尿、蛋白尿。鈣鹽、草酸鹽、乙二醇、CCl_4 引起腎結石、排尿難、血尿。

5. 神經系障害

中樞神經系：頭暈痛、嘔吐、運動、言語障礙。

末梢神經系：視障，如有機汞。

6. 消化器系障害：出血、潰瘍、嘔吐、腹瀉。

7. 催畸作用：畸胎、致突變性。如多環芳香碳氫化合物、亞硝基化合物、有機汞、鉛、Na_3AsO_6、$CdCl_2$、$CdSO_4$、菸、苯。

8. 循環器系障害：主要為強心、血管抒張、抗高血壓等藥物引起。

毒性試驗方法可分為體內（in vivo）與體外（in vitro），一般在進行成本昂貴的動物試驗前，會先進行體外毒性試驗，作為初步的檢驗方法，依 88 年衛生福利部所頒布的《健康食品安全評估方法》，毒性試驗的方法包括下列六項：基因毒性試驗、28 天餵食毒性試驗、90 天餵食毒性試驗、致畸試驗、致癌性試驗、繁殖試驗。

其中基因毒性試驗，又稱為致突變試驗（mutagenicity test），其目的為偵測試驗物質直接或間接引發的基因傷害及程度。

致突變的測試系統可利用微生物、哺乳類細胞及動物的活體測試，藉觀察 DNA 突變及染色體變異的情況了解受試樣品對基因的傷害及影響程度。

目前基因毒性短期試驗，約 100 多種，而 Ames Test 是短期遺傳毒性檢測系統中最常用來偵測致突變的方法之一。

毒物與生物體的關係

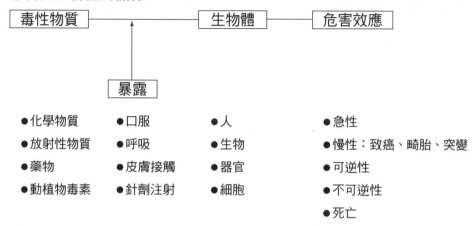

| 毒性物質 | 生物體 | 危害效應 |

暴露

- ●化學物質
- ●放射性物質
- ●藥物
- ●動植物毒素

- ●口服
- ●呼吸
- ●皮膚接觸
- ●針劑注射

- ●人
- ●生物
- ●器官
- ●細胞

- ●急性
- ●慢性：致癌、畸胎、突變
- ●可逆性
- ●不可逆性
- ●死亡

毒物依毒性大小分六類

毒性層次	對人體 70kg 之致死量（mg）
超猛毒	5 以下
猛毒	5～50
強毒	50～500
次強毒	500～5000
少毒	5000～15000
實質上無毒	15000 以上

影響毒性因素

生物學因素	1. 種差：生物學的半衰期不同 2. 性別差：性荷爾蒙、性染色體遺傳因子之差 3. 年齡差：代謝性酵素之質與量有別 4. 體格及健康狀態 5. 遺傳因素
環境因素 —— 毒物試驗時之環境	1. 氣象條件：指動物試驗之溫度、濕度、日照時間等 2. 動物試驗時之居住環境 3. 毒物進入方法：皮膚吸收、口服、皮下注射、靜脈注射等，毒性各不同 4. 毒物經口入胃腸之環境：pH 值、胃腸內容物 5. 毒物與生體內物質之作用：毒物與先入毒物作用、毒物與生體原有之物質作用
毒物之因素	1. 型態 2. 溶解、解離、極性：細胞膜屬於脂質，且層層障礙，非解離型、油溶性物質吸收快 3. 安定性 4. 濃度

8.2 **急性毒性**

急毒性泛指短時間內，通常於 24 小時內經一次或多次暴露於某物質下，於暴露後前幾天（通常為 2 週內）即出現中毒症狀。會造成急毒性的物質包括殺蟲劑中的乙醯膽鹼酵素抑制劑——有機磷（carbamate）、植物毒素（tubocurarine）、肉毒桿菌毒素、河豚毒素等。

急毒性試驗的執行係以一次大量之某化學物質，以攝取或注射的方式投與受試驗動物，所得結果以統計學加以分析，造成受試驗動物中 50% 動物死亡的致死劑量（用量），即所謂半數致死劑量（50% lethal dose, LD_{50}）。

美國工業學會則定義為每次以 50mg/kg 量餵食體重約 200～300g 的大老鼠 10 隻以上，於 48 小時內使其半數致死者稱之，單位為 mg（化學物質）/kg（動物體重）LD_{50} 表示。

劑量—反應之關係（Dose--response relationship）：係指化學物質之劑量對生物體所產生之影響或反應的關係。而此相關性可作成「劑量—反應曲線」，當化學物質達到某量之作用領域時，成直線上升比例關係，但在無作用域及致死量域則變為近水平狀態，成 S 字狀態。

LD_{50}（50% Lethal dose）半數致死劑量：用統計學方法推算得到預期可使 50% 實驗動物死亡之單一測試物質劑量。此試驗之結果可用來確定毒物之 LD_{50}（半數致死劑量）或 LC_{50}（半數致死濃度），而 LD_{50} 之用途為可比較化學物質之相對毒性。

亞急毒性試驗乃以較長的時間、重複將試驗動物暴露於欲測試之化學物質中。若以口服試劑餵食大白鼠或狗，實驗期間為 90 天。

健康食品法規中安全性評估法規乃針對以往長期食用及製造加工之安全性作考量，將健康食品之安全評估分為四個類別。第二類健康食品安全評估內容包括基因毒性試驗及 28 天亞急性毒性試驗。

28 天餵食毒性試驗目的在於測試試驗物質經重複給予以了解累積毒性變化之產生，同時測定無毒性顯示之劑量（NOAEL）。於 28 天餵食實驗中，設計有四個劑量組，包括高、中、低劑量及對照組，若試驗物質混入飼料或飲水中濃度不得超過 5%（w/w），餵食最大劑量（不超過 1000 mg/kg），檢測項目有臨床觀察（體重與食物消耗量），臨床病理檢驗（血液檢驗、血清生化檢驗、尿液檢驗、眼睛檢查），臟器稱重（肝臟、腎上腺、腎臟、脾臟及性器等分別稱重），組織病理檢驗（肝臟、腎上腺、腎臟、脾臟、心臟、肺臟及性器等進行切片觀察之判讀）。

28 天亞急性毒性測試之病理報告，主要內容為確認大鼠經 28 天餵食產品在高、中、低三劑量，何者劑量下並未引發任何可觀察之毒性變化，該劑量便可被認為是一種無法觀察到不良效應（NOAEL）的劑量，再以 NOAEL 求出人類每日建議用量（ADI），依一般西方醫學觀念而言，若推至人類建議用量則應考慮種間與種內各有 10 倍差異。

各種化學物質之 LD₅₀

化學物質	LD₅₀（mg/kg）
乙醇（ethanol）	10,000
氯化鈉（NaCl）　　弱毒 -2'	4,000
硫酸亞鐵（FeSO₄）	1,500
嗎啡（morphine）　　中毒 -3'	900
巴比妥（barbital）	150
滴滴涕（DDT）　　強毒 -4'	100
防己素（picrotoxin）	5
馬錢子鹼（strychnine sulfate）	2
尼古丁（nicotine）	1
箭毒（d-tubocurarine）	0.5
河魨毒（tetrodotoxin）	0.1
戴奧辛（dioxin）	0.001
肉毒桿菌素（botulinum toxin）　　猛毒 -6'	0.00001

急毒性分級表

毒性級數	毒性 敘述用詞	大白鼠每次 口服的 LD₅₀ （mg/kg）	大白鼠吸入 4 小 時的致死濃度 （ppm）死亡率 2/6～4/6	皮膚塗抹的 LD₅₀ （mg/kg）	推定 70kg 成人的 LD₅₀ 的值
1	猛毒	＜ 1	1～10	＜ 5	1Grain（0.07g）
2	劇毒	1～50	10～100	5～43	4ml
3	毒	50～500	100～1,000	44～340	1Ounce（30g）
4	弱毒	500～5,000	1,000～10,000	350～2,810	1Pint（0.47L）
5	實際上無毒	5,000～ 15,000	10,000～ 100,000	2,820～22,590	1Quart（0.95ml）
6	無毒	>15,000	>100,000	>22,000	>1Quart

劑量（用量）與反應（作用）關係

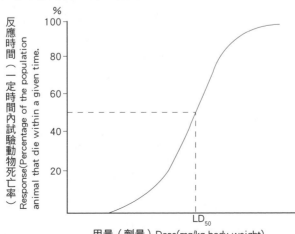

用量（劑量）Dose(mg/kg body weight)

8.3 慢性毒性、繁殖、致畸試驗

用生物進行毒性試驗決定一個物質是否安全。毒性試驗中，以毒性對生物作用時間的長短分成急性毒試驗及慢性毒試驗兩種。

慢性毒性實驗（Chronic Toxicity Test）針對實驗動物長期低劑量反覆投予化學物質，試驗期為實驗動物大部分的生命期，一般為 1 年以上。慢性毒性試驗目的在於確定化學物質之毒性作用及建立「無明顯作用量」（NOEL），進而制定「每日可接受攝取量」（ADI）。

通常以慢性毒性試驗所得的最高無作用量乘以 1/100（安全係數）做為每日攝取安全容許量，無明顯作用量（NOEL）係以最敏感之實驗動物在最靈敏之毒性測試下，所能承受某一化學品不能誘發毒性之最大劑量。安全係數（Safty factor）是用來減少實驗動物與人對化學物敏感性之差異，以及人類個體間間差異而設定，通常以 1/100 ~ 1/250 計算。

本實驗乃長期以口胃管、靜脈或皮下注射方式投予實驗動物在非致死劑量之下所產生之作用，此研究可用於了解食品添加物是否會導致疾病（如癌症）的發生。

在實驗中，先將動物分成數組後，以每天餵食或添加在飼料中之方式，間歇性給予食品添加物，其暴露時間可能是幾個月、幾年，甚至於到動物生命結束，但通常以一年為多。而劑量之選擇以不殺死動物，並使動物存活至實驗結束為原則。但是由於長期飼養實驗動物所需之經費龐大，因此較少進行慢性毒性實驗。以不同劑量之化學物質，以多次少量之某化學物質以口胃管、靜脈或皮下注射方式投予動物實驗（大於 6 隻以上），所得結果加以分析統計，如亞急性毒性實驗所述，不同的是時間較長，實驗的時間可以是直到實驗動物死亡為止，將實驗動物予以解剖，觀察在各不同劑量下是否對動物產生毒害，因為劑量很低，可用一系列以不同低濃度劑量進行實驗，但有些可能並無任何反應。

繁殖試驗係測試試驗物質對雄、雌兩性的生殖力影響及研究受精卵之運送與著床，其試驗物質給予時期分別在懷孕前與懷孕初期。一般最常使用鼠或鼷鼠，包含雄、雌兩性。若以鼠或鼷鼠進行試驗，每劑量組使用 40 隻（20 雄、20 雌）動物以上。

致畸試驗（Teratogenicity）係測試試驗物質對胚胎發育之影響以及造成畸胎之可能性，試驗物質給予週期為自胚胎著床至器官形成完全之階段，此階段為器官形成期。動物品種鼠、鼷鼠或兔子。若以鼠、鼷鼠進行試驗，每劑量組 20 隻動物以上，兔子則 12 隻以上。

在分娩前一天（鼠在懷孕第 20 天，兔子則在懷孕第 29 天）全部雌性動物進行解剖，檢測其懷孕成功率、胎兒的死亡率、黃體數目等。存活的胎兒則進行體重測量並檢驗其外觀，同時肉眼觀察雌性動物的器官與組織。若發現任何組織變化，保存其器官及對照組的相對器官，若試驗需要，可進行組織病理檢驗。

對動物有胎兒毒性報告例的化學物質

類別	主要的化學物質
金屬	Al, As, Cd, Cr, Hg*, Li, Pb*
天然物	Mycotoxins：Aflatoxin B_1, Ochratoxin A, Rubratoxin B,Ergotamine Alkaloids：Caffeine, Nicotine, Quinine, Colchicine, Vincristine, Cycasin Other toxins：Endotoxin, Venoms
殺蟲劑	Carbaryl, DDT, Diazinon, Dieldrin, Parathion
除草劑	2,4,5-T, 2,4-D
殺菌劑	Captan, Difolatan, Folpet, Dithiocarbamates,（Ethylenethiourea）
食品添加物	Soidum glutamate,（Cyclohexylamine）, AF-2, EDTA
溶劑	Dimethylsulfoxide, Chloroform, Benzene, Acetone, Xylene, Cyclohexanone, Trichloroethylene
工業用藥品	PCB *, PBB, Phthalic acid esters, TCDD *
其他	Ethanol*, Caffeine, Smoking*, CO*

* 已知對人類有胚胎毒性者

胚胎形成各期

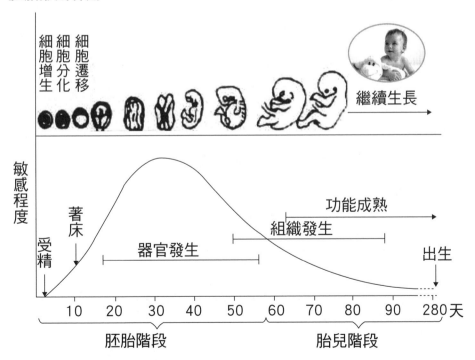

8.4 **致癌性**

　　化學物質經適當的投予途徑進行動物試驗，並與對照組比較觀察投予期間或之後有無腫瘤發生，依照發生之時間快慢以及腫瘤數目多寡以判斷陽性或陰性。一般投予 與試驗期間和慢性毒性相同，故兩者常一起合併進行。

　　癌症的成因，迄今尚在研究中，其相關的理論為致癌二階段學說，即首先是引發因子（initiator）的作用，其次再由促進因子（promotor）的作用，即發生癌症。致癌物質（carcinogenic substance）有些扮演引發因子，有些扮演促進因子的角色。

　　許多致癌物質分布於生活環境中，有些致癌性很強，有些則很微弱，其致癌性強弱有不同的差異，苯芘（benzopyrene））是強致癌物質的代表成分，已知含於石油製品、香菸以及肉、魚的燒焦物中。在一般日常食用的食品中，也含有許多微弱的致癌性物質，如亞硝酸鹽、硝酸鹽、三甲胺和甲醛等。

　　食品添加物是否具有致癌性，是安全考量上最被注重的問題，可見飲食生活與癌症有密切關係。有致癌性可疑的化學物質，必須不斷地進行實驗，首先進行對染色體是否會引起突變的致突變性實驗（即遺傳毒性實驗）後，再以動物實驗進行致癌性檢查。現在認為致突變性物質屬高致癌性物質，其物質是否具致突變性，通常以安姆氏試驗（Ames test）測定，故經檢測具有致突變性之化學物質，尚需進行動物實驗以確認致癌性，如此才能判定該食品添加物是否具有致癌性。

　　致癌性的試驗結果經統計學的分析，如發現下列情形者便判定為陽性：

　　1. 發現的癌症型態為對照組所沒有的。

　　2. 雖然對照組也發生，但試驗組的發生率較高。

　　3. 發現有腫瘤的組織和器官之種類比對照組多。

　　4. 試驗組與對照組的腫瘤發生率雖然沒有差異，但試驗組在較早期發現有致癌現象。

　　一般將致癌性的強度分為 I、II、III、IV、V 五級，I、II 屬於需要立即加以管制的，III 級可有條件准予使用，IV、V 級不需要立即採取管制措施。

　　致癌性試驗（carcinogenicity study）要根據動物對感染性疾病的抵抗力、動物的生命期、先天性腫瘤自然發生率及動物對致癌性物質的敏感度，選擇適當的試驗動物品種，初步及長期致癌性試驗需使用相同的動物品種。

　　1. **初步致癌性試驗：** 目的是決定長期致癌性試驗的劑量範圍。

　　單一劑量毒性試驗：以少量的動物決定重複劑量毒性試驗的最高劑量。

　　重複劑量毒性試驗：決定長期致癌性試驗的最高劑量。

　　2. **長期致癌性試驗**

　　動物品種：使用兩種以上的嚙齒類動物，雄、雌兩性並用。

　　動物數量：每組使用雄、雌動物各 50 隻或以上。

　　試驗物質給予途徑：口服給予。

　　劑量範圍：每個性別進行 3 個以上劑量組及對照組，依據初步致癌性試驗重複劑量毒性試驗再決定致癌性試驗的劑量範圍。

致癌物質之等級評估

評估項目	分數
A. 受影響的動物種類 　二種或二種以上 　一種	15 5
B. 出現腫瘤之組織種類 　三種或三種以上 　二種 　一種	15 10 5
C. 對照組試驗動物腫瘤發生率 　小於 1% 　1～10% 　10～20% 　大於 20%	15 10 5 1
D. 口服劑量（μg，mg 或 g/kg/day） 　小於 1μg 　1μg～1mg 　＜ 1mg～1g 　大於 1g	15 10 5 1
E. 試驗組試驗動物腫瘤發生率 　大於 50% 　25～50% 　小於 25% 　無腫瘤	15 10 5 1
F. 遺傳毒性 　有 　可能有 　無	25 10 0

常見致癌物質的評估分數及其致癌等級

致癌物名稱	分數	級數
黃麴毒素（aflatoxin）	100	I
二甲基亞硝胺（dimethyl nitrosamine）	95	I
氯乙烯（vinyl chloride）	90	I
2, 3- 二溴丙基磷酸酯（2, 3-dibromopropyl-phosphate）	90	I
2- 萘胺（2-naphthylamine）	81	II
溴酸鉀（KBrO₃）		II
氯仿（chloroform）	65	III
2- 硝基苯胺（2-nitroaniline）	51	IV
丁基羥基甲氧苯（BHA）		IV
氯丹（chlordane）	40	V
糖精（saccharin）	36	V
滴滴涕（DDT）	31	V

8.5 **致突變性**

　　毒性化學物質造成生物體細胞內儲存基因訊息之 DNA 在複製過程中遺傳特性之改變，此一特性可稱之為致突變性（mutagenicity）。化學物質若具有此一特性稱之為致突變性物質。在生物檢定測試中，可以經由致突變性測試短時間內檢出可能之致癌物質，因化學物質若具生物致突變性則有相當高之比例具生物致癌性。自然界中有許多致突變性物質，加上環境污染、食品過度加工造成更多之致突變物質，在我們生活處處可見。

　　突變（mutation）通常是由化學或物理物質干擾，引起 DNA 中儲存遺傳訊息的變異而造成。人類生活中所接觸到、使用的化學物質約有 63,000 種，這其中也包括致癌物質。致癌性動物試驗一般約需 1 至 3 年較長期的時間，若要用以檢測這 63,000 種化學物質有無致癌性，就效率及實際面上來看是非常欠缺的。近年來所發現的致癌物質大部分都是突變原性物質，因此可以致突變原性作為有無致癌性的指標。

　　致變異性之生物材料，由低等之微生物試管測試階段，乃至高等的哺乳動物之身體內測試階段，甚至直接以人體細胞之組織培養皆有。原則上需涵蓋致基因突變、核酸修復及染色體變異等三個遺傳物質毒性層面上，包括哺乳動物生體內之試驗。而對於不純物部分，乃需涵蓋上述三個遺傳毒性層面，可以微生物測試系統加以測試。一般致突變性檢測要分為三大系統：原核生物測試系、真核生物體外測試系及真核生物體內測試系。

　　致突變性（Mutagenicity test）可以作為所有評估程序中的預備試驗，換言之只有本試驗結果呈現陽性，即代表需要進一步評估的可能性極高，因此常被世界各國政府與機構廣泛使用。

　　致突變性是與致癌性絕對有相關性，致突變性所需設備經費與時間相對的少，因此可作為篩選用途，如果發現呈現陽性者，而後再進行一般毒性或特殊性毒性試驗。可分為下列三種：

　　1. **以微生物作為實驗對象：** 可分為回復型突變試驗（Reversible mutation）與 DNA 修復試驗（DNA repair test）兩種。

　　回復型突變試驗：也稱為安姆氏試驗（Ames test），進行安姆氏試驗的優點是可以最少的經費與設備以及最短的試驗時間進行一些可疑成分的檢驗，如果是呈陰性反應，則不必進行動物體內試驗，如黃樟素（Safrole）與戴奧辛（Dioxin）即呈安姆氏試驗陽性反應，而糖精（Saccharine）則呈陰性反應。

　　DNA 修復試驗：以具有及缺乏 DNA 修復能力的枯草桿菌（Bacillus subtilis）為使用菌株，以評估這些毒物對測試菌株修復 DNA 的情況。

　　2. **以哺乳動物細胞株進行染色體是否異常之試驗：** 所使用的細胞株有胎兒肺或淋巴細胞，哺乳動物的卵巢細胞，檢測毒物對這些細胞染色體是否產生異常，由於這項試驗無法檢測誘發試驗，因此需要輔助果蠅或蠶細胞株進行基因突變試驗。

　　3. **活體內試驗：** 將毒物注入大白鼠或小白鼠等實驗動物中，觀察骨髓細胞是否發生染色體異常結果。這項試驗是安姆氏試驗與前述細胞株試驗呈現陽性後，進行本實驗才能省時省力。

丁香酚與黃樟素的比較

英文名稱	中文名稱	來源	國際癌症研究組織（IARC）	
Eugenol	丁香酚	存在於多種植物，如丁香、肉桂、羅勒、九層塔、菖蒲等。	Group 3 動物致癌性證據不足或有限，人類致癌性證據不足。	
Safrole	黃樟素	存在於多種植物，如黃樟、茖花等。	Group 2B 有動物致癌性，人類致癌性證據不足。	

單一基因突變造成的疾病

疾病	機轉
亨丁頓舞蹈症（顯性遺傳）	40 歲左右發病，體染色體顯性遺傳，罹患率≒ 1/20000 腦功能退化→應變力、記憶力、判斷力均減退→失智、不自主扭動 →發病 15 年後死亡
半乳糖血症	單一基因突變→乳糖代謝障礙 →血液中出現大量的中間產物（半乳糖、半乳糖磷酸） →損害腦、肝、眼→易造成孩童期死亡
苯酮尿症	1. 缺乏代謝苯丙胺酸的酵素→生長不良，智能愚呆 2. 出生 3 個月內給予低苯丙胺酸之特製奶粉→大部分可有正常的智能發展 3. 苯酮尿症已列為臺灣新生兒先天性代謝疾病篩檢項目之一
白化症	基因突變→無法合成酪胺酸酶→無法合成黑色素
地中海貧血症	無法合成血紅素中的球蛋白→引發貧血症

✚ 知識補充站

丁香酚，並不是網路所言的「黃樟素」。黃樟素經動物實驗，確定在生物的代謝過程中，會有致癌的風險。

8.6 **安全性評估**

　　安全性評估是指判定化學物質之安全程度並訂定用量標準。實際上，化學物質中並無絕對安全性的成分，在通過各種毒性試驗評估後，仍要經過安全性評估來決定一個人可以接受此化學物質的劑量，因此安全性評估亦即判定化學物質在某一濃度範圍或某一狀態下為具有安全性的。安全性評估分為三個階段：

　　第一階段：安全試驗的事前評估。世界衛生組織的國際化學物質安全計畫（international programme on chemical safety, IPCS）提出各項試驗方法，包含食品添加物毒性評估、神經毒物質評估、化學物質對老年人的毒性評估等 27 種評估方法，列出應試驗的項目及方法，可供各國做安全性試驗一致的參考。

　　第二階段：試驗結果的評估。依第一階段安全試驗所得資料加以判定受測化學物質產生之作用種類與強度，以推算無效應劑量。若無效應劑量無法決定時（如在相當低的劑量毒性試驗仍呈陽性時），以危害機率為 10-6 作為基礎，依照劑量反應關係推算出實際上可視為安全的劑量（virtually safe does, VSD）。

　　第三階段：綜合評估。此階段包括由無效應劑量算出每日攝取安全容許量（acceptable daily intake, ADI），或是依據 VSD 及 ADI 設定容許濃度及容許標準，亦或是從現狀實際值與 VSD 來判定現狀危險性的程度。

　　化學物質的反應作用（毒性）為劑量的函數，因此當安全性試驗的數據齊全時，便可依化學物質的劑量來決定其反應作用（危險性）；反之，亦可依化學物質的反應強度來決定其對應的劑量。

　　目前安全性評估較容易執行且較具說服力的方式，就是將現狀與每日攝取安全容許量做比較。無效應劑量的獲得，係以對受試化學物質最具感受性之試驗動物，就其可逆性毒性進行慢性毒性試驗所求得。

　　但此求得之 NOEL 值並非為人類個體可接受，為了更進一步確保人類的食用安全性，必須再將動物試驗所求得之 NOEL 乘上一個安全係數 1/100，以作為人類之 ADI，再以 ADI 推算出容許濃度（tolerance）或標準。

　　當進行食品安全性的評估後，發現食品中添加某種化學物質或食品添加物，對食品可同時造成危害與利益時，應分析其造成的危害性大於利益性，或是利益性大於危害性，再決定食品中是否應使用該種化學物質。

　　健康食品安全性評估分類包括四大類別，以食用目的、方式、製造加工方法、流程、最終產品形式和攝食量等作為分類依據。各類安全評估項目如下：

　　第一類：產品之原料為傳統食用且以通常加工食品形式供食者。產品具有完整之毒理學安全性學術文獻報告及曾供食用之紀錄，其原料、組成成分及製造過程提具之學術文獻報告完全相符者。得免再進行毒性測試。

　　第二類：產品之原料為傳統食用而非以通常加工食品形式供食者。

　　第三類：產品之原料非屬傳統食用者。

　　第四類：產品之原料非屬傳統食用且含有致癌物之類似物者。

健康食品各類安全評估項目

類別	評估項目
第一類	無
第二類	基因毒性試驗、28 天餵食毒性試驗 (28-day Feeding Toxicity Study)
第三類	基因毒性試驗、90 天餵食毒性試驗 (90-day Feeding Toxicity Study)、致畸胎試驗
第四類	基因毒性試驗、90 天餵食毒性試驗、致畸胎試驗、致癌性試驗、繁殖試驗

安全性評估分為三階段

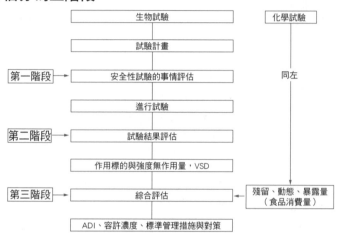

健康食品申請許可作業流程

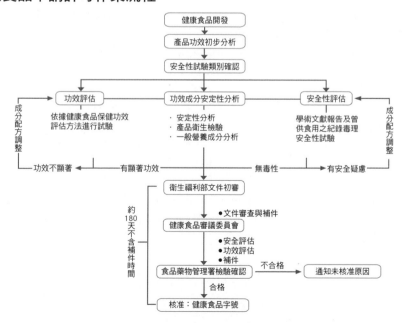

8.7 **安姆氏試驗**

安姆氏試驗（Ames test）是由美國加州大學 Bruce Ames 教授於 1975 年所發表，並於 1983 年即建立其完整的試驗方法。係利用微生物系統來檢測化學物質是否會造成基因之突變，藉以評估對人體致癌之可能性。此法因簡單、快速，可當作動物實驗前之初步檢驗方法。

安姆氏試驗的檢測是基於許多致癌物可和 DNA 結合，或是改變 DNA 鹽基，而造成微生物突變，其採用的微生物是鼠傷寒沙門氏桿菌（*Salmonella typhimurium*）組織胺酸合成缺陷菌株（His+）。通常此突變株自發性回復突變成為 His+ 變異株的機率很小，但在致突變物質存在情況下，由 His- 回復突變 His+ 的機率會大大增高。因此觀察其產生的回復突變菌落數目，可以判定受試物質的致突變潛力。

鼠傷寒沙門氏桿菌屬（*S. typhimurium*）常被使用來篩選具有致突變性之物質，常用的菌株有 *S. typhimurium* TA98、TA100、TA102、TA1535、TA1537 及 TA1538 等菌株。標準的試驗菌株尚需具有其他突變，如 R- 抵抗因子（R-factor）、r*f*a 突變（rfa-mutation）、uvrB 突變（uvrB-mutation）等。此外，在安姆氏試驗中所使用的 *S. typhimurium* 菌株皆命名為 TA 菌株，其於胺基酸的合成上有不同的突變位置，造成其無法自成合成組胺酸。健康食品安全評估方法中微生物基因突變分析，所使用的測試的 TA 菌株有：TA97、TA98、TA100、TA1535 及 TA102 等。

各株組織胺酸突變位置及檢測特性

TA97：於 hisD6610 位置產生突變，hisD gene 含有 histidinol dehydrogenase 的基因訊息，TA97 在此區連續 6 個 cytosines 的位置多了 1 個 cytosine，屬於 frameshift 菌株。

TA98：於 hisD3052 位置產生突變，其 hisD gene 的連續 8 個 –GC– 的位置因為 1 個 –1 frameshift 而形成 –CGCGCGCG–，可用來檢測造成 frameshift 的突變劑，如：2–nitrosofluorene 及 daunomycin。

TA100：於 hisG46 位置產生突變，hisG gene 含有組胺酸合成第 1 個酵素的基因訊息，其將 –GGG–（praline）取代為 –GAG–（leucine）。所以 TA100 可用來檢測造成 base-pair 取代作用的突變劑。

TA1535：與 TA100 同為 hisG46 突變株，其他差異為 TA1535 不帶有 R– factor，即不具有 ampicillin 耐受性。TA1535 主要可測試 methlyating agents。

TA102：屬於 his G428 突變株，帶有 his G gene 的 –TAA– ochre 突變作用。TA102 為氧化性傷害測試株，可用來檢測許多不同的突變作用，如：formaldehyde，glyoxal，bleomycin，X rays，UV light，psoralens 與 mitomycin C。

TA98、TA100 與 TA1535 皆為 nitroreductase –deficient 菌株，適用於 nitrocarcinogens 的代謝及致突變試驗，如：nitrofurazone 與 furylfuramide 其對 bacterial nitroreductase 為直接的突變劑。

安姆氏試驗之結果判定

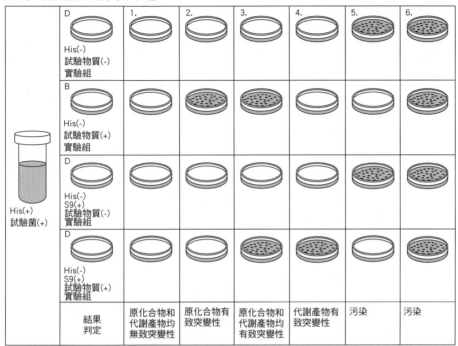

		1.	2.	3.	4.	5.	6.
His(+) 試驗菌(+)	D His(-) 試驗物質(-) 實驗組						
	B His(-) 試驗物質(+) 實驗組						
	D His(-) S9(+) 試驗物質(-) 實驗組						
	D His(-) S9(+) 試驗物質(+) 實驗組						
	結果 判定	原化合物和 代謝產物均 無致突變性	原化合物有 致突變性	原化合物和 代謝產物均 有致突變性	代謝產物有 致突變性	污染	污染

安姆氏試驗法檢驗過程圖示

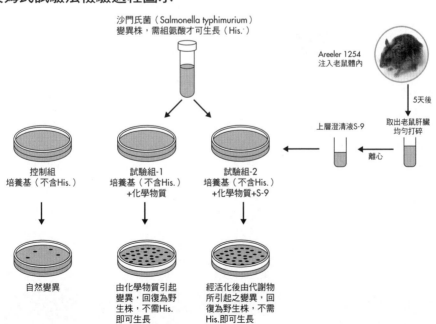

沙門氏菌（Salmonella typhimurium）
變異株，需組氨酸才可生長（His.⁻）

Areeler 1254
注入老鼠體內

5天後

取出老鼠肝臟
均勻打碎

離心

上層澄清液S-9

控制組
培養基（不含His.）

試驗組-1
培養基（不含His.）
+化學物質

試驗組-2
培養基（不含His.）
+化學物質+S-9

自然變異

由化學物質引起
變異，回復為野
生株，不需His.
即可生長

經活化後由代謝物
所引起之變異，回
復為野生株，不需
His.即可生長

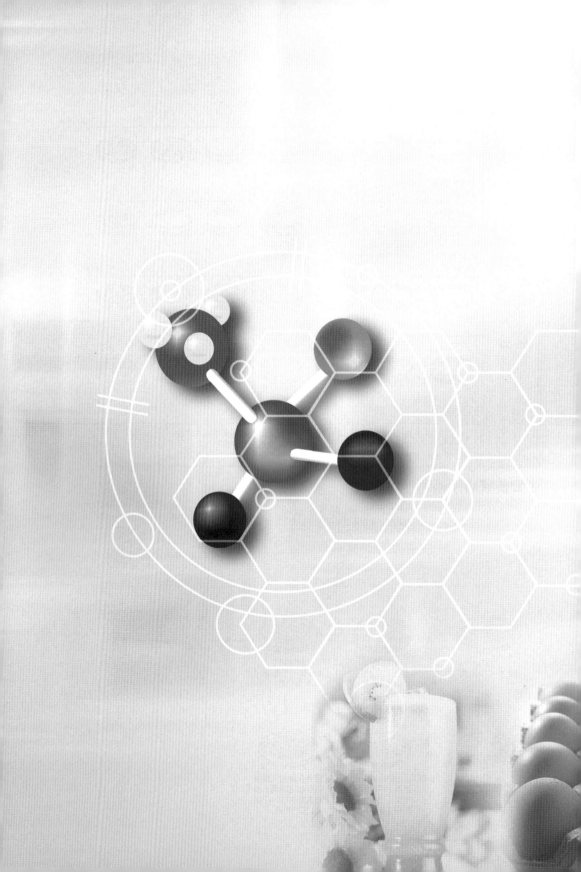

四、食品添加物、食品洗潔劑與食品包裝

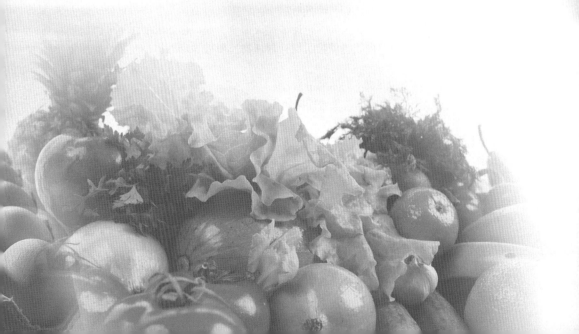

9.1 **食品添加物的定義**

食品添加物係指食品之製造、加工、調配、包裝、運送、貯藏等過程中，用以著色、調味、防腐、漂白、乳化、增加香味、安定品質、增加稠度、促進發酵、強化營養、防止氧化或其他用途而添加或接觸於食品之物質。

食品添加物雖具多類的功能，不當的使用及管理卻可直接或間接危害消費者的健康。近年來國際上爆發多起因食品添加物而導致人體健康危害事件，如 2005 年英國政府發現產品中可能含有具致癌性的工業用染色劑蘇丹紅一號；2008 年中國發生奶粉中添加三聚氰胺事件，食品添加物相關議題已受到消費大眾的重視。

食品添加物是為某種使用目的所刻意添加，與其他食品中可能存在或殘留之有害物質如重金屬、細菌毒素、放射線或農藥等，因為污染或其他原因進入食品裡，其來源與性質完全不同。

食品添加物之最初起源係來自天然的食品成分，初期以化學合成方法製成一些與食物中之色、香、味以及營養等成分相同的物質，於食品製造或加工時添加使用。後來隨著食品科技之進步，某些在天然食物中不存在的化學物質，對於食品之製造、加工、調配以及貯存等有用，且其安全性已被確認者也漸許可添加於食品中。目前被准許使用之添加物包括天然物與化學合成品兩大類。

現行納入食品添加物管理之產品，依其本質可分為兩大類：

1. 在其製造過程中本身經過化學變化或化學反應製成之「化學合成品」，供作食品製造加工等過程中添加之用者。

2. 由通常較少直接做為食品之天然物原料所取得之「天然成分」，供作食品製造加工等過程中添加之用者。

市面上經常抽驗出檢驗不合格之添加物及其毒性，有些食品添加物已被證實對人體有害，如早期使用在魚丸與蝦仁中的硼砂，由於硼砂具有增加脆度的功能，加上價格低廉，所以早期使用量十分可觀，但硼砂經人體食入後，由於胃酸作用，會轉變為毒性高的硼酸，而會積存於人體腎臟，導致無法排出體外，所以目前已禁止使用於食品中。

硼砂（Borax）為硼酸鈉（Sodium borate）的俗稱，因為毒性較高，世界各國多禁用為食品添加物，但我國自古就習慣使用硼砂於食品中，如年糕、油麵、燒餅、油條、魚丸等，多用硼砂做為增加韌性、脆度以及改善食品保水性、保存性的添加物，亦曾應用於防止蝦類的黑變，但目前已禁止使用。硼砂連續攝取會在體內蓄積，妨害消化酵素之作用，引起食欲減退、消化不良、抑制營養素之吸收，促進脂肪分解，因而體重減輕，其中毒症狀為嘔吐、腹瀉、紅斑、循環系統障害、休克、昏迷等，所謂硼酸症。

食品添加物的分類

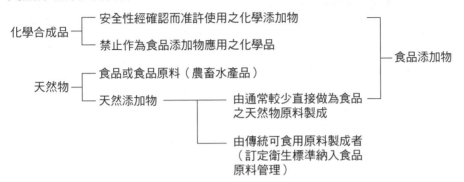

食品添加物就其使用需求而言區分如下

食品製造加工所必需	豆腐之凝固劑	硫酸鈣、葡萄糖酸 - δ - 內酯
	拉麵用之鹼水	碳酸鹽、磷酸鹽
	人造奶油之乳化劑	大豆卵磷脂
	餅乾用膨脹劑	合成膨脹劑
提升食品之保存性及預防食物中毒	食品之保存及食物中毒之預防	己二烯酸（防腐劑）、亞硝酸鹽（抑制產生肉毒桿菌毒素）
	食品氧化及品質劣化之防止	BHA、BHT、dl-alpha-Tocopherol、維生素 C
提升食品品質	乳化劑 黏稠劑（糊料、膠化劑、安定劑）	脂肪酸蔗糖酯、脂肪酸甘油脂、鹿角菜膠、CMC、海藻酸
維持美化食品風味外觀	著色劑	食用紅色 6 號、銅葉綠素鈉
	保色劑	亞硝酸鹽、硝酸鹽
	漂白劑	亞硫酸鹽
	光澤劑	棕櫚蠟
	調味劑（酸味劑）	醋酸、檸檬酸、酒石酸
補充強化食品營養價值	維生素	Vit B_1、B_2、B_6 和 B_{12}（水溶性）及 Vit A、D 和 E（油溶性）
	胺基酸	L-Lysine、L-Threonine、L-Tryptophane、Glycine
	礦物質	鈣類、鐵類、鋅類、銅類

9.2 **食品添加物管理**

食品添加物的安全使用及管理，除了政府主管機關應制定規範供業者及民眾依循，並執行例行性的輔導與工廠查核等督導業務外，食品添加物業者自主管理，應是食品添加物源頭管理最有效的一環。提供食品添加物的相關正確資料，引導業者了解如何正確管理及安全使用食品添加物，進而達到自主管理的目標。

《食品安全衛生管理法》第 18 條明定食品所使用之食品添加物，應符合《食品添加物使用範圍及限量暨規格標準》；第 21 條明定經衛生福利部公告指定之食品添加物應申請查驗登記，取得許可證。第 22 條要求食品必須將所使用之食品添加物標示出來；該法施行細則第 11 條，並說明不同類別食品添加物，其品名或用途名稱之標示原則。此外，「食品良好衛生規範」也訂定食品業者製造、加工、調配、包裝、運送、貯存、販賣食品添加物之作業場所、設施及品保制度之管理規定。

《食品添加物使用範圍及限量暨規格標準》是依據《食品安全衛生管理法》第 18 條規定所訂定。該標準係採「正面表列」，各類食品添加物之品名、使用範圍、限量及規格，均應符合表列規定，非表列之食品品項，不得使用各該食品添加物。目前分為 17 大類，每個品項並定有其准用之食品種類及用量上限。

違法使用食品添加物製售食品者，除產品應予沒收銷毀外，視其情節之嚴重性，依違反《食品安全衛生管理法》第 15 條，可處 6 萬元以上 2 億元以下罰鍰。致危害人體健康或致人於死者，將依違反《食品安全衛生管理法》第 49 條移送法辦。

食品添加物查驗登記

食品添加物依成分組成可略分為單方食品添加物、複方食品添加物及食用香料三類。單方食品添加物應辦理查驗登記，複方食品添加物可辦理自願性查驗登記。

食品添加物許可證或食用香料許可書函有效期限為 5 年。期滿仍需繼續製造、輸入者，應於許可證到期前 3 個月內向中央主管機關申請核准展延之，但每次展延不得超過五年，逾期未申請展延或不准展延者，原許可證自動失效。

食品添加物標示

有容器或包裝之食品添加物應以中文及通用符號顯著標示下列事項於容器或包裝之上：1. 品名及「食品添加物」字樣。2. 食品添加物名稱；其為兩種以上混合物時，應分別標明。3. 淨重、容量或數量。4. 製造廠商或國內負責廠商名稱、電話號碼及地址。5. 有效日期。6. 使用範圍、用量標準及使用限制。7. 原產地（國）。8. 含基因改造食品添加物之原料。9. 其他經中央主管機關公告之事項。

加工助劑

在食品或食品原料之製造加工過程中，為達特定加工目的而使用，非作為食品原料或食品容器具之物質。該物質於最終產品中不產生功能，食品以其成品形式包裝之前應從食品中除去，其可能存在非有意，且無法避免之殘留。

加工助劑之使用，不得有危害人體健康之虞之情形。

食品添加物的使用目的

保持或提高營養價值	在食品加工過程中添加或補充某些營養成分，如高鈣奶粉、嬰兒配方奶中添加鐵等。
降低成本	為了減少食品的損失，保持食物的新鮮度，使用食品添加物可以降低食物在採收、屠宰、處理、加工與運銷所增加的成本。
提高食品的保存性	如製作香腸、火腿時，添加硝酸鹽、亞硝酸鹽，不僅可以保持肉色鮮紅，而且可以防止肉毒桿菌滋生。
減少食品的熱量	對於肥胖、糖尿病或限制熱量的患者，人工甘味劑可以減少食品的熱量。
縮短製造加工的時間	如製作蛋糕時，加入膨脹劑可以縮短攪拌、發酵的時間；製作巧克力時，添加乳化劑，可以縮短乳化的時間並改善品質。
改良食品的風味與外觀	例如添加色素、香料、調味料等可以改善食品的風味與外觀，也有助於開發新產品。

加工食品使用食品添加物應依法標示「食品添加物名稱」，其標示規定如下：

食品添加物名稱	應使用「食品添加物使用範圍及限量暨規格標準」所定之食品添加物品名或通用名稱
屬甜味劑（含化學合成、天然物萃取及糖醇）	應同時標示「甜味劑」及品名或通用名稱
屬防腐劑、抗氧化劑	應同時標示其用途名稱及品名或通用名稱
屬調味劑（不含甜味劑、咖啡因）、乳化劑、膨脹劑、酵素、豆腐用凝固劑、光澤劑	得以用途名稱標示之
屬香料	得以香料標示之
屬天然香料	得以天然香料標示之
特定食品添加物加標警語	添加阿斯巴甜之食品（包括代糖錠劑及粉末）應以中文顯著標示「苯酮尿症患者（Phenylketonurics）不宜使用」、「內含苯丙胺酸」或同等意義之字樣標示之
	添加聚糊精之食品，應以中文顯著標示「過量食用對敏感者易引起腹瀉」

食品添加物的特點

存在	食物中原本不存在，是為了某種目的特別加進去
食用	不能單獨食用
使用量	很少，約為 1% 以下，常常只能有幾個 ppm（例如：1kg 食物加入 1‰g 的添加物為 1ppm）。所以誤用時的影響很大，可能會高達 100 到 1000 倍
合法的食品添加物	經中央主管機關查驗登記，並發給許可證才可上市販賣使用

9.3 **食品添加物應具備的條件**

　　科技不斷的進步，再加上不斷改變的飲食型態，使得消費者對於食品的要求更上層樓，其中不外乎食品的風味、色澤、保存期限等方面的提升，也誘使食品製造廠商使用食品添加物來改善食品，以迎合消費大眾的需求。常見的食品添加物有防腐劑、殺菌劑、漂白劑、保色劑、著色劑（色素）、甜味劑等，其中防腐劑、殺菌劑、漂白劑、著色劑、甜味劑是目前政府重點稽查檢驗的對象，分別用在延長食品保存期限、殺菌、去除或防止褐變、維持或美化顏色、增加甜味等用途，其檢驗品名通常為苯甲酸（防腐劑）、己二烯酸（防腐劑）、去水醋酸（防腐劑）、過氧化氫（殺菌劑）、亞硫酸鹽（漂白劑）、亞硝酸鹽（保色劑）、色素、糖精、環己基（代）磺醯胺酸鹽（甜味劑）等，通常檢出以違規使用最多，其次為違法使用。

　　食品添加物應具備的重要條件：1. 安全性；2. 對消費者有益 ；3. 有效果；4. 依分析可確認成分。

　　在安全性方面，應通過安全性試驗，包括：1. 毒性試驗，如急性、惡急性、慢性毒性試驗、催畸性、致癌性試驗。2. 對身體機能之影響，進行藥理學的試驗，生物化學的試驗，微生物學的試驗。3. 生物體內的變化，攝食於生物體內的試驗、代謝試驗。

　　食品添加物使用標準的訂定考量：

　　1. 經長期毒性試驗，將獲得之添加物最大無作用量（Maximum no-effect level, MNEL），乘上安全係數（1/100～1/500）後，求得添加物每日容許攝取量（ADI）。

　　2. 將國民營養調查得知的國民對各種食品平均攝取量乘上攝取係數（2～10），可求得國民對某種食品的最大攝取量。

　　3. 食品添加物的添加濃度百分率（用量標準）<（ADI/ 食品最大攝取量）。

　　食品添加物的使用，對食用該食品的消費者，必須要有實質上的益處，才可許可使用。若食品添加物不純，含有有毒物質時，必須在性狀、純度的規格符合食品添加物規格標準之規定，否則不可使用。

　　不可使用作為食品添加物的情況則包括：

● 用來隱蔽經惡劣手段製造或加工的食品：隱藏不衛生之製造或加工。

● 用於品質惡劣的原料或食品，企圖欺騙消費者。

● 降低食品的營養價值者。

● 以治療疾病或其他醫療效果為目的者。

● 目標食品的製造法或加工法以較低成本即可以改善或變更，而改善或變更的結果，可不需要使用食品添加物者。

　　慢性毒性試驗，所使用的實驗動物一生中持續攝食該食品添加物後並不發生任何異常現象之最大量稱為該食品添加物之最大無作用量。通常以實驗動物的每單位體重表示，最大無作用量應用於人體時，必須乘以 100～250 的安全係數，所得數值稱為該食品添加物的每日容許攝取量。

食品中所添加之物質種類及其區別

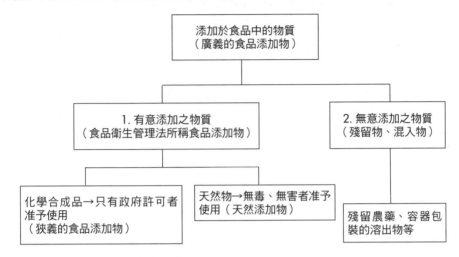

可使用作為食品添加物的條件

條件	舉例
食品製造或加工必須使用者	安定劑、澄清劑、酸、鹼等
維持食品營養價者	抗氧化劑、維生素、礦物質等
可防止腐敗、變質及其他化學變化以減少食品損耗者	抗氧化劑、防腐劑等
使食品美化、增加誘人效果者	著色劑、香料、乳化劑

食品添加物之攝取量與使用標準（用量標準）的決定

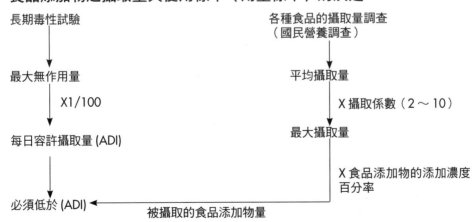

9.4 **食品添加物安全性評估**

　　食品添加物之安全性一直是消費者所關注的項目之一，其中防腐劑之安全性，也讓消費者聞之色變。常見防腐劑苯甲酸、己二烯酸、去水醋酸等，其長期過量使用，對於人體肝腎可能會造成影響。

　　食品業者使用食品添加物時，需注意食品添加物必備之條件，其敘述如下：

　　1. 食品添加物要有公定名稱，且除了俗名還要有學名、品質標準、規格及表示法。

　　2. 食品添加物之化學化合物的構造組成、製造詳細過程、使用範圍、用法用量和安全性等資料要齊全。

　　3. 食品添加物之理化性質、純度試驗及含量測定要完備。

　　4. 食品添加物的確認、成分分析法，要能定量及定性。

　　5. 食品添加物必須有確實的使用目的及效果。

　　6. 具有毒性試驗報告：食品添加物之安全性要依規定被確認，為滿足其基本條件，對於新的食品添加物要進行以世界糧農組織（FAO）及世界衛生組織訂定之安全性試驗法試驗，包括：急性毒性試驗、亞急性毒性試驗、慢性毒性試驗等。

　　7. 具有其他生物試驗報告：包括：致畸胎性試驗、繁殖性試驗、致突變性試驗、致癌性試驗、生體代謝作用試驗等之動物性試驗。

　　由於食品添加物大多數並非傳統食品中原有的成分，而是外加的成分，因此其安全性亦即人類攝取後對健康的影響最受注意。不論是天然或是化學合成物，它是否可以被指定為准許使用的食品添加物，其毒性與安全性是最優先考慮的因素。目前在世界各國大都採用依據世界衛生組織與聯合國糧農組織在 1958 年發表的「使用化學物質為食品添加物時之安全性確認法」實施的毒性試驗（動物試驗）所得的毒性資料做為評估安全性的基本依據。

　　WHO 食品法規委員會於 1973 年舉食品添加物使用之 6 大項通則，包括：

　　1. 必須經過毒物試驗之測試及評估。

　　2. 必須具有安全使用之範圍及劑量。

　　3. 在使用方法上，需被評估其使用範圍安全性。

　　4. 需經常被法定單位所確認。

　　5. 使用需符合下列需求：（1）為保存食品營養品質。（2）為消費者之特殊飲食需求。（3）增進食品之品質保存、安定性和官能特性，並避免劇烈改變食品之自然性及品質。（4）使用於食品製造、運送和儲藏，以提供完整美好之原料或避免不當之操作介入。

　　6. 應需考慮的一般原則：（1）需用於具有使用限制、目的及條件之特殊食品。（2）以最低使用量為原則。

　　食品添加物之安全評估：

　　1. 添加物本身之急毒性及長期毒性。

　　2. 添加物在食品中之用量及該食品之攝取量。

　　3. 添加物與食品中之其他成分在食品加工或貯存時之作用或變化。

食品添加物使用範圍及用量制定步驟

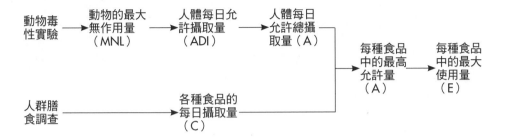

食品添加物之效能、使用方面及對人體可能傷害

食品添加物	效能	添加使用方面	對人體可能傷害
過氧化氫	殺滅食品上所附著微生物之物質	豆類加工製品、麵製品	頭痛、嘔吐、致癌
膨脹劑	為使糕餅等產生膨鬆作用而使用之物質	油條、糕點	血管壁增厚
香莢蘭醛	增強食品香味之物質	香草、奶油、巧克力等香精	無害香味添加物
硼砂	韌性、脆度、食品保水性、保存性	脆丸、油麵、魚、蝦	食欲減退、體重減輕、嘔吐、腹瀉、紅斑、循環系統障害、休克、昏迷
硫酸銅	重金屬鹽、有劇毒，生長促進劑	青豆仁、海帶、豬隻飼料	嘔吐、腹痛、嗜眠、痙攣
螢光增白劑	螢光染料	四破魚、小魚乾	致癌
糖精鈉鹽	甜度是蔗糖的 300 ～ 500 倍，對熱穩定	瓜子及蜜餞	致癌

+ **知識補充站**

公認安全物質

一種物質或食品添加物，經過科學評估，以及自古使用依經驗認為是沒有問題者，這樣普遍確認安全性的物質，稱公認安全物質（generally recognized as safe substance），簡稱為GRAS物質。在美國列入GRAS表上的食品添加物約有600種。

9.5 **主要的食品添加物種類**

　　很多人以為食品添加物都有毒，只要表示含有食品添加物，就一概拒買、拒吃。這是一大誤會，食品添加物的定義為「食品之製造、加工、調配、包裝、運送、貯藏等過程中，用以著色、調味、防腐、乳化、增加香味、安定品質、促進發酵、增加稠度、增加營養、防止氧化或其他用途而添加或接觸食品的物質」。由此可知，食品添加物是為了某種目的在食品的製備過程所添加的，與其他食品中可能污染或殘留的有害物質如農藥、洗潔劑、重金屬、微生物毒素，家畜飼料而來的有害物質、放射線物質；其來源與性質完全不同。

　　在食品添加物中，對防腐劑、殺菌劑、抗氧化劑、漂白劑及麵粉改良劑、保色劑有上述的使用食品範圍與用量標準，但其他添加劑如膨脹劑：品質改良用、釀造用及食品用製造用劑；著色劑；調味劑等則一部分不加予限制。這是因為毒性不強，且認為製造業者在成本考量下，也不致於無限制地添加，所以不加以限制。

　　現行納入食品添加物管理之產品，依其本質可分為兩大類：

　　1. 在其製造過程中本身經過化學變化或化學反應製成之「化學合成品」，供作食品製造加工等過程中添加之用者。

　　2. 由通常較少直接做為食品之天然物原料所取得之「天然成分」，供作食品製造加工等過程中添加之用者。

　　天然的食品添加物如製作蛋黃沙拉醬時，利用蛋黃中的卵磷脂成分，可做為油與水之間的乳化劑，讓製作出的沙拉醬得以成為均一的醬料，而不會有油、水分離的情形產生。

　　依據衛生福利部發布之《食品添加物使用範圍及限量暨規格標準（下稱食品添加物使用標準）》，國內食品添加物依其用途共分為 17 類，包括：防腐劑（Preservative）、殺菌劑（Bactericide）、抗氧化劑（Antioxidant）、漂白劑（Bleaching agent）、保色劑（Color fasting agent）、膨脹劑（Leavening agent）、品質改良用、釀造用及食品製造用劑（Quality improvement，distillery and foodstuff processing agent）、營養添加劑（Nutritional enriching agent）、著色劑（Coloring agent）、香料（Flavoring agent）、調味劑（Seasoning agent）、黏稠劑（Pasting（Binding）agent）、結著劑（Coagulating agent）、食品工業用化學藥品（Chemicals for food industry）、載體（Carrier）、乳化劑（Emulsifier）、其他（分別具有消泡、過濾、防蟲、被膜等之物質，例如矽樹脂、矽藻土、胡椒基丁醚、蟲膠等）。

依據衛生福利部公告之「食品添加物使用範圍及用量標準」，食品添加物依其用途區分為下列 17 類

種類	用途	品目
防腐劑	抑制黴菌及微生物之生長，延長食品保存期限之物質	己二烯酸、苯甲酸等 24 種
殺菌劑	殺滅食品上所附著微生物之物質	過氧化氫 1 種
抗氧化劑	防止油脂等氧化之物質	BHA、BHT、Vit E、Vit C 等 26 種
漂白劑	對於食品產生漂白作用之物質	亞硫酸鉀等 9 種
保色劑	保持肉類鮮紅色之物質	亞硝酸鈉、硝酸鉀等 4 種
膨脹劑	使糕餅等產生膨鬆作用而使用之物質	合成膨脹劑等 14 種
品質改良劑	改良加工食品品質、釀造或食品製造加工必需時使用之物質	三偏磷酸鈉、硫酸鈣、食用石膏等 94 種
營養添加劑	強化食品營養之物質	維生素礦物質胺基酸等 320 種
著色劑	對食品產生著色作用之物質	食用紅色六號等 35 種
香料	增強食品香味之物質	香莢蘭醛等 90 種
調味劑	賦予食品酸味甘味甜味之物質	L- 麩酸鈉（味精）、檸檬酸、糖精等 59 種
黏稠劑（糊料）	賦予食品滑溜感與黏性之物質	鹿角菜膠、CMC 等 39 種
結著劑	增強肉類魚肉類黏性之物質	磷酸鹽類等 16 種
食品工業用化學藥品	提供食品加工上所需之酸及鹼	鹽酸、氫氧化鈉等 10 種
載體	食用油脂、香辛料精油之萃取月溶劑	甘油、丙二醇等 2 種
乳化劑	讓水與油等無法相互均一混合之原料乳化之物質	脂肪酸甘油酯、脂肪酸蔗糖酯、Polysorbate 等 29 種
其他	分別具有消泡、過濾、防蟲、被膜等之物質	矽樹脂、矽藻土、胡椒基丁醚、蟲膠等 19 種

食品添加物使用需求

食品製造加工所必需之添加物	1. 豆腐之凝固劑：硫酸鈣、葡萄糖酸 -δ- 內酯；2. 拉麵用之鹼水：碳酸鹽、磷酸鹽；3. 人造奶油之乳化劑：大豆卵磷脂；4. 餅乾用膨脹劑：合成膨脹劑；5. 油脂抽出用溶劑：正己烷；6. 酵素：Amylase、Protease、Papain；7. 其他：酸類、強鹼類、矽藻土（過濾助劑）。
提升食品品質之添加物	1. 乳化劑：脂肪酸蔗糖酯、脂肪酸甘油脂；2. 黏稠劑（糊料、膠化劑、安定劑）：鹿角菜膠、CMC、海藻酸；3. 其他：肉製品使用之磷酸鹽（結著劑）、口香糖使用之甘油（軟化劑）。
補充強化食品營養價之添加物	1. 維生素：Vit B_1、B_2、B_6 和 B_{12}（水溶性）及 Vit A、 D 和 E（油溶性）；2. 胺基酸：L-Lysine、L-Threonine、L-Tryptophane、Glycine；3. 礦物質：鈣類、鐵類、鋅類、銅類。
維持美化食品風味外觀之添加物	1. 著色劑：食用紅色 6 號、銅葉綠素鈉；2. 保色劑：亞硝酸鹽、硝酸鹽；3. 漂白劑；亞硫酸鹽；4. 光澤劑：棕櫚蠟；5. 調味劑（酸味劑）：醋酸、檸檬酸、酒石酸；6. 調味劑（甜味劑）；Stevia、Aspartame、Saccharin；7. 調味劑（調味料）：味精、IMP、GMP、琥珀酸鈉；8. 香料：天然及合成香料（Vanillin 等）；9. 其他（苦味劑）：咖啡因。

9.6 **食品添加物的用途及毒性**

由於毒性問題，有許多人反對添加食品添加物於食品中，但以目前之理論評估其危險及利益，仍然值得繼續使用，例如使用防腐劑可免於微生物受害之利益，遠大於其過量或長期較多量使用所帶來之急性和慢性中毒問題。目前之問題在於是否符合規定，是否依其規定使用，只要遵守，除特殊體質外，一般人不應該有食物中毒之問題。

國內外對於食品添加物安全性之評估及管制：

（一）國際部分

1. 世界糧農組織（FAO）及世界衛生組織（WHO）共同設置之食品法規委員會（Codex Alimentarius Commission）於設立後除訂定食品添加物安全試驗法，對於新的食品添加物嚴格管制外，亦重新檢討評估過去常使用食品添加物之安全性，並限制有害性食用色素、人工甘味劑、殺菌劑、抗氧化劑等許多可能造成問題之食品添加物繼續使用。

2. 世界衛生組織與世界糧農組織（以下合稱 WHO/FAO）在西元 1958 年發表的《使用化學物質為食品添加物時之安全性確認法》，以毒性試驗（動物試驗）所得之毒性資料作為評估食品添加物安全性之依據。主要試驗資料之項目包括：

（1）基本試驗資料：每日攝取量之預估；代謝、吸收、排泄、分布、蓄積資料；對生物體機能之影響。

（2）毒性試驗資料：急性毒性、亞急性毒性、慢性毒性（包括致癌性）、對次世代的影響、突變原型、畸胎性。

對於安全性之總合評估係以上述之試驗結果為之。其中設定每日攝取安全容許量（ADI）是很重要的。通常係以慢性毒性試驗所得之最高無作用量乘以 1/100（安全係數）作為每日攝取安全容許量。但有時考慮其安全性與有用性，也有採用 1/250 或 1/500 為其安全係數者。用量標準通常係由 ADI 及效果決定，基本原則是使用食品之最高攝取量中所含食品添加物使用量不得超過 ADI。

（二）國內部分

食品添加物大多由化學合成方式所製得，少部分係由天然原料萃取精製所得成分，無論何種情形，其純度均相當高，故食用量過高可能危害人體健康，不當使用食品添加物極可能增加身體負擔或危害身體健康、破壞或減少食品某些營養素，或使消費者無法判斷生鮮食品品質，衛生福利部爰訂定食品添加物使用標準，非表列之食品品項，不得使用各該品目之食品添加物。

國內對於食品添加物安全評估項目，亦參考 WHO/FAO 之標準，主要包括：

1. 添加物本身之急毒性及長期毒性。

2. 添加物在食品中之用量及該食品之攝取量。

3. 添加物與食品中之其他成分在食品加工或貯存時之作用或變化。

過去使用過之食品添加物經證實致癌性或對人體健康恐有危害之品目

違法食品添加物	危害
甘精 （Dulcin，對位乙苯脲）	甜度是砂糖的 200 倍，曾經用於漬物、甘油等 19 項，其致癌性已獲證實
食用紫色 1 號 （Benzyl Violet 4B）	致癌性已獲證實
溴酸鉀 （PotassiumBromate 或 KBrO$_3$）	致癌性已獲證實
BHA （即丁基羥基甲氧苯）	在大白鼠（rat）亦經確認
過氧化氫（Hydrogen Peroxide）	日本之試驗報告表示有致癌性，但美國藥物食品檢驗局（FDA）則認為是過度之病變，否定其致癌性
硝基呋喃劑	由於具有強殺菌效果，曾經用於魚肉、火腿、香腸、豆腐等，防止肉毒桿菌引起的食物中毒，並延長保存性

食品法規委員會於 1973 年列舉食品添加物使用之 6 大項通則

項目	通則
1	必須經過毒物試驗之測試及評估
2	必須具有安全使用之範圍及劑量
3	在使用方法上，需被評估其使用範圍安全性
4	需經常被法定單位所確認
5	使用需符合下列需求： （1）為保存食品營養品質。 （2）為消費者之特殊飲食需求。 （3）增進食品之品質保存、安定性和官能特性，並避免劇烈改變食品之自然性及品質。 （4）使用於食品製造、運送和儲藏，以提供完整美好之原料或避免不當之操作介入。
6	應需考慮的一般原則： （1）需用於具有使用限制、目的及條件之特殊食品。 （2）以最低使用量為原則。 （3）需考慮消費者每日安全攝取量，及特殊消費群之可能攝取量。

9.7 防腐劑

　　能防止由微生物引起的腐敗變質、延長食品保藏期的食品添加物。因兼有防止微生物繁殖引起食物中毒的作用的天然或人工合成的化學物，謂之防腐劑，亦稱食品保存劑。食品防腐劑的用途，廣義地說，就是減少、避免人類的食品中毒。狹義地說，是防止微生物作用而阻止食品腐敗的有效措施之一。

　　防腐劑的使用應該符合以下標準：合理使用對人體健康無害、不影響消化道菌群、在消化道內可降解為食物的正常成分、不影響藥物抗菌素的使用、對食品熱處理時不產生有害成分。

（一）防腐劑作用機轉

　　1. 能使微生物的蛋白質凝固或變性，從而干擾其生長和繁殖。

　　2. 防腐劑對微生物細胞壁、細胞膜產生作用。由於能破壞或損傷細胞壁，或能干擾細胞壁的合成。

　　3. 作用於遺傳物質，影響遺傳物質的複製、轉錄、蛋白質的合成等。

　　4. 作用於微生物體內的酶系，抑制酶的活性，干擾其正常代謝。

（二）天然防腐劑

　　1. 乳酸鏈球菌素（Nisin）：能有效抑制引起食品腐敗的許多革蘭氏陽性細菌，如肉毒梭菌，金黃葡萄球菌的生長和繁殖，它是一種無毒的天然防腐劑，對食品的色、香、味、口感等無不良影響。廣泛套用於乳製品、罐頭製品、魚類製品和酒精飲料中。

　　2. 納他霉素（Natamycin）：在香腸、飲料和果醬等食品的生產中增加一定量的納他霉素，既可以防止發霉，又不會干擾其他營養成分。

　　我國目前批准使用的食物防腐劑，其中最常用的有苯甲酸、山梨酸等。苯甲酸的毒性比山梨酸強，而且在相同的酸度值下抑菌效力僅為山梨酸的 1/3，因此許多國家已逐步改用山梨酸。但因苯甲酸及其鈉鹽價格低廉，在我國仍作為主要防腐劑使用，主要用於碳酸飲料和果汁。山梨酸及其鹽類抗菌力強，毒性小，是一種不飽和脂肪酸，可參與人體的正常代謝，被轉化而產生二氧化碳和水，山梨酸由於防腐效果好，對食品口味亦無不良影響，已越來越受到歡迎。另從今後防腐劑的發展趨勢看，天然防腐劑將成為發展主角。

　　使用防腐劑的注意事項：一般防腐劑在 pH 值低時，防腐效果強。罐頭食品一律禁用防腐劑。減少原料污染的機會。在不影響食品風味的範圍內，增加食物酸度加熱後再添加防腐劑，可發揮最大功效。添加時要均勻混合，分布在食品中，可達到防腐效果。食品要依規定的含量範圍使用防腐劑。每一種防腐劑之使用量除以用量標準的總和不得大於 1。

防腐劑的性質及用途

名稱	性質	用途
己二烯酸	無臭或微刺激臭，難溶於水，易溶於有機溶劑	乾酪、烘焙食品、果汁、酒及醃漬物。
己二烯酸鉀	易溶於水	
丙酸鈣	無臭或微臭，易溶於水，不溶於酒精和乙醇	麵包、糕餅
丙酸鈉	無臭或微臭，易溶於 95%酒精	
去水醋酸	無臭或微臭，難溶於水，易溶於有機溶劑	人造奶油、奶油及乳酪
去水醋酸鈉	無臭，易溶於水及酒精	
苯甲酸	無臭或微臭，難溶於水，易溶於有機溶劑	糖漬果實、蘿蔔乾、蜜餞、醬油
苯甲酸鈉	無臭，易溶於水，難溶於有機溶劑	
對羥苯甲酸乙酯、對羥苯甲酸丙酯、對羥苯甲酸丁酯、對羥苯甲酸異丙酯、對羥苯甲酸異丁酯	無臭，略帶麻舌，難溶於水	醬油、豆皮及豆乾類

有害性的防腐劑

名稱	使用的產品	對人體的傷害
硼砂（已禁用）	脆丸、油麵、魚、蝦	腹瀉、休克、昏迷、紅血球破裂、貧血、體溫失調、腸胃潰爛…等
福馬琳（已禁用）	酒類、肉、肉製品、乳製品	頭疼、昏睡、呼吸困難、消化障礙、嘔吐
β-荼酚（已禁用）	醬油	腎臟障礙引起蛋白尿
水楊酸（已禁用）	酒、醋	耳鳴、頭疼、盜汗、嘔吐、呼吸困難、心臟衰竭
氟化氫（HF）（已禁用）	油脂、牛奶、酒精	侵害腸及膀胱黏膜

第（一）類　防腐劑　食品添加物使用範圍及限量暨規格標準（部分資料）

苯甲酸（Benzoic Acid）	1. 本品可使用於魚肉煉製品、肉製品、海膽、魚子醬、花生醬、乾酪、糖漬果實類、脫水水果、水分含量 25%以上（含 25%）之蘿蔔乾、煮熟豆、味噌、海藻醬類、豆腐乳、糕餅、醬油、果醬、果汁、乳酪、奶油、人造奶油、番茄醬、辣椒醬、濃糖果漿、調味糖漿及其他調味醬；用量以 Benzoic Acid 計為 1.0 g/kg 以下。 2. 本品可使用於烏魚子、魚貝類乾製品、碳酸飲料、不含碳酸飲料、醬菜類、豆皮豆乾類、醃漬蔬菜；用量以 Benzoic Acid 為 0.6 g/kg 以下。 3. 本品可使用於膠囊狀、錠狀食品；用量以 Benzoic Acid 計為 2.0 g/kg 以下。
苯甲酸鈉（Sodium Benzoate）	1. 本品可使用於魚肉煉製品、肉製品、海膽、魚子醬、花生醬、乾酪、糖漬果實類、脫水水果、水分含量 25%以上（含 25%）之蘿蔔乾、煮熟豆、味噌、海藻醬類、豆腐乳、糕餅、醬油、果醬、果汁、乳酪、奶油、人造奶油、番茄醬、辣椒醬、濃糖果漿、調味糖漿及其他調味醬；用量以 Benzoic Acid 計為 1.0 g/kg 以下。 2. 本品可使用於烏魚子、魚貝類乾製品、碳酸飲料、不含碳酸飲料、醬菜類、豆皮豆乾類、醃漬蔬菜；用量以 Benzoic Acid 為 0.6 g/kg 以下。 3. 本品可使用於膠囊狀、錠狀食品；用量以 Benzoic Acid 計為 2.0 g/kg 以下。

9.8 殺菌劑

食品殺菌劑，事實上也可算是食品防腐劑之其中一部分，其主要原因為食品殺菌劑具有相當不錯之防腐功能，殺菌劑可利用本身極強之氧化力而達到其殺菌目的，但由於反應力極強，容易腐蝕皮膚及衣物，濃度過高時，更具有可燃性及爆炸危險，因此使用食品殺菌劑時需格外注意安全。食品殺菌劑定義是指短時間內將微生物殺死，但不可殘留於食品內之化合物。

殺菌劑可於短時間內將微生物殺死，其作用機制主要有下列幾種：

1. 殺菌劑進入微生物的細胞內：殺菌劑破壞微生物的再生能力，通過細胞壁、細胞膜，並直接影響其 DNA 及 RNA，破壞微生物細胞內之酵素代謝功能或麻痺其呼吸機能。

2. 殺菌劑未進入微生物之細胞：藥劑會破壞微生物之細胞壁，造成細胞內的物質或小分子流失，導致細胞死亡。

以往可使用於食品之殺菌劑有氯化石灰、次氯酸鈉、過氧化氫及二氧化氯四種，106 年修正後僅有過氧化氫，係考量行政院環境保護署已訂有飲用水水質處理藥劑之規定，且國際間未將水質處理劑列為食品添加物。

過氧化氫則可使用於魚肉煉製品、非麵粉及非麵粉製品之食品當中，但需注意不得殘留於食品中。例如在台灣和日本偶而會發生烏龍麵之過氧化氫殘留而產生食物中毒之事件，即是業者為了漂白及增強彈性而濫用過氧化氫所致。

殺菌劑作用影響因素：微生物種類、微生物數目、溫度、pH 值、水分、有機物質、無機物質。

以溫度為主要影響因子，即在高溫下過氧化氫的抑菌效果比室溫要好。殺菌劑會隨著 pH 值改變而有不同的反應物產生，一般而言，屬於氯系殺菌劑之殺菌作用會隨著週遭環境的 pH 值降低而增加。過氧化氫在鹼性條件（pH 10 ~ 12）時的漂白作用最強。

殺菌劑在食品上的應用

● 殺菌及消毒：可用於飲用水、蔬果、魚貝類、酪農及乳品用具的殺菌。

● 漂白：過氧化氫稀釋液常用於魚肉煉製品的漂白。

過氧化氫在食品工業上，常用於食品的漂白劑、氧化還原劑與抑菌劑和微生物的控制及無菌包裝上，防止食物腐敗。過氧化氫亦應用在穀類及堅果加工的副產物轉變成低熱量、高品質的粉末產品之加工過程中；製造商為防止產品於室溫久置色澤變暗，影響產品外觀及消費者購買意願，常使用過氧化氫以達到部分防腐或改善食品外觀顏色的目的。

殺菌機制來自於過氧化氫反應過程中，會有單氧（singlet oxygen）短暫產生極強的殺菌物質，或是氧氣在未完全還原的過程中所產生的超氧自由基。此外，過氧化氫也能夠和超氧自由基及微量的過渡金屬離子，如亞鐵離子為催化劑，使產生高氧化能力的自由基來氧化廢有機物，進行費敦反應（Fenton reaction）產生強力殺菌物質氫氧自由基（hydroxyl radical）。

氯系殺菌劑在食品加工業之應用

用途	有效氯之濃度	殺菌時間
飲用水之殺菌	0.3～1.0ppm	3～5min
蔬果之殺菌	50～100ppm	5～10min
餐具器皿之殺菌	100ppm	2～3min
罐頭食品殺菌後冷卻用水	6～7ppm	視產品需求而定

pH 值與非解離型次氯酸之存在百分比

pH 值	4.0	5.0	6.0	7.0	8.0	9.0	10.0
非解離型次氯酸 (%)	100.0	99.6	95.8	69.7	18.7	2.2	0.2

食品添加物使用範圍及用量標準（本表中編號001、002及004已於民國106年刪除）

公告日期	標號	品名	使用食品範圍及用量標準
76.7.22	001	氯化石灰（漂白粉）（Chlorinated Lime）	本品可使用於飲用水及食品用水；用量以殘留有效氯符合飲用水標準為度。
76.7.22	002	次氯酸鈉液（Sodium Hypochlorite solution）	本品可使用於飲用水及食品用水；用量以殘留有效氯符合飲用水標準為度。
76.7.22	003	過氧化氫（雙氧水）（Hydrogen Peroxide）	本品可使用於魚肉煉製品、除麵粉及其製品以外之其他食品；用量以H_2O_2殘留量計；食品中不得殘留。
82.11.15	004	二氧化氯（Chlorine Dioxide）	本品可使用於飲用水及食品用水；用量以殘留有效氯符合飲水標準為度。

備註：本表為正面表列，非表列之食品品項，不得使用該食品添加物。

9.9 **保色劑**

　　肉品在加工時，經過高溫殺菌處理後，會失去原來色澤而影響視覺，為增加賣相和保持肉品的的鮮豔色度，會添加保色劑至食品中，既能阻礙肉毒桿菌生育，又可增加肉品之美觀，故在肉品加工時使用是相當普通。保色劑以硝酸鹽及亞硝酸鹽為代表，兩者皆能使肉製品呈現鮮紅色澤，過量攝取易在體內形成亞硝胺（致癌物）；另外，亞硝酸鹽易與血紅素結合，降低紅血球攜氧能力。

　　亞硝酸鹽功能為固定肉色、抑制一般細菌及肉毒桿菌的繁殖與生長、賦予肉品特殊醃漬風味、抗氧化作用、改善醃肉組織。

　　保色劑之使用限制是依其在食品中之亞硝酸根殘留量來計算（目前衛生福利部的標準是 70 ppm 以下才合法），而非依其添加量或使用量。

　　亞硝酸鹽與食品中之二級胺或香料中的蛋白質結合可能產生強致癌性之亞硝胺，對人類的咽喉、胃、肝臟、腎臟、腦等器官造成毒害。過量攝取於 1 ～ 2 小時後會產生的急性症狀有呼吸困難、流口水、虛脫、意識昏迷等。其急性藥理作用為：血管擴張、血壓降低、肝臟維生素 A 儲存量降低、甲狀腺機能障礙等。

　　對亞硝化反應來說，必須先在酸性的環境下將亞硝酸鹽轉變為亞硝酸酐（為強的亞硝化劑），才能進一步與胺類（特別是二級胺）反應產生亞硝胺。亞硝酸鹽的量愈多，轉變為亞硝胺的可能性愈大，危險性也愈大，因此需對硝酸鹽的使用量加以限制。肉類或魚肉製品鮮度較差時所產生的胺類較多，以此作成之加工製品所含之亞硝胺量也愈多。

　　亞硝基化合物之致癌機制，由放射線追蹤亞硝胺代謝作用之研究顯示，亞硝基化合物代謝的退化作用所生成之甲基離子及甲醛會攻擊 DNA 中之鳥糞嘌呤基（guanin）第 7 位置及蛋白質或其他大分子之親核性位置，作用形成烷基化取代而引起致癌性。目前，雖然尚未有直接證據可證明亞硝基化合物會對人體引發癌症，但由動物試驗的結果暗示，此化合物對人體產生致癌性的可能性很大。

　　下列癌症病人經發現其飲食與疾病具有相關性：

　　胃癌：日本人喜歡吃醃漬類食品、哥倫比亞人飲水中含大量硝酸鹽、智利人使用硝酸鹽肥料種植蔬菜等。

　　食道癌：在中國北方某些地區吃有添加經亞硝化之發霉玉米所做成的麵包，及經常攝食醃製蔬菜地區的人。

　　肝癌：經常吃含大量亞硝基化合物之食品。

　　鼻咽癌：好吃鹹魚的廣東人（中國南方、香港、臺灣）。

　　亞硝酸鹽毒性強，故很少單獨使用，市售之保色劑皆以製劑方式（混合硝酸鹽、維生素 C、多磷酸鹽、菸鹼醯胺、賦形劑等）來使用。一方面可避免誤用而引起中毒，一方面可安定發色之效果。

肉色變化循環圖

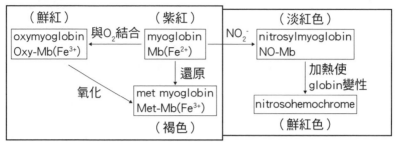

（鮮紅） oxymyoglobin Oxy-Mb(Fe^{3+})	與O$_2$結合	（紫紅） myoglobin Mb(Fe^{2+})	NO$_2^-$ （淡紅色） nitrosylmyoglobin NO-Mb

死後接觸空氣　　　　　　　　　加入亞硝酸鹽

第（五）類　保色劑　食品添加物使用範圍及限量暨規格標準

編號	品名	使用食品範圍及限量	使用限制
001	亞硝酸鉀 （Potassium Nitrite）	1. 本品可使用於肉製品及魚肉製品；用量以 NO$_2$ 殘留量計為 0.07g/kg 以下。 2. 本品可使用於鮭魚卵製品及鱈魚卵製品；用量以 NO$_2$ 殘留量計為 0.0050 g/kg 以下。	生鮮肉類、生鮮魚肉類及生鮮魚卵不得使用。
002	亞硝酸鈉 （Sodium Nitrite）	1. 本品可使用於肉製品及魚肉製品；用量以 NO$_2$ 殘留量計為 0.07g/kg 以下。 2. 本品可使用於鮭魚卵製品及鱈魚卵製品；用量以 NO$_2$ 殘留量計為 0.0050 g/kg 以下。	生鮮肉類、生鮮魚肉類及生鮮魚卵不得使用。
003	硝酸鉀 （Potassium Nitrate）	1. 本品可使用於肉製品及魚肉製品；用量以 NO$_2$ 殘留量計為 0.07g/kg 以下。 2. 本品可使用於鮭魚卵製品及鱈魚卵製品；用量以 NO$_2$ 殘留量計為 0.0050 g/kg 以下。	生鮮肉類、生鮮魚肉類及生鮮魚卵不得使用。
004	硝酸鈉 （Sodium Nitrate）	1. 本品可使用於肉製品及魚肉製品；用量以 NO$_2$ 殘留量計為 0.07g/kg 以下。 2. 本品可使用於鮭魚卵製品及鱈魚卵製品；用量以 NO$_2$ 殘留量計為 0.0050 g/kg 以下。	生鮮肉類、生鮮魚肉類及生鮮魚卵不得使用。

不同蔬菜的硝酸鹽含量

硝酸鹽濃度	種類
高含量 （>2000ppm）	芥菜、黃金小白菜、青江菜、山東大白菜、菠菜、空心菜、甘藍菜、芹菜、韭菜、萵苣。
中含量 （500～1000ppm）	白蘿蔔、大頭菜、菜心、萵苣葉、蘆筍、A仔菜、竹筍、絲瓜、蔥、青花菜、嫩豆（如菜豆、敏豆及豌豆）、西洋芹、紅鳳菜。
低含量 （≦500ppm）	洋蔥、花椰菜、紅番茄、南瓜、甜椒。
幾乎不含硝酸鹽	胡蘿蔔、牛蒡、甘藷、山藥、薑、芋頭、蓮藕、馬鈴薯、芫荽、豆苗、芽菜。

9.10 抗氧化劑

　　食品中含油成分、食用油脂及脂肪除提供人體所需營養素外，亦可成為食品香氣及風味來源之一，卻可能因脂質氧化或酸敗，影響食品風味，亦產生對人體有害物質，例如自由基，成為健康的潛在危害因子，因此需要抑制或阻斷脂質氧化生成，減少食品劣化，避免對人類健康產生危害，而添加抗氧化劑為抑制脂質氧化的方式之一。

　　抗氧化劑為食品中常見添加物，主要用於抑制食品中之氧化反應，以達到延遲食品的劣化的目的。抗氧化劑種類繁多，大致可分天然及人工合成，由於人工合成抗氧化劑較天然者穩定性高、便宜且易利用，因此普遍使用於食品工業。目前以丁基羥基甲氧苯（BHA）、二丁基羥基甲苯（BHT）及第三丁基氫醌 （TBHQ）等酚類化合物與沒食子酸丙酯（PG）等最常使用。

　　理想抗氧化劑應具備之特性 1. 必須量小即有強大之抗氧化作用。2. 必須毒性小，對水、油都可溶解，且無揮發性。3. 本身無味道，且加熱後亦不會產生異味。4. 必須對熱具有安定性，因食品大多需加熱烹調。5. 最好無顏色，以免影響食品色澤。6. 必須便宜且容易使用。

　　依來源：1. 天然的抗氧化劑：如 L- 抗壞血酸（維生素 C）、α - 生育醇（α -tocopherol，維生素 E）等。2. 化學合成的抗氧化劑：如 BHA、BHT。

　　依使用功能：1. 水溶性的抗氧化劑：如 L- 抗壞血酸及其鈉鹽、二氧化硫及其鹽類等，此類抗氧化劑對水溶解度高，可應用於水溶性高之產品，如飲料。2. 油溶性的抗氧化劑：如二丁基羥基甲苯、丁基羥基甲氧苯，- 生育醇等，此類抗氧化劑對油溶解度高，可應用於油溶性高之產品，如沙拉油。3. 相乘劑（synergist）：本身不具抗氧化作用，但可增加抗氧化作用之物質，如檸檬酸（citric acid）、多磷酸鹽等。

抗氧化劑之作用機制：

自由基捕捉劑：提供結構上的氫給自由基形成穩定的氫過氧化物或將油脂還原；而抗氧化劑自身抗氧化自由基分子，因穩定性高不會參與其他反應而終止連鎖反應，達到抗氧化效果。

螯合劑：金屬離子（如 Fe^{3+}、Cu^{2+}）等會促進油脂氧化，添加螯合劑（如多磷酸鹽，EDTA）可與食品中金屬離子形成錯鹽，可抑制氧化作用。

相乘劑：定義為本身對反應並無作用或作用很少，但若有其他化合物存在，則反應程度比單一化合物大，此物稱之。抗氧化劑之相乘劑，一般以有機酸、無機酸和其衍生物，如檸檬酸、磷酸、酒石酸。

　　二丁基羥基甲苯為具有苯環之化合物，因此可提供共振的環境而具抗氧化特性，使油脂因連續反應所產生之自由基，加以捕捉而形成安定共振混合體，阻止油脂之自氧化反應持續進行。若有酸性相乘劑存在，提供氫離子，即可使二丁基羥基甲苯反覆使用，因而延長抗氧化效果及時間。

第（三）類 抗氧化劑 食品添加物使用範圍及限量暨規格標準

編號	品名	使用食品範圍及限量	使用限制
001	二丁基羥基甲苯（Dibutyl Hydroxy Toluene, BHT）	1. 本品可使用於冷凍魚貝類及冷凍鯨魚肉之浸漬液；用量為 1.0g /kg 以下。 2. 本品可使用於口香糖及泡泡糖；用量為 0.75 g/kg 以下。 3. 本品可使用於油脂、乳酪（butter）、奶油（cream）、魚貝類乾製品及鹽藏品；用量為 0.20 g/kg 以下。 4. 本品可使用於脫水馬鈴薯片（flakes）或粉、脫水甘薯片（flakes），及其他乾燥穀類早餐；用量為 0.05 g/kg 以下。 5. 本品可使用於馬鈴薯顆粒（granules）；用量為 0.010 g/kg 以下。 6. 本品可使用於膠囊狀、錠狀食品；用量為 0.40 g/kg 以下。	
002	丁基羥基甲氧苯（Butyl Hydroxy Anisole, BHA）	1. 本品可使用於冷凍魚貝類及冷凍鯨魚肉之浸漬液；用量為 1.0 g/kg 以下。 2. 本品可使用於口香糖及泡泡糖；用量為 0.75 g/kg 以下。 3. 本品可使用於油脂、乳酪（butter）、奶油（cream）、魚貝類乾製品及鹽藏品；用量為 0.20 g/kg 以下。 4. 本品可使用於脫水馬鈴薯片（flakes）或粉、脫水甘薯片（flakes），及其他乾燥穀類早餐；用量為 0.05 g/kg 以下。 5. 本品可使用於馬鈴薯顆粒（granules）；用量為 0.010 g/kg 以下。 6. 本品可使用於膠囊狀、錠狀食品；用量為 0.40 g/kg 以下。	
003	L- 抗壞血酸（維生素 C）（L-Ascorbic Acid（Vitamin C））	本品可使用於各類食品；用量以 Ascorbic Acid 計為 1.3g/kg 以下。	限用為抗氧化劑。
004	L- 抗壞血酸鈉（Sodium L-Ascorbate）	本品可使用於各類食品；用量以 Ascorbic Acid 計為 1.3g/kg 以下。	限用為抗氧化劑。
005	L- 抗壞血酸硬酸酯（L-Ascorbyl Stearate）	本品可使用於各類食品；用量以 Ascorbic Acid 計為 1.3g/kg 以下。	限用為抗氧化劑。

9.11 著色劑

　　食品中能夠吸收和反射可見光波進而使食品呈現各種顏色的物質統稱為食品色素，包括食品原料中固有的天然色素、食品加工中由原料成分轉化產生的呈色物質和外加的食品著色劑。

　　食品的色澤是決定食品品質和可接受性的重要因素。為加強食用之吸引力以增加食慾，並使產品之顏色及外觀均一，以提高消費者購買意願。

食品色素依據化學結構的不同可分為：

1. 四吡咯（pyrrole）衍生物（或卟啉 porphyrins 衍生物）：葉綠素和血紅素。
2. 異戊二烯衍生物（isoprenoids）：類胡蘿蔔素。
3. 多酚類衍生物：花青素、花黃素等。
4. 酮類衍生物：紅麴色素、薑黃素等。
5. 堜類衍生物：蟲膠（shellac）色素、胭脂紅（carmine）等。

食品色素依據來源的不同可分為：

1. 天然色素：植物色素，如葉綠素、類胡蘿蔔素、花青素；動物色素，如血紅素、蛋黃、蝦殼中的蝦紅素；微生物色素，如紅麴色素。
2. 人工合成色素。

　　美國 FDA 對著色劑的定義：「凡在技術層面上，可用於食品、藥物及化妝品或人體的染劑（dye）、色素（pigment），或可改變顏色之物質皆為著色劑」，分為二大項目：法定之著色劑及免除認證之著色劑。

　　「法定之著色劑」是人為合成之著色劑，為非天然成分，需經 FDA 嚴格之認證過程，目前僅有九種法定著色劑，使用上有兩種型態：染劑型及鋁麗基型。

　　染劑型：此型為水溶性，主要應用於飲料、粉狀乾燥的混合物、烘焙食品、點心、乳品及寵物食品。

　　鋁麗基型：此型為不溶性物質，乃水溶性之法定著色劑經鋁、鈣或鎂鹽作用後，所形成之不溶性沉澱物。

　　免除認證之著色劑，稱為「不需法定之著色劑」，乃包括了由天然物衍生或萃取出的天然色素，以及人工合成之天然色素合成品或其衍生物，不需經過 FDA 的嚴格認證，但有一定的用量標準或用途。

　　根據 FDA 所列管的不需法定之著色劑共有 30 種，大部分為以類胡蘿蔔素為主的天然色素及其衍生物，其次是一些動、植物的萃取物、加工生成物及化學合成物。

　　人工合成色素煤焦色素共有 8 種，優點為色澤鮮豔、著色力強、穩定性高、無臭味、溶解性佳、易調色、成本低等。缺點為含苯環，可能有毒或致癌性。允許使用種類與量限制。種類有藍色 1、2 號、綠色 3 號、黃色 4、5 號、紅色 6、7、40 號以及每一種之鋁麗基。鋁麗基為色素附著在氫氧化鋁上，可分散於油性及高稠性的產品呈現亮麗的顏色。

食用天然色素來源

色素名稱	來源
可可色素 （cocoa colors）	由可可（Theobro macacao）之種子取得，主成分為黃色素。
黃玉蜀黍色素 （corn colors）	由黃玉蜀黍（Zea mays L.）之種子取得，主成分為類胡蘿蔔素（carotenoids）。
蟹色素（crabfish color）	由蟹等之甲殼取得，主成分為類胡蘿蔔素。
藍果（蒴藋）色素 （elderberry colors）	由藍果（蒴藋）（Sambucus caerulea R.）取得，主成分為花青素。
梔子藍色素 （gardenia blue）	由黃梔子色素經酵素處理後所得，主成分為 genipin。
黃梔子素 （gardenia yellow）	由黃梔子（Gardinia augusta M. vargracliflora H.）之果實取得，主成分為黃梔苷（crocin）。
葡萄汁色素 （grape juice colors）	由葡萄（Vitis vinifera L.）榨汁取得，主成分為花青素。
葡萄果皮色素 （grape skin colors）	由紅葡萄的果皮取得，主成分為花青素。
洛神花色素 （hibiscus colors）	由洛神葵（Hibiscus sabdariffa L.）的花瓣取得，主成分為花青素。
紫菜色素 （laver colors）	由紫菜（Porphyra tenera K.）取得，主成分為藻紅素（phycoerythrin）。
甘草色素 （licorice colors）	由甘草（Glycyrrhiza glabra L., Glycyrrhiza uralensis F.）或其他同屬植物的根莖取得，主成分為黃色素。

第（九）類　著色劑　使用食品範圍及限量（部分）

編號	品名	使用食品範圍及限量	使用限制
001	食用紅色 6 號（Cochineal Red A（New Coccin））	本品可於各類食品中視實際需要適量使用	生鮮肉類、生鮮魚貝類、生鮮豆類、生鮮蔬菜、生鮮水果、味噌、醬油、海帶、海苔、茶等不得使用。
002	食用紅色 7 號（Erythrosine）	本品可於各類食品中視實際需要適量使用	生鮮肉類、生鮮魚貝類、生鮮豆類、生鮮蔬菜、生鮮水果、味噌、醬油、海帶、海苔、茶等不得使用。
003	食用紅色 7 號鋁麗基（Erythrosine Aluminum Lake）	本品可於各類食品中視實際需要適量使用	生鮮肉類、生鮮魚貝類、生鮮豆類、生鮮蔬菜、生鮮水果、味噌、醬油、海帶、海苔、茶等不得使用。
004	食用黃色 4 號（Tartrazine）	本品可於各類食品中視實際需要適量使用	生鮮肉類、生鮮魚貝類、生鮮豆類、生鮮蔬菜、生鮮水果、味噌、醬油、海帶、海苔、茶等不得使用。

9.12 調味劑

　　調味劑分為甜味劑（sweeteners）、酸味劑（acidulants）與鮮味劑（flavor enhancers）三種，除部分甜味劑（如甜精）之使用範圍受限制外，大多數不受限制，可廣泛使用於食品中，其種類為食品添加物中較多之一種。

　　甜味劑可分為以下兩類：

　　營養的甜味劑： 營養甜味劑經人體攝取吸收後，由於有適當的酵素系統可加以代謝而產生能量，只是彼此間特性與反應互有差異。如蔗糖、果糖、糖醇類。

　　非營養甜味劑： 其甜味相當於營養甜味劑，但熱量必須低於 2%。由於這些非營養性甜味劑無法被人體酵素系統所分解與代謝，因此也無法產生任何熱量。如糖精、阿斯巴甜。

　　山梨糖醇其甜度約為等量砂糖之一半，普遍可用於無糖糖果、口香糖與低熱量食品。我國法規對 D- 山梨糖醇及 D- 山梨糖液 70% 的規範是可使用在飲料，其限制用量為 25 g/kg，但用於其他各類食品中，視實際需要適量使用，僅限於食品製造或加工必需時使用，但嬰兒食品不得添加使用。

　　糖精甜度為等量蔗糖的 300 倍。糖精及其鈣鹽、鈉鹽在任何加工條件中都很安定，也有很長的保存期限，是唯一不受加工、烹調、烘焙、調理條件所影響的非營養性甜味劑；我國法規對糖精的規範是可使用在瓜子及水分含量在 25% 以下的蜜餞，其用量為 2.0 g/kg 以下；可使用在碳酸飲料上，其限制用量為 0.2 g/kg 以下。

　　酸味劑結構上具有羧基之官能基的化學物質，水解後會產生氫離子及其共軛鹼，如果這些物質添加在食品中，能賦予食品酸味，增添食品的風味，提高食品在添加酸味劑後，會改善或增加其感官功能，能達到這些添加功能的酸性物質，通稱為酸味劑。

　　除了磷酸，大多為含碳原子的有機酸類，這些酸類都廣泛存在於自然界中，許多是水果所含的主要有機酸，如蘋果（蘋果酸）、柳橙（檸檬酸）、葡萄（酒石酸）、食用醋（醋酸）、發酵乳製品（乳酸）等。

　　酸味劑的主要功能是賦予食品酸味，亦可供給香味與辣味，可配合抗氧化劑來抓取會引發氧化或褐變反應的金屬離子、增加色素安定性、降低混濁度、改善溶解特性、避免濺出或增加凝膠強度。此外，亦可作為防腐劑、膨鬆劑、轉化劑、乳化劑與營養添加劑。日式料理中的醋飯與御飯糰，都會添加足量的酸味劑以生產商業無菌的產品並延長其保存期限。

　　鮮味劑可分成三大品系，分別為：胺基酸系、核甘酸系以及有機酸系。有機酸系為琥珀酸單鈉與琥珀酸雙鈉，此為貝類的鮮味。胺基酸系有 L- 麩胺酸、L- 麩胺酸單鈉（MSG）、胺基乙酸、胺基丙酸，其中麩胺酸單鈉是昆布（海帶）之呈味物質。核甘酸系有 5'- 次黃嘌呤核甘磷酸二鈉與 5'- 鳥嘌呤核甘磷酸二鈉，以柴魚或豬肉的鮮味為代表。

第（十一）類　食品添加物——調味劑（部分）

編號	品名	使用食品範圍及限量	使用限制
003	L- 天門冬酸鈉 （ Monosodium L-Aspartate ）	本品可於各類食品中視實際需要適量使用	限於食品製造或加工必需時使用
004	反丁烯二酸 （ Fumaric Acid ）	本品可於各類食品中視實際需要適量使用	限於食品製造或加工必需時使用
005	反丁烯二酸一鈉 （ Monosodium Fumarate ）	本品可於各類食品中視實際需要適量使用	限於食品製造或加工必需時使用
008	檸檬酸 （ Citric Acid ）	本品可於各類食品中視實際需要適量使用	限於食品製造或加工必需時使用
009	檸檬酸鈉 （ Sodium Citrate ）	本品可於各類食品中視實際需要適量使用	限於食品製造或加工必需時使用
010	琥珀酸 （ Succinic Acid ）	本品可於各類食品中視實際需要適量使用	限於食品製造或加工必需時使用

各種核苷酸對於麩胺酸呈味之加乘效應

種類	鮮味強度（β）
5'- 次黃嘌呤核苷酸鹽 · 7.5H$_2$O(5'-inosinate · 7.5H$_2$O) 5'- 鳥嘌呤核苷酸 · 7H$_2$O(5'-guanylate · 7H$_2$O)	1 2.3
5'-xanthylate · 3H$_2$O 5'- 腺嘌呤核苷酸 (5'-adenylate) 去氧 5'- 鳥嘌呤核苷酸 (deoxy-5'-guanylate · 3H$_2$O)	0.61 0.18 0.62

糖精及其鹽類之結構式

糖精

糖精鈉

糖精鈣

9.13 黏稠劑、結著劑

（一）**黏稠劑**：又稱糊料，泛指可溶解或分散於水中形成黏稠液或膠狀體之物質。黏稠劑在食品加工中所扮演的角色主要為：1. 改善食品品質；2. 增加食品黏性；3. 賦予食品滑順感；4. 安定乳化食品；5. 為凝膠食品的主要成分。

黏稠劑在加工食品中之重要性乃因其具有親水性基團，能在溶液中產生增稠、分散、乳化安定等特性，亦具成膠及薄膜形成等能力，而賦予食品質感、結構與多種功能。

黏稠劑種類：可分為天然黏稠劑與合成黏稠劑兩種。天然黏稠劑：一般並無使用限制。合成黏稠劑：設有用量標準者：海藻酸鈉、海藻酸丙二醇酯、羧甲基纖維素鈉（CMC）、羧甲基纖維素鈣、甲基纖維素（MC）、食用修飾澱粉、多丙烯酸鈉。無用量標準者：酪蛋白及其鈉、鈣鹽、紅藻膠、三仙膠、海藻酸及其鉀、鈣、銨鹽、羥丙基纖維素、羥丙基甲基纖維素、多糊精、卡德蘭膠、結蘭膠等。

洋菜主要由紅藻等之藻源經熱（沸）水萃取再乾燥製得。三仙膠又稱玉米糖膠（xanthan gum）是由微生物發酵 D– 葡萄糖所產生，為一具支鏈結構之複雜多醣，組成單醣為葡萄糖、甘露糖及葡萄糖醛酸。

羧甲基纖維素鈉通稱為 CMC 或 cellulose gumcellulose gum，為一化學半合成之纖維素醚基衍生物，具水溶性為鹼性纖維素與單氯醋酸鈉反應所得之產物。

（二）**結著劑**（coagulating agents）：係為了改善畜肉製品或魚肉煉製品的保水性及乳化性，以維持產品的結著性與收率，在加工製造時添加結著劑是必需的。目前政府法規所明訂之 17 種結著劑均屬於磷酸鹽類，以其結構而言，磷酸鹽類是以俗稱磷酸（phosphoric acid）之正磷酸（orthophosphoric acid）的鹽類為單體，經不同程度的聚合作用所產生的一群聚合物的通稱。在食品添加物應用除了作為結著劑外，其功能性相當廣泛，尚可當作品質改良劑、酸化劑、膨脹劑等。

結著劑功能特性：

1. 保水性：肉製品最重要的經濟考量是製品的回收率，其關鍵即在於維持蛋白質的水分結合力或保水力。

2. 乳化性：優良的乳化性才能確保加熱凝膠成型產品的結著性與避免油脂分離。由於鹽溶性蛋白的乳化保脂能力遠比水溶性蛋白好，因此可利用機械力絞碎、細切或檑潰混合食鹽的肌肉以有效抽取鹽溶性蛋白質。添加磷酸鹽類，特別是焦磷酸鹽，能明顯增進鹽溶性蛋白質的抽取，因為磷酸鹽類的離子強度較氯化鈉（食鹽）為強，二者混合使用具有相輔相成之效果。防止蛋白質變性與有效的機械作功，雖能調控製品的彈性與脆度，但較高的鹽溶性蛋白質有效抽取量對後續的凝膠成型更有利，因此能夠間接增進產品的彈性與脆度。

黏稠劑在食品加工的應用與特性

功能	應用	黏稠劑名稱
黏著劑 (adhesive agent)	麵包糖衣薄膜	洋菜 (agar)
澄清劑 (clarificating agent)	啤酒、水果酒	
接著劑 (binding agent)	臘腸	刺槐豆膠 (locust bean gum)
聚集劑 (bulking agent)	膳療飲食 (dietetic food)	阿拉伯膠 (arabic gum)
懸濁劑 (cloud agent)	果汁	

磷酸鹽結著劑性質與功能用途

編號	品名	理化性質		結著劑功能與用途	其他功能用途
		結構與式量	基本特性		
008	磷酸二氫鉀 (potassium phosphate, monobasic)	KH_2PO_4 FW=136.1	無色結晶，易溶於水，但不溶於酒精，其水溶液呈酸性，緩衝力佳。	經常與其他磷酸鹽併用，主要作酸鹼調節、金屬封鎖，次為乳化、質地改良、乳化安定與保水功能，以增加肉製品及魚肉煉製品彈性及結著力。	發酵營養劑、合成膨脹劑酸劑、乳製品酸度調節劑、金屬封鎖劑（防止氧化性褐變，抗氧化相乘劑）、清酒調味、質地改良劑。
009	磷酸二氫鈉 (sodium phosphate, monobasic)	$NaH_2PO_4 \cdot 2H_2O$ FW=156.0	略吸濕性無色結晶，易溶於水，但不溶於酒精，其水溶液呈酸性，緩衝力佳。		酸度調節劑、合成膨脹劑酸劑、酸性洗劑、金屬封鎖劑（防止氧化性褐變，抗氧化相乘劑）、質地改良劑。
010	磷酸二氫鈉（無水）(sodium phosphate, monobasic) (anhydrous)	NaH_2PO_4 FW=120	無色粉末，易溶於水，其水溶液呈酸性，緩衝力佳。		
011	磷酸氫二鉀 (potassium phosphate, dibasic)	K_2HPO_4 FW=174.2	略吸濕性無色結晶，易溶於水，難溶於酒精，其水溶液呈鹼性，緩衝力佳。		發酵營養劑、酸度調節劑、乳製品鹼劑、金屬封鎖劑（防止氧化性褐變，抗氧化相乘劑）、質地改良劑、碳酸鹽鹼水助劑。
012	磷酸氫二鈉 (sodium phosphate, dibasic)	$Na_2HPO_4 \cdot 12H_2O$ FW=358.2	無色結晶，易溶於水，但不溶於酒精，其水溶液呈鹼性，緩衝力佳。		酸度調節劑、乳製品鹼劑、金屬封鎖劑（防止氧化性褐變，抗氧化相乘劑）、質地改良劑、碳酸鹽鹼水助劑、製造磷酸化澱粉。

9.14 **漂白劑、膨脹劑**

（一）**漂白劑**：具有漂白作用的化學物質種類繁多，而依其作用型式可簡單分為：氧化性漂白劑與還原性漂白劑兩大類。但目前在食品添加物中所允許使用的漂白劑只有還原性的漂白劑，其主要種類為亞硫酸鹽（sulfite）。

所謂漂白劑乃是以化學方法對食品具有之色素及發色物質給予脫色成淡色或無色化合物，或是抑制褐變的發生及其他顏色之變化的物質。

亞硫酸鹽類，其漂白原理是利用亞硫酸鹽類還原為具強還原力之亞硫酸，以破壞一些氧化酵素的作用；或將褐變的中間產物還原以抑制反應的進行，使食品能保有原來的顏色，亦能使食品中不期望產生之顏色物質還原成無色化合物，以達到漂白的效果。

1. 漂白與還原作用：亞硫酸鹽在酸性環境下可生成還原力很強的亞硫酸，可使有色物質以化學方法進行分解或變為無色物質，因此可達到漂白效果。

2. 抑制酵素性褐變：硫酸鹽類可抑制一些氧化酵素的褐變反應，包括：多酚氧化酶（polyphenoloxidase）、酪胺酸氧化酶（tyrosinase）、抗壞血酸鹽氧化酶（ascorbateoxidase）、脂肪氧合酶（lipoxygenase）。其原因為亞硫酸鹽可解離為亞硫酸離子，可與酵素蛋白質中之雙硫鍵作用而引起斷鍵，致使酵素失去活性。

3. 抑制非酵素性褐變：亞硫酸鹽可與還原醣及羰基化合物（carbonyl compound），特別是醛、酮類作用形成安定的羥基磺酸鹽（hydroxysulfonates），而有效的阻止梅納反應（Mailardreaction）之非酵素性褐變產生。

4. 抑制微生物的生長：在食品加工及保藏上，常利用亞硫酸鹽來防止一些有害菌之繁殖及作用，以利加工品質之維護。其抑菌作用主要對醋酸菌、乳酸菌和各種黴菌較具效果，對酵母菌效果較差。

5. 作為麵糰調整劑：在烘焙製造過程中，使用亞硫酸鹽可打斷雙硫鍵，藉以調整麵糰的黏彈性，以利麵糰加工及獲得良好之組織性與流變性，故常用於各式冷凍麵糰產品加工中。

（二）**膨脹劑**：膨鬆意指藉由導入氣體，使麵糰或麵糊的體積增大。而應用在食品組織膨脹的氣體共有四種：空氣、水蒸氣、二氧化碳（由生物性／化學性膨脹劑產生）、氨氣（由化學膨脹劑產生），其作用在於使產品具有酥鬆可口之特性，依麵團或麵糊之酸鹼度或含水量的多寡，來選擇適合的膨脹方法。膨脹劑又可分為快速、慢速、雙效、單劑及雙劑等種類。

烘焙食品常用之化學膨脹劑可分為：

1. 銨粉：可產生氨氣的化學膨脹劑主要有兩種，一為碳酸氫銨另一為碳酸銨。這兩種膨脹劑受熱即分解為氨、二氧化碳和水。這兩種膨脹劑，產生氨的溫度不同，碳酸氫銨分解的溫度約 50℃左右，碳酸銨的分解約 35℃左右，可根據烘焙產品的種類和性質選用，氨一般用在含水分少的麵食，如餅乾、油炸類麵食、泡芙等。

2. 蘇打粉：俗稱小蘇打，遇水和熱或與其他酸性鹽中和可放出二氧化碳。

3. 發粉。

第（四）類　漂白劑　食品添加物使用範圍及限量暨規格標準

編號	品名	使用食品範圍及限量	使用限制
001	亞硫酸鉀（Potassium Sulfite）	1. 本品可使用於金針乾製品；用量以 SO_2 殘留量計為 4.0 g/kg 以下。 2. 本品可用於杏乾；用量以 SO_2 殘留量計為 2.0 g/kg 以下。 3. 本品可使用於白葡萄乾；用量以 SO_2 殘留量計為 1.5 g/kg 以下。 4. 本品可使用於動物膠、脫水蔬菜及其他脫水水果；用量以 SO_2 殘留量計為 0.50 g/kg 以下。 5. 本品可使用於糖蜜及糖飴；用量以 SO_2 殘留量計為 0.30 g/kg 以下。 6. 本品可使用於食用樹薯澱粉；用量以 SO_2 殘留量計為 0.15 g/kg 以下。 7. 本品可使用於糖漬果實類、蝦類及貝類；用量以 SO_2 殘留量計為 0.10 g/kg 以下。 8. 本品可使用於蒟蒻：非直接供食用之蒟蒻原料，用量以 SO_2 殘留量計為 0.90 g/kg 以下；直接供食用之蒟蒻製品，用量以 SO_2 殘留量計為 0.030 g/kg 以下。 9. 本品可使用於上述食品以外之其他加工食品；用量以 SO_2 殘留量計為 0.030 g/kg 以下。但飲料（不包括果汁）、麵粉及其製品（不包括烘焙食品）不得使用。	
009	過氧化苯甲醯（Benzoyl peroxide）	1. 本品可於乳清之加工過程中視實際需要適量使用。 2. 本品可使用於乾酪之加工；用量為 20mg/kg 以下（以牛奶重計）。	

美國對食品裡亞硫酸鹽類用量的限制

項目	SO_2 殘留量 (ppm) 限制
葡萄糖漿	不得超過 40ppm
結晶葡萄糖	不得超過 20ppm
葡萄酒	不得超過 350ppm
食用澱粉	不得超過 500ppm

各種用於烘焙的膨脹劑

品名	簡稱	分子式	分子量	使用範圍
鈉明礬 (sodium alum)	NAS	$Al_2(SO_4)_3 \cdot Na_2SO_4 \cdot 24H_2O$	916	常用於中式烘焙產品
銨明礬 (ammonium alum)	AAS	$Al_2(SO_4)_3(NH_4)SO_4 \cdot 24H_2O$	906	常用於麵包、蛋糕及餅乾等烘焙製品
燒鉀明礬 (burnt potassium alum)		$Al_2(SO_4)_3K_2SO_4$	506	作為膨脹劑，使用於麵包等烘焙製品
燒銨明礬 (burnt ammonium aium)		$Al_2(SO_4)_3(NH_4)_2SO_4$	474	與銨明礬同，但有很強之吸濕性，需密封保存
燒鈉明礬 (burnt sodium alam)		$Al_2(SO_4)_3 \cdot Na_2SO_4$	484	與鈉明礬同
酸式磷酸鋁鈉 (sodium aluminam phosphate acidic)	SALPA SALPH	$Na_3Al_2H_{15}(PO_4)_8$ $Na_3Al_2H_{15}(PO_4)_8 \cdot 4H_2O$	898 950	• 可單獨使用或與磷酸鹽配合使用 • 可添加於蛋糕製品 • 適於需長時間製備或需冷凍冷藏之產品製作
碳酸鉀 (potassium arbonate)		K_2CO_3	138	其用法與碳酸鈉類同，但價格較貴，較少使用

9.15 **食品香料**

香味（flavor）是指任何食物吃進口中後，所呈現出之特徵的總和感覺，這些感覺主要包括味覺、嗅覺、觸覺及痛苦感，將這些特徵送達腦部並加以解析後，得到一個綜合的結果，即是該食物之香味，而食品香料之添加便是想要修飾這些特徵。

一般修飾味覺用的佐料稱為調味料（seasonings）或味料，例如：糖、味精及鹽等；而修飾嗅覺用的佐料稱之為調香料（flavorings）或香料，例如：檸檬油、薑油等，上述說法只是概括的分別而已，因為食品香料之間很難下定義及界限，像香辛料便具有調味料及調香料二者之特性。

食品香料種類繁多，易造成名稱的混淆，所以國際香料工業組織（IOFI）將食品香料分為以下三類：

1. 天然香料及香味物質：由天然植物或動物經加工或不加工之香料原料，以物理方法製備而得，可供人食用的物質，例如：茴香腦（anethole）、薑油酮（zingerone）。

2. 天然同等香味物質：由有機合成或從天然香料原料以化學過程分離所得之物質，此物質與天然產物之化學構造相同，經加工或不加工之香料，供人食用，例如：丁香醇（eugenol）、月桂醛（lauraldehyde）。

3. 合成香味物質：與天然產物之化學構造不同，經加工或不加工之香料，供人食用者，例如：檸檬油醛（citral）、香草醛（vanillin）。

食品香料與其他食品添加物不同之處在於其種類及用法眾多，因此很難有一套簡單的法規來規定其使用方法，例如：丁香油（clove oil）在食品中的使用量在 1 ppm 以下，但在糖果中，其添加量可高達 1,000 ppm 以上。一般來說，食品香料使用量是因產品的特性而自行限制的。一般用量均很少，若超過添加量則往往會使人們產生厭惡感，用量的多寡通常是根據人的嗜好性來決定。由於食品中香料之使用量甚少，故目前為止很少發現有食用香精而引發中毒事件。

食品香料的種類：

1. 動物性香料：動物性香料有麝香、靈貓香、龍涎香、海狸香四種及一種動物香味浸出物。主要用作高級香料之保留劑，或配製成酒精溶液作為香水及食品熱反應之香料。

2. 植物性香料：植物性香料大多呈油狀或膏狀，也有少數呈樹脂狀或半固態，一般可分為精油、酊劑、香脂、香樹脂、浸膏等。由於植物性香料的主要成分是具有揮發性與芳香性的油狀物，因此又有人將植物性香料，統稱為精油。

3. 合成香料的分類：依來源分類，1. 單離香料：從植物性的香料精油中，只萃取單一的主成分，該成分即為單離香料。2. 調合香料：多數將天然香料或合成香料數種的組合，構成一基體的香味，稱為基礎香料，再加上調味香料，形成完整的「調合香料」。一般而言，較簡單者的調合香料約使用 10 至 30 種香料，而較複雜要用 50 至 100 種香料，成分更多時使用 200 至 500 種香料。

飲料使用香料含下列成分時，應符合其限量標準

公告日期	品名	使用範圍	限量標準〈mg / kg〉
77. 8. 19	松蕈酸 Agaric acid）	飲料	20
	蘆薈素（Aloin）		0.10
	β - 杜衡精（β - Asarone）		0.10
	小檗鹼（Berberine）		0.10
	古柯鹼（Cocaine）		不得檢出
	香豆素（Coumarin）		2.0
	總氫氰酸（Total Hydrocyanic Acid）		1.0
	海棠素（Hypericine）		0.10
	蒲勒酮（Pulegone）		100
	苦木素（Quassine）		5
	奎寧（Quinine）		85
	黃樟素（Safrole）		1.0
	山道年（Santonin）		0.10
	酮（α 與 β）（Thujones，α and β）		0.5

香料、食品添加物使用範圍及限量暨規格標準

公告日期	編號	品名	使用食品範圍及限量	使用限制
76. 7. 22	001	乙酸乙酯（Ethyl Acetate）	本品可於各類食品中視實際需要適量使用	限用為香料
76. 7. 22	002	乙酸丁酯（Butyl Acetate）	本品可於各類食品中視實際需要適量使用	限用為香料
76. 7. 22	003	乙酸酯（Benzyl Acetate）	本品可於各類食品中視實際需要適量使用	限用為香料
76. 7. 22	004	乙酸苯乙酯（Phenylethyl Acetate）	本品可於各類食品中視實際需要適量使用	限用為香料
76. 7. 22	005	乙酸松油腦酯（Terpinyl Acetate）	本品可於各類食品中視實際需要適量使用	限用為香料
76. 7. 22	006	乙酸桂皮酯（Cinnamyl Acetate）	本品可於各類食品中視實際需要適量使用	限用為香料
76. 7. 22	007	乙酸香葉草酯（Geranyl Acetate）	本品可於各類食品中視實際需要適量使用	限用為香料
76. 7. 22	008	乙酸香茅酯（Citronellyl Acetate）	本品可於各類食品中視實際需要適量使用	限用為香料

✚ 知識補充站

欲萃取之植物置於蒸餾塔內，直接或間接與蒸汽接觸，沸騰氣化後經冷凝器再被變回液體，再油水分離器即可分離出精油與回收的水。

9.16 乳化劑

　　乳化劑是一種界面活性劑，像是蛋糕、巧克力、餅乾、冰淇淋等食品，在製作過程中，或是使用水溶性、脂溶性物質時，添加乳化劑可幫助兩種物質較容易混合。在食品製造上，乳化劑是一種很好用的物質，具有讓水性、油性物質混合在一起的特性。

　　水與油是互不相容的兩種液體，攪拌時，油就一部分在水中呈小球狀而分散，靜止時又分為油與水之兩層，這就是當油與水之界面張力愈大時就愈難混合，若加入乳化劑使界面張力等於零時，就不需加任何力量就可以混合。乳化系之分散形式是依乳化劑之 HLB 值及油／水的比例，而區分為水包油型（O/W）與油包水（W/O）兩種。

　　乳化劑（emulsifier）之使用對食品種類（對象食品）或添加量均不加以限制。乳化劑的構造是由親水基和疏水基所組成之非離子界面活性劑，親水基是丙二醇（propylene glycol）和蔗糖（sucrose）；疏水基則是天然油脂來源－脂肪酸。除了某些特殊產品以外，具備多價醇（多元醇）類之甘油（glycerol）、山梨醇酐（sorbitan）。因為是由多價醇和脂肪酸所組成，因此可依種類組合不同和酯化程度的改變，製造出從親水性到親油性的製品。

　　脂肪酸蔗糖：是蔗糖和脂肪酸酯化的蔗糖乙酸異丁酸酯。蔗糖部分為親水基，脂肪酸部分為親油基之界面活性劑。使用脂肪酸種類有硬脂酸、棕櫚酸、油酸等的長鏈脂肪酸，以及醋酸、異丁酸等短鏈脂肪酸。長鏈脂肪酸的酯化製品可作為各種食品的乳化劑，而短鏈脂肪酸的酯化製品則可添加於清涼飲料水作為香料比重調整劑來使用。

　　脂肪酸山梨醇酐酯：是山梨醇酐和脂肪酸的酯化物，其製品包含脂肪酸聚合山梨醇酐酯 20（polysorbate 20）、脂肪酸聚合山梨醇酐酯 40（polysorbate 40）、脂肪酸聚合山梨醇酐酯 60（polysorbate 60）、脂肪酸聚合山梨醇酐酯 65（polysorbate 65）、脂肪酸聚合山梨醇酐酯 80（polysorbate 80）。

　　脂肪酸丙二醇酯：是丙二醇（propylene glycol）和脂肪酸的酯化製品或丙二醇和油脂的酯化置換製品。

　　卵磷脂本身是一種乳化劑，具有乳化性、濕潤性、保水性等，此外亦具有抗氧化性。在食品加工上具有廣泛之用途。如麵包之製造可節省乳化劑用量，增加麵包安定性，促進糖與油脂之親和力而縮短混合時間，減少黏性，增加體積，保持柔軟性及滑潤食感等。巧克力之製造卵磷脂可降低黏度、增加機械操作之容易性。亦可降低可可脂用量、增加產品光澤及提高食感品質。用量約 0.3 ～ 0.5%。大豆卵磷脂常用作冰淇淋及無脂冰淇淋之乳化劑。添加量約 0.5%，可使顆粒細而均勻，防止糖類結晶析出，增強空氣泡之保持安定性。

乳化劑的親水基和疏水基有秩序地排列在水 - 油界面情形

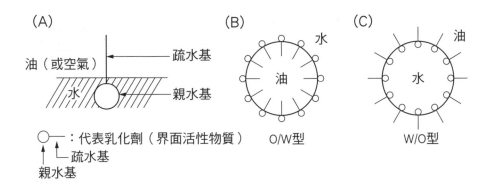

脂肪酸聚合山梨醇酐酯之性質、HLB 及機能性

脂肪酸山梨醇酐酯	性質	HLB	機能性
單月桂酸 (monolaurate, Span20)	黏稠性液體	8.5～8.7	消泡
單棕櫚酸 (monopalmitate, Span40)	固體	6.5～6.7	分散、乳化
單硬脂酸 (monostearate, Span60)	固體	4.7～5.0	分散、乳化
三硬脂酸 (tristearate, Span65)		2.0～2.1	乳化
單油酸 (monooleate, Span80)	黏稠性液體	4.3～5.1	乳化
三油酸 (trioleate, Span85)		1.7～1.8	消泡

脂肪酸丙二醇酯之使用對象食品及效果

對象食品	效果
冰淇淋	提高膨脹率 (overrum)、給予乾燥性 (dryness)、增加保型性、改善組織細膩性。
酥油	防止吐司、點心、西點的吸濕、改善製造工程、防止老化。
西點	縮短攪拌混合時間、改善組織細膩性、防止老化、增加容積。
人造奶油	防止水分蒸發、防止水滴分離。

10.1 **食品用洗潔劑的定義**

　　洗潔劑主要藉由其所含的界面活性劑使原本無法相溶的物質溶合在一起，而達到去油污、洗淨的目的；依成分可分為來自於植物的天然洗潔劑及來自於石油的化學合成洗潔劑兩種。

　　食品用清潔劑係由界面活性劑、抗菌劑、助溶劑、酵素、香料及著色劑等多種成分組成，會有不良成分（砷、壬基苯酚聚乙氧基醇類及螢光增白劑等）摻雜於內，故需以衛生標準規範。

　　食品用洗潔劑係用於食品、食品器具、食品容器及食品包裝之清洗，若含有害物質會直接經洗滌過程之接觸或間接由餐具殘留進入人體，造成傷害。

　　螢光增白劑為一種合成染料，能使清洗過的衣物、器具等具有潔白、亮彩及鮮豔的觀感，因此常被用於紡織、製紙、肥皂及清潔劑中。螢光物質主要分二種：一種是含「非遷移性螢光劑」的螢光物質，另一種則是含「可遷移性螢光劑」的螢光物質。「非遷移性螢光劑」沒有遷移性，就算有螢光反應，也不會對人體造成危害；使用有螢光反應的樹脂或原料製成的商品即是屬於此類。至於「可遷移性螢光劑」，如添加螢光增白劑，會藉由洗滌、飲食而轉移到人體皮膚或黏膜。雖其毒性低，但基於其應用性不以添加至食品為目的，故不准許使用於食品。

　　依《食品安全衛生管理法》規定，食品用洗潔劑，係指直接使用於消毒或洗滌食品、食品器具、食品容器及食品包裝之物質。食品用洗潔劑之容器或外包裝，應以中文及通用符號，明顯標示下列事項：1. 品名。2. 主要成分之化學名稱；其為二種以上成分組成者，應分別標明。3. 淨重或容量。4. 國內負責廠商名稱、電話號碼及地址。5. 原產地（國）。6. 製造日期；其有時效性者，並應加註有效日期或有效期間。7. 適用對象或用途。8. 使用方法及使用注意事項或警語。9. 其他經中央主管機關公告之事項。

　　《食品用洗潔劑衛生標準》係依《食品安全衛生管理法》第 17 條規定訂定之，本標準所稱食品用洗潔劑，係用於消毒或洗滌食品、食品器具、食品容器或包裝之物質。作為商業滅菌用途之食品洗潔劑，不適用本標準。

　　影響洗淨（清潔）效果的因素，洗淨受下列因素影響：

1. 洗潔劑的選擇（高效能或低價品質）。
2. 作用時間：影響溶劑與洗潔劑對污物的作用力。
3. 洗潔劑濃度：影響污物的分離與溶解。
4. 洗滌方法（人或機器）：影響污物的分離與分散。
5. 水的性質：會影響洗潔劑的活性。
6. 溫度：加溫可提高作用力降低洗潔劑使用濃度。
7. 洗滌程序。

溶質與界面活性劑膠團結合的方式示意圖

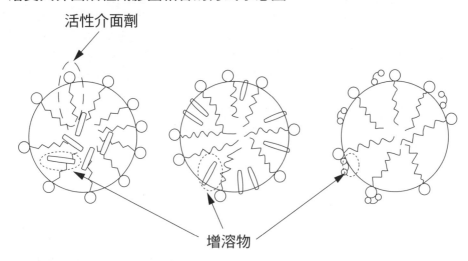

活性介面劑

增溶物

界面活性劑的用途與危害

類型	產品種類	對生物與人體暴露的危害
陰離子型	洗潔劑*、洗衣粉	破壞水中生物細胞產能的機制，而使細胞壞死。低磷產品的添加製劑，誤食對人體可能有鹼性的腐蝕傷害。
非離子型	洗潔劑*、乳化劑、化妝品	代謝物壬基苯酚使雄性生物雌性化。誤食對人體則有輕微的刺激性。
陽離子型	殺菌劑、衣物柔軟精	誤食對人體有刺激性，高濃度時可能產生腐蝕作用。

*洗潔劑包含洗碗精、沐浴乳、家庭清潔用品等

食品用洗潔劑之衛生應符合下列標準 　　　　　（106.06.12 訂定）

項目	衛生標準
砷	0.05 ppm 以下（以 As_2O_3 計）；依產品標示，於稀釋後使用時之溶液濃度為基準
重金屬	1 ppm 以下（以 Pb 計）；依產品標示，於稀釋後使用時之溶液濃度為基準
甲醇	含量：1 mg/mL 以下
壬基苯酚類界面活性劑（nonylphenol 及 nonylphenol ethoxylate）	百分之 0.1（重量比）以下
螢光增白劑	不得檢出
香料及著色劑	應以准用之食品添加物為限

10.2 洗碗精

　　洗碗精就跟大部分的清潔劑一樣，是靠界面活性劑（又稱表面活性劑）來清潔頑垢的油污。而界面活性劑通常是兩親的有機化合物，能使目標溶液表面張力顯著下降的物質，以及降低兩種液體之間表面張力的物質。界面活性劑具有親水與親脂基團的有機兩性分子，可溶於油與水，借此清洗油污。

　　使微溶性或不溶性物質增大溶解度的現象稱為增溶作用。將界面活性劑加於水中時，水的界面張力急劇下降，繼而形成活性劑分子聚集的膠束。形成膠束時的界面活性劑濃度稱為臨界膠束濃度，當界面活性劑的濃度達到臨界膠束濃度時，膠束能把油或固體微粒吸聚在親油基的一端，因此增大微溶物或不溶物的溶解度。

　　界面活性劑又分天然界面活性劑與合成界面活性劑兩種。天然界面活性劑又分動物性與植物性。古人利用動植物之油脂加上鹼，自然皂化的肥皂就為動物性的天然界面活性劑。而皂素為植物性的天然界面活性劑，例如茶皂樹、無患子等。天然界面活性劑可經由微生物分解，不僅無毒也不會造成環境的負擔。相較於合成界面活性劑添加影響水中生態及生物內分泌系統的壬基苯酚，天然的植物界面活性劑更環保安全，是現在重視環保議題的人類在界面活性劑發展的重要方向。

洗碗精的種類：

化學性：一般是指化學洗碗精。化學洗碗精是靠界面活性劑來清潔頑垢的油污，其中還含有一些染料、香精、壬基苯酚。

天然性：一般是指植物界面活性劑，包括

1. **天然洗碗精：**天然洗碗精與化學洗碗精不同之處，天然洗碗精是以植物的皂素來清潔油污，且不含染料、壬基苯酚等身害人體之物質。

2. **天然肥皂水：**用廢油自製的肥皂，重複利用不僅環保，也可達到把碗洗乾淨的效果。若不會自製肥皂，也可從有機商店中購買。將從肥皂磨成粉狀或條狀，與 1：5 的熱水拌勻，即可放在容器中方可使用。

3. **無患子：**皂素為植物特有的界面活性劑。無患子厚肉質狀的果皮含有大量的無患子皂素，只要用水搓揉便會產生泡沫，可用於消毒殺菌等清洗功效，同時也可用於洗手、洗髮、沐浴等之用途。但有白色或淺色塑膠容器可能被染黃之缺點。

4. **苦茶粉：**苦茶粉是由苦茶籽壓榨後磨密粉狀，含有天然植物皂素，可清洗餐具、蔬菜水果。一匙的苦茶粉加水調勻，抹布加水再沾少許苦茶粉直接刷洗碗盤，用清水沖洗便可分解油污。

污垢從界面脫離的過程

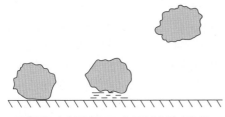

固體污垢從界面上脫離的過程

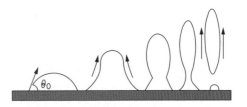

液體污垢從界面上脫離的過程

洗碗精環保標章規格標準（民國 98 年 11 月 16 日行政院環境保護署環署管字第 0980104474A 號公告）

洗碗精（洗濯餐具使用之合成清潔劑）	標準
界面活性劑生物分解度	檢測數值應為 95% 以上
所使用之界面活性劑	需含 50% 以上天然原料（如脂肪酸鈉、脂肪酸鉀等）
螢光劑、含氯漂白劑（Chlorine Bleach）、甲醛（Formaldehyde）、三氯沙（Triclosan）及含氯添加劑	不得檢出
總磷、三乙酸基氨（Nitrilotriacetic acid, NTA）、過硼酸鹽（Perborate）	含量應為 0.1% 以下
pH 值	不大於 9 且不小於 5
乙二胺四乙酸（Ethylenediamine tetraacetic acid, EDTA）	含量應為 0.01% 以下
乙氧烷基酚（Alkylphenolethoxylate, APEO）	含量應為 0.05% 以下

天然洗潔劑

項目	說明
橘子皮	橘子皮中含有橘子油，又稱橘皮精油，由 90% 柑橘性水果產生的 D- 檸檬精油 (d-Limonene) 組成，為天然抑菌物質且去污效果佳，可以分解油污，排入水管後不會造成阻塞。
檸檬皮	檸檬中的檸檬油能有效的軟化油垢，其中的檸檬酸能分解鍋子內部殘留的碳酸鈣白點。
麵粉	可以吸附油污
小蘇打	能清潔油污

10.3 石化洗潔劑

自石化工業進入臺灣之後，一般日常生活中所使用的素材，幾乎均被石化原料的產品所取代。許多不知名的材質，透過化學合成的方式成為商品，進駐到我們的生活中。

日常使用的清潔用品大多是石化洗劑，長期使用影響健康。家用清潔用品（包含沐浴乳、洗髮精、洗面乳等身體洗劑及各式環境洗劑），多以石油衍生物與界面活性劑為基礎原料，再添加化學配方製成，又稱石化洗劑。

家中哪些洗潔劑是石化合成洗劑呢？其實一般廣告的洗衣粉、浴廁或玻璃洗潔劑、沐浴乳、洗面乳、洗髮乳幾乎都是合成洗劑。洗衣粉中的界面活性劑比例高達 25%，而洗髮乳中界面活性劑含量則與洗衣粉相當，也大約在 21 ～ 25% 左右。為了使頭髮看起來「閃閃動人」，洗髮精中甚至會添加螢光劑，而香料和色素也都可能刺激皮膚，引發過敏反應。

壬基苯酚聚乙氧基醇類（nonylphenol polyethoxylate, NPEO）為石化類非離子界面活性劑，它的作用是容易起泡，方便去除鍋碗等器皿表面的髒污，但含 NPEO 的廢水不論進到污水處理廠或直接流入河川等水體，會被細菌降解為更短鏈的 NPEO 或壬基苯酚（nonylphenol, NP）。

NP 為環境荷爾蒙物質，具有類雌性激素作用，約為雌二醇（17β-estradiol）之 10^{-3} 至 10^{-6} 倍，對水生生物會造成雄魚雌性化以及在哺乳類動物體內及體外試驗亦證明對生殖系統及遺傳上均有影響；NP 之致突變性及致癌性低，由老鼠實驗計算出人體壬基苯酚之無明顯效應劑量（noobservable adverse effect level, NOAEL）為 15 mg/kg bw/day。

一般人對 NP 主要暴露來源為食物攝入，文獻指出 1993 年至 1996 年國人來自飲食的攝取量約為 30 μg/day 遠高於德國（7.5 μg/day）及紐西蘭（3.6 μg/day）；基於壬基苯酚具有干擾內分泌系統特性，以及在環境有生物循環蓄積作用，歐盟自 2005 年起規定清潔劑等產品之 NP 及 NPEO 限量為 0.1%；衛生福利部於 96 年訂定「食品用洗潔劑衛生標準」，其中壬基苯酚類界面活性劑（NP 及 NPEO）之限量標準為 0.1%（重量比）。

合成界面活性劑是非常穩定的物質，無法透由自然界中的微生物分解；更糟的是，它是生態殺手。只需要 0.5 ppm 的濃度，微生物和魚貝類的卵及幼蟲就會死亡。

石化洗潔劑進入人體路徑

經由口入	由清洗杯盤餐具所殘留的清潔劑，經攝食而入口。
經由皮膚	在洗衣物的過程中，石化清潔劑必深入布料纖維溶解污物，所以多少會殘留於衣物纖維中，而與皮膚接觸時，會因摩擦或汗水溶解釋出。另一經由皮膚侵入體內的最大管道，就是使用石化原料為組成成分的化妝保養品。
經由呼吸	石化清潔劑有些在使用中會有揮發性的氣體，能經由鼻子、呼吸道，深入肺部。

壬基苯酚類對人體影響

1. 破壞皮膚皮脂膜，使皮膚變得敏感、乾燥、抵抗力下降。	8. 乳癌的增加。
2. 經由皮膚吸收，石化毒素進入血液當中，造成血液酸化現象。	9. 子宮異位症。
3. 毒素隨血液到達肝、腎，增加肝腎負荷。	10. 免疫系統受損。
4. 男性繁殖力下降。	11. 甲狀腺腫癌。
5. 男性特徵發展缺陷。	12. 過動兒。
6. 攝護腺癌的增加。	13. 孩童的學習能力認知影響。
7. 女性生殖力下降。	

雌激素與壬基苯酚化學結構

雌激素(17β-estradiol)　　　　壬基苯酚(Nonylphenol)

＋ 知識補充站

石化清潔劑（石化洗劑）＝石油衍生物＋界面活性劑＋化學（或天然）配方

11.1 **食品包裝的目的**

在今日生活中，食品包裝已廣泛的使用，因現代科技日益進步，食品水準提高，包裝也日益被重視，要求也越來越講究，包裝不只要能達到保存食品品質的功能，還要具有吸引力和促銷力等。由於食品流通型態的多樣化及合成樹脂化學之進步，開發了多種功能的包裝材料，使得包裝材料的種類增加不少。

（一）食品包裝之目的

1. 可保護食品，避免環境因素的溫度、濕度、光線、空氣等及微生物、蟲害及老鼠等生物的侵害。包裝可以保護食品免受外來碰撞、撞擊等機械性的傷害，也可以隔絕空氣、水分、光線的接觸，延長食品保久壽命。

2. 減少從生產至消費間流通過程的衝擊，壓縮或碰撞等機械外力的破損，以保持物理上的安全。

3. 定量包裝便於運銷。一種食品包裝常有一定的規格、大小及標準，除了個別食品小包裝外，還有集合個別食品的大包裝，個別食品包裝便於攜帶，而集合各別食品的大包裝在運輸時，不必搬運個別食品，只要將整個大包裝好的食品搬上交通工具即可，在運輸途中更可避免食品因車子的搖動、振動而掉落。

4. 提高保管、銷售上的作業效率。包裝好的食品貯存方便，可以放在商店的架子上由消費者自行選購，更可以使用自動販賣機販售。

5. 提高食品商品價值。吸引消費者的注意，引起購買的意願；食品包裝上可以設計美觀的形狀、圖案吸引消費者注意。

6. 便於標示內容物、食用法及營養成分。藉由包裝標示使消費者識別產品、成分、重量、廠商、製造日期及保存期限，消費者可由包裝上的標示了解內容物的特性。

7. 防止偷竊及下毒：近年來，接二連三的發生食品及藥品被動手腳（如千面人事件），對消費者的生命安全造成很大威脅，正確及適當的食品包裝可以防止下毒事件的發生。

8. 說明使用方法：在食品的包裝外表上可以用文字及圖樣說明內容物使用方法。

（二）包裝標示

食品及食品原料之包裝根據《食品安全衛生管理法》的 22 條的規定，應有如下標示：

1. 品名。

2. 內容物名稱；其為二種以上混合物時，應依其含量多寡由高至低分別標示之。

3. 淨重、容量或數量。

4. 食品添加物名稱；混合二種以上食品添加物，以功能性命名者，應分別標明添加物名稱。

5. 製造廠商或國內負責廠商名稱、電話號碼及地址。國內通過農產品生產驗證者，應標示可追溯之來源；有中央農業主管機關公告之生產系統者，應標示生產系統。

6. 原產地（國）。

7. 有效日期。

8. 營養標示。

9. 含基因改造食品原料。

10. 其他經中央主管機關公告之事項。

禁止使用於食品標示的描述涉及醫療效能的情形

描述分類	描述舉例
宣稱預防、改善、減輕、診斷或治療疾病或特定生理情形	如治療近視、恢復視力……等
宣稱減輕或降低導致疾病有關之體內容成分	如解肝毒、降肝脂、抑制血糖濃度……等
宣稱對疾病及疾病症候群或症狀有效	如改善更年期障礙、消渴……等
涉及中藥材之效能	如補腎……等
引用或摘錄出版品、典籍或以他人名義並述及醫療效能者	

肉品包裝之考量、目的與方式、包裝方式

考量	目的與方式	包裝方式
•肉品特性、型態 •儲運流通方式 •包裝材料、方法 •消費者需求 •產品保存性 •產品可見性 •標示 •印刷方便性	•保護內容物之品質，以防止在通販售過程中受到外來物理性、化學性及微生物性之傷害。 •適當之包裝更可延長保存期限，確保製品之安全與衛生。	常見之肉品包裝大致可分為一般包裝、真空包裝與調氣包裝等

食品包裝材料需具備之條件，保護內容物之品質

斷絕性	包裝材質應可斷絕水分、光線、空氣、臭氣等與內容物接觸
耐撞擊性	包裝應可保護衝擊、振動、堆積壓力等對內容物所造成之傷害
衛生性	包裝材質應可防止微生物、昆蟲、老鼠及灰塵污染內容物

11.2 **食品包裝材料的衛生安全**

　　使用於食品包裝容器的材料有木材、紙、玻璃、金屬、陶瓷器、琺瑯等，後來高分子化學的發展，各種合成樹脂（塑膠材料）被廣泛的使用於食品。

　　我國食品器具、容器、包裝之衛生標準依《食品安全衛生管理法》第 17 條規定訂定之。塑膠製食品容器及包裝不得回收使用，且食品器具、容器或包裝不得有不良變色、異臭、異味、污染、發霉、含有異物或纖維剝落。

　　包裝材料之安全問題主要來自於材料內部之有毒及有害成分對包裝食品的遷移（migration）和溶入，包含了有毒金屬元素（如鉛、砷等）、合成樹脂中的有害單體、有毒添加劑及黏合劑或塗料等。

　　包括馬口鐵、鋁罐、鋁箔包等，這些容器在酸性下會溶出金屬，但最近已有在內表面塗上酚樹脂、乙烯樹脂、環氧樹脂的保護層，金屬較不容易溶出的「衛生罐」。

　　紙質包裝材料在生產製造與後續加工過程中皆會添加一些化學物質，如在製漿過程中加入的蒸煮劑、漂白劑，造紙過程中添加的防水劑、增強劑、殺菌劑等，這些化學物質會部分殘留在紙張中；若使用再生紙，則原先油墨成分的殘留物則可能會遷移至食品中。

　　玻璃瓶一般認為沒有衛生安全上的問題，但最近流行用含鉛量高的晶體玻璃（crystal glass），並不適宜長時間的保存食品；陶瓷器與琺瑯製品因使用釉藥在陶土或鐵的表面燒成，若是燒成過程的不完全，釉藥中的金屬特別是鉛、銻、鎘等較易溶出，亦不適合長期的保存食品。

　　合成樹脂有不易生鏽、不易破損、耐酸鹼、耐熱、透明、光澤等優點，為了適應各種食品的需要，已開發了多數的包裝容器材質，目前被使用的合成樹脂大致上可分為熱硬化性樹脂與熱可塑性樹脂兩大類。

　　熱硬化性樹脂：包括酚樹脂、尿素樹脂及美耐皿樹脂等，多利用為容器，做為原料的甲醛、酚是有毒物質，可能殘留於樹脂中，容易溶出轉移到食品產生安全問題。

　　熱可塑性樹脂：已開發的包裝容器材料很多，如軟質及硬質的聚乙烯（PE）、聚丙烯（PP）、聚苯乙烯（PS）、聚氯乙烯（PVC）等，多用於包裝生鮮食品的容器，包裝用薄膜（保鮮膜）等，這些材料中可能殘留有原料殘留下來的單體；且添加有安定劑、可塑劑等添加劑，容易轉移到食品中產生問題，尤其是油性食品、酸性食品、酒精性食品、應該分別選擇適合其特性的包裝容器材質。衛生機關對於各種包裝容器材料都定有規格標準，使用或購買食品時應注意包裝容器材料是否適宜與完整。

常用塑膠之特點與用途

名稱	英文名	特點	用途
聚氯乙烯	polyvinyl chloride (PVC)	發明早,早期運用於工業產品、可塑性佳、價格便宜。因其毒性很高,故不可加熱	保鮮膜或多用在非食品部分,如:水管、雨衣、書包、建材、塑膠膜、塑膠盒等
聚偏二氯乙烯	polyvinylidenedi-chloride(PVDC)	不可以包裝油脂食物加熱	保鮮膜
聚苯乙烯	polystyrene(PS)	只耐熱至 90℃且不可微波	保麗龍之盤、碗、杯、速食麵碗和便當盒
聚乙烯	polyethylene(PE)	可耐熱至 100～110℃	塑膠袋、紙餐盒內襯膠膜
高密度聚乙烯	high density polyethylene (HDPE)	耐熱至 100～110℃,故不宜微波;硬度大且耐腐蝕	塑膠袋、洗潔劑、洗髮精、沐浴乳、食用油、農藥等塑膠瓶子
低密度聚乙烯	low density pol-yethylene(LDPE)	耐熱至 100～110℃故不宜微波;硬度、韌性極佳、質量輕、耐酸鹼	塑膠袋、塑膠膜、半透明的牛奶瓶、軟片盒
聚丙烯	polypropylene (PP)	可耐化學藥品、耐微波140℃下 3～5 分鐘與耐-20℃低溫;亦可以蒸汽消毒處理。較不透明、質較硬	沙拉油桶、裝微波食品的塑膠盒、殺菌袋之積層膜 (CPP)、紅色塑膠碗與水桶
聚乙烯對苯二烯甲酸樹脂	polyethylene terephthalate (PET)	硬度、韌性極佳、質量輕、耐油脂、耐化學藥品與有機溶劑,耐熱至 70℃,勿長期使用	礦泉水瓶、碳酸飲料瓶、藥品及酒精飲料的包裝瓶子、殺菌袋之外層、休閒點心之外包裝、洗髮精瓶

相關致癌性之塑膠單體塑膠容器與食物接觸可能釋出之化學物

單體名稱	英文名	危害特性	食品衛生法規限定量
氯乙烯	vinyl chloride	肢端骨溶解症、致癌、致畸性,於肝臟中可形成氧化氯乙烯,具強烈烷化作用,可與 DNA 結合生成腫瘤	1 ppm 以下
苯乙烯	styrene	攝入過量時會抑制中樞神經系統而引起心律不整,並損害肝臟及腎臟;苯乙烯單體亦被氧化成可誘導有機體突變之苯基環氧乙烷。國際癌症研究機構 (IARC) 把苯乙烯列入第 2B 組,即或可能令人類致癌	揮發性物質 (苯乙烯、甲苯、乙苯、正丙苯、異丙苯之合計):5,000 ppm 以下。但發泡聚苯乙烯為 2,000 ppm 以下,其中苯乙烯及乙苯應在 1,000 ppm 以下
甲醛	formaldehyde	對免疫系統、肝臟等都有毒害且有致畸、致癌作用	溶出試驗中不得溶出
丙烯腈	acrylonitrile monomer (ANM)	對肝臟等都有毒害且有致畸作用危害性,IARC 把其列入第 2B 組,即或可能令人類致癌。丙烯腈在人體內產生氰離子破壞體內血紅素和氧結合機能,使氧無法傳遞至細胞內的原生質細胞,而導致細胞因缺氧致死	
偏二氯乙烯單體	vinylidene chloride monomer (VDCM)	可能引起肝臟和腎臟之功能不良,IARC 將其列為第 3 組,無法判斷為人體致癌性	6 ppm 以下

11.3 **塑膠類材料**

1. **聚乙烯（PE）**：無毒、無臭、耐化學藥品；透明至半透明，紫外線穿透容易，不適合直接印刷，防水性佳，水蒸氣之透過率差（防濕性佳），但氣體的透過率大，易使食物香氣損失及吸附異味；熱封性佳，亦可耐 50℃以下之低溫；機械強度大，較不易因加工操作而破裂。可分為（1）低密度聚乙烯（LDPE），密度為 0.910～0.925，具良好之耐熱性、柔軟性、強度及防濕性。（2）高密度聚乙烯（HDPE），密度為 0.941～0.956，半透明狀，耐 50℃以下之低溫，可當作冷凍食品之包裝材料。

2. **聚氯乙烯（PVC）**：常作為生鮮食品之包裝材料，質軟之 PVC 可作為收縮膜，用於魚類及蔬果之包裝。硬質 PVC 適合熱成型，做為擠出容器之用，產生之透明度、機械強度優良，並且透氣性差。軟質 PVC 之拉力、撕裂強度及附著性佳，適合做為收縮膜包裝用。

3. **聚偏二氯乙烯（PVDC）**：具透明性、收縮性，阻斷性良好，可作為香腸、火腿之包裝材質，或一般家庭常用之保鮮膜。質軟、透明、無臭、無味、耐化學藥品。熱收縮性優良，80℃可收縮約 20％；耐熱，可以 100℃殺菌，但不能熱封；防水性、防濕性佳，透氣率小。

4. **聚丙烯（PP）**：具透明度高、機械強度大，常取代玻璃紙作為外包裝之材質。為最輕之塑膠。透明度佳，機械強度大。不適合直接印刷。耐熱性可達 120℃之殺菌，但不耐封。防濕性佳、耐油脂、氣體透過率大。

5. **聚苯乙烯（PS）**：發泡聚苯乙烯，可作為免洗餐具或餐盤之材料。無色、透明、硬度高。拉力強度、衝擊強度低。耐熱性、耐低溫性、防濕性、氣體阻隔性均差。

6. **聚酯（PET）**：常作為果汁、汽水、茶飲料等瓶裝容器之材料。無色、透明、耐化學藥品。防水性、防濕性佳、透氣率差。機械性強度大，適合於自動包裝用。耐溫度變化，可適用於 70～150℃之溫度範圍；印刷性佳，可適用高速印刷用。不能熱密封，但可延伸為熱收縮材料。

7. **聚烯胺（尼）（PA）**：柔軟性強、耐撕裂，氣體阻絕性良好，耐熱、耐寒性良好，適用於殺菌食品、冷凍食品、液體湯類之包裝。不易被油脂、有機溶劑或化學藥品所浸透；耐低溫、耐熱性及氣體阻隔性良好；可適應廣泛之溫度範圍，可熱密封，具伸縮性，柔軟度高，不易破裂。

8. **合成樹脂**：包含尿素樹脂、酚樹脂、美耐皿樹脂、ABS 樹脂均屬於合成樹脂。

塑膠在食品包裝容器上的應用

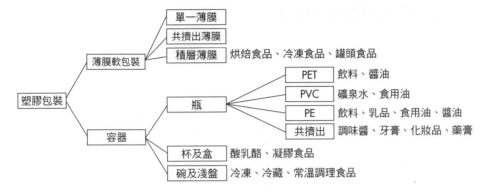

- 塑膠包裝
  - 薄膜軟包裝
    - 單一薄膜
    - 共擠出薄膜
    - 積層薄膜　烘焙食品、冷凍食品、罐頭食品
  - 容器
    - 瓶
      - PET　飲料、醬油
      - PVC　礦泉水、食用油
      - PE　飲料、乳品、食用油、醬油
      - 共擠出　調味醬、牙膏、化妝品、藥膏
    - 杯及盒　酸乳酪、凝膠食品
    - 碗及淺盤　冷凍、冷藏、常溫調理食品

塑膠材質之主要風險來源

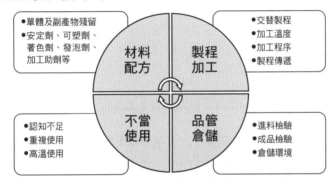

- 材料配方
  - 單體及副產物殘留
  - 安定劑、可塑劑、著色劑、發泡劑、加工助劑等
- 製程加工
  - 交替製程
  - 加工溫度
  - 加工程序
  - 製程傳遞
- 不當使用
  - 認知不足
  - 重複使用
  - 高溫使用
- 品管倉儲
  - 進料檢驗
  - 成品檢驗
  - 倉儲環境

常見塑膠材質、特性、常見產品及耐熱溫度

塑膠材質回收辨識碼	材質	特性	常見產品	耐熱溫度 (℃)
1	聚乙烯對苯二甲酸酯 (PET)	硬度韌性佳、質輕、不揮發、耐酸鹼	寶特瓶、市售飲料瓶、食用油瓶等	60~85
2	高密度聚乙烯 (HDPE)	耐腐蝕、耐酸鹼	塑膠袋、半透明或不透明的塑膠瓶等	90~110
3	聚氯乙烯 (PVC)	可塑性高	保鮮膜、雞蛋盒、調味罐等	60~80
4	低密度聚乙烯 (LDPE)	耐腐蝕、耐酸鹼	塑膠袋、半透明或不透明的塑膠瓶等	70~90
5	聚丙烯 (PP)	耐酸鹼、耐化學物質、耐碰撞、耐高溫	水杯、布丁盒、豆漿瓶等	100~140
6	聚苯乙烯 (PS)	吸水性低、安定性佳	養樂多瓶、冰淇淋盒、泡麵碗等	70~90
7	其他（例如：聚碳酸酯 (PC)、聚乳酸 (PLA)）	PC：質輕、透明、機械強度高、耐高溫 PLA：質輕、透明	PC：嬰兒奶瓶、運動水壺、水杯等 PLA：餐飲店的冷飲杯、冰品杯、沙拉盒等	PC：120~130 PLA：≒ 50

11.4 **非塑膠類材料**

食品包裝材料可分為塑膠材料與非塑膠材料，而非塑膠材料包括紙、玻璃、琺瑯、陶瓷、金屬（包含鐵、鋁、銅）等。

紙材料，其種類如下：

1. 玻璃紙：優點為透明、有光澤、氣體阻絕良好；缺點為防濕性低且無法加熱密封。

2. 加工紙：係利用紙的遮光性及強韌性再加入各種材料混合製成，如硫酸紙、蠟紙、加工玻璃紙等，常用來作為紙箱、紙罐之材料。

3. 加工金屬箔：包括有錫箔、鋁箔兩種，其中鋁箔較常使用，但因鋁箔容易破損，常與各種塑膠膜併合，以增加強度。具有遮光性及氣體阻隔性。

4. 糯米紙：以澱粉糊經被膜乾燥而製成。

依據原料的不同，紙可分為木漿紙、非木植物纖維紙以及再生紙。為了增加紙的耐用性，使它適合於食品包裝容器，在製紙的過程中常添加化學助劑，例如濕強劑、乾強劑、防油劑等，但是必須使用安全合乎法規的添加劑，否則在包裝食品後溶出至食品中，影響身體。

玻璃瓶，其種類如下：

1. 一般玻璃瓶：依瓶口之口徑可分為廣口瓶及細口瓶，依顏色可分為無色玻璃、棕色及翠綠色玻璃。

2. 輕量玻璃瓶：將玻璃瓶之厚度減少，使玻璃瓶重量減輕，丟棄後易處理。

3. 化學強化玻璃瓶：以化學強化法將玻璃二氧化矽網目中的鈉離子以鉀離子代替，達到玻璃強度提高、重量減輕之目的。

4. 塑膠強化玻璃瓶：將聚胺基甲酸乙酯（polyurethan）系塑膠樹脂塗在玻璃瓶外表面，可增加強度、印刷性及防瓶破發生。但透視性差為其缺點。

食品保藏用玻璃瓶應具備之條件：耐熱程度：需可耐 42℃溫度變化而不致破裂；耐壓程度：需可耐 100 磅／平方公分／分以上之壓力。

金屬材料：以金屬為材質之容器，依製造材質不同又分為：

1. 馬口鐵罐：將鋼板上鍍錫，再塗佈油膜層加以保護，以此為材料製成之空罐，稱為馬口鐵罐。鍍錫量愈多，耐蝕性愈好。

2. 無錫鋼罐：在鋼板上鍍上三價金屬鉻，再塗佈油膜層，以此為材料製成之空罐。

3. 鋁罐：鋁罐質輕易開，但易受氯離子腐蝕，不宜裝盛食鹽含量高之番茄汁及蔬菜汁等食品。

4. 鋁箔容器：鋁箔容器之特性有：可加壓殺菌；內容物不易被壓壞；熱傳導速度快，可縮短殺菌時間；容易開封；外層塗漆，內面用聚丙烯膜當做積層；無臭無味；透氣性差。

紙材包裝材料之優點及缺點

優點	缺點
1. 重量輕 2. 開封容易 3. 無有害成分溶出 4. 廢棄物處理容易，可回收 5. 可作為無菌充填包裝 6. 印刷性良好 7. 價格低廉	1. 強度低，易受壓而破漏 2. 密封緊密度不足，易受外力而洩漏 3. 熱傳導性低 4. 不可盛裝碳酸飲料 5. 對水分及氣體之阻隔性差，會縮短商品之保存期限

玻璃包裝材料之優點及缺點

優點	缺點
1. 不容易與食品發生化學作用 2. 不易穿透空氣與水氣 3. 具透明性，可透晰內容物 4. 可隨意作成任何形狀及顏色 5. 容易開啟，再封性佳，使用方便	1. 具透光性，內容物易受陽光照射而產生化學變化 2. 重量大，包裝及運輸不易 3. 質脆易破，易受衝擊、溫差變化等而造成破裂

無錫鋼罐包裝材料之優點及缺點

優點	缺點
1. 塗漆性、接著性、加工性優良 2. 不會與硫起黑變反應，適合做為魚貝類罐頭材質 3. 耐 232℃ 以上高溫短時間加熱 4. 價格較馬口鐵皮便宜	1. 銲接性差 2. 為防銹，內外層均需塗漆，造成加工上之不方便 3. 金屬光澤性不良 4. 易腐蝕 5. 鉻層延展性低 6. 加工過程中因鉻層硬度大，因此，損耗率也大

11.5 食品包裝法

常用的食品包裝法如下：

1. **真空包裝**：所謂真空包裝是將包裝容器內的氣體抽至壓力降為 5 ～ 10 torr〔1 torr 相當於 1 mmHg（毫米水銀柱）〕，並非完全抽至真空狀態。富含蛋白質的生鮮魚、肉類，經真空包裝後，一般需在 -2 ～ 2℃溫度下流通、販售。

2. **氣體填充包裝**：係以氮氣、二氧化碳或者兩者兼用將包裝容器內的空氣取代，以防空氣中的氧造成食品成分氧化或好氧性菌增殖，以利食品保存期限之延長。包裝材質需具備優良之氣體阻隔性，較常用者為鋁箔、聚偏二氯乙烯、乙烯、氯乙烯共聚化合物作為氣體阻隔層。為使包裝材質具備良好密封性，在包裝內面會複合一層加有乙烯、醋酸乙烯共聚化合物（EVA）的聚乙烯層。使用氣體充填包裝之生鮮魚、肉及調理食品等，需在 -2 ～ 2℃之低溫下流通、販賣，以避免微生物之生長。

3. **脫氧劑之除氧包裝**：在包裝密封之同時，將脫氧劑一起封入，藉由脫氧劑吸收包裝容器內之氧氣，防止食品成分氧化或好氧性細菌發育。脫氧劑對包裝食品之效果：（1）防止黴菌發育。（2）防止蟲害發生。（3）防止好氧性菌之發育。（4）防止油脂氧化。（5）防止色素褪色。（6）保持風味。（7）保持維生素。當包裝食品之水分含量超過 70%，脫氧劑之效果會減低。脫氧劑在 5 ～ 40℃下具反應活性，在此溫度範圍內，溫度高吸氧速度快，溫度低吸氧速度慢，所以加入脫氧劑之包裝食品不可保存在 5℃以下，以防脫氧劑失去效力。

4. **加壓殺菌食品包裝**：加壓殺菌食品包裝即為殺菌軟袋包裝，係將食品填充入軟袋後，經脫氣密封後，以高壓加熱殺菌。

5. **無菌充填包裝**：在一個密閉的環境中，將食品與容器分開，並分別殺菌，再於無菌的環境中將食品充填於已殺菌的容器中的一種包裝技術。此種包裝法之包裝材料，必須能完全遮蔽光線及阻止氧氣穿透，一般使用外層聚乙烯／雙層紙板／積層聚乙烯／鋁箔／內層聚乙烯 A ／內層聚乙烯 B 等六層所組成。無菌充填包裝在加工上較適用於液體食品之包裝。

包裝場所環境之要求：

1. 為保持乾製產品之低水分，對於吸濕性強的產品，相對濕度最好在 20% 以下，一般產品也最好在相對濕度 40% 以下進行包裝。

2. 包裝環境之溫度應保持在 25℃以下。

3. 避免日光直射，以免發生產品變質。

包裝的分類

類別	包裝名稱
依包裝方法分	防潮包裝、真空包裝、冷凍包裝等
依內容物分	食品包裝、電器包裝、化妝品包裝等
依材料分	木材包裝、紙材包裝、塑膠包裝、金屬包裝等
依處理方式分	拋棄式包裝、可回收式包裝
依銷售地區分	內銷包裝、外銷包裝、寒帶地區包裝
依機能性分	運輸包裝、儲存包裝、配銷包裝、保護包裝等
依輸送方式分	鐵路運輸包裝、航空貨物包裝、船舶貨物包裝
依型態分	個包裝、內包裝、外包裝
依使用目的分	商業包裝、工業包裝

常用之脫氧劑

低亞硫酸鹽劑（sodium hydrosulfite）	以活性炭為催化劑，並在有水分時會劇烈地吸收氧
葡萄糖氧化酶（ glucose oxidase ）	會消耗氧氣，將葡萄糖氧化為葡萄糖酸
鐵系脫氧劑	金屬鐵吸收氧，本身成為氧化鐵
在同一條件下，以上三種脫氧劑之脫氧速率為：低亞硫酸鹽劑＞葡萄糖氧化酶＞鐵系脫氧劑。	

無菌充填包裝之環境條件及牛奶之無菌充填包裝程序

無菌包裝場所之環境條件	牛奶之無菌充填包裝
1. 空氣中落菌數低於 6000 個／英呎^2（6.5×10^4 個／公尺^2）以下。 2. 溫度保持在 18 ±2℃。 3. 濕度維持在 55 ±10%。	1. 鮮奶先以 UHT 殺菌：即先將牛乳於 80℃下預熱 15 ～ 20 秒，再以 140℃加熱約 34 秒，然後再 10 ～ 15 秒內冷卻至常溫。 2. 包裝材料以過氧化氫滅菌：包裝材料在 60 ～ 65℃噴以濃度 30 ～ 35% 之過氧化氫，再加熱將殘餘之過氧化氫分解為水和氧氣。 3. 於無菌環境下，牛乳經充填、脫氣、密封而製成產品。 4. 以此方法做出之牛乳，在常溫可貯藏約 60 天。

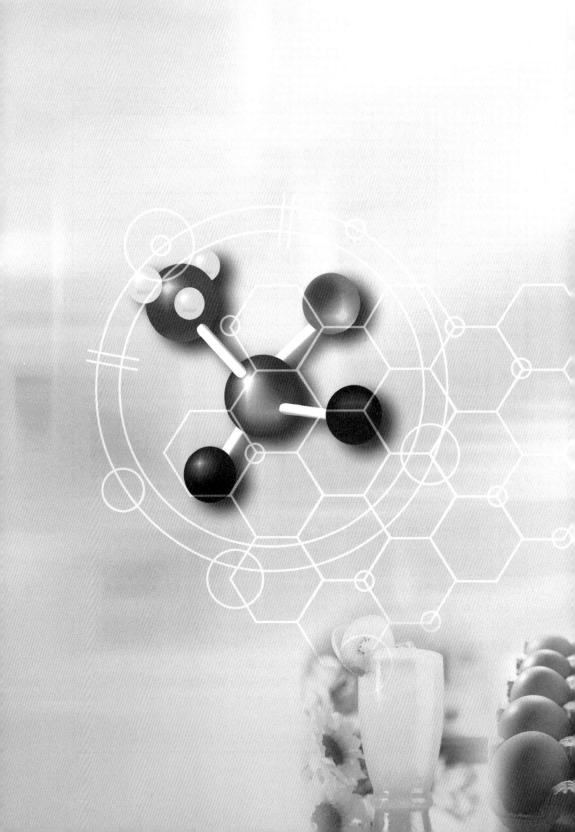

五、食品危害

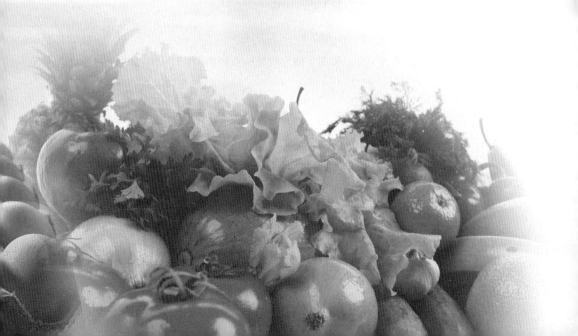

12.1 **食物中毒的定義及分類**

　　食物中毒是現今最普遍的問題，廣泛發生於全世界，其顯著的影響，逐漸引起世人的重視。已開發國家每年有 1/3 的人曾經發生過食物中毒，在美國每年約 760 萬個食物中毒案例，導致 325,000 人就醫，5,000 人死亡。

　　近年來經由食品污染所造成的疾病事件頻傳，2011 年日本發生食用遭大腸桿菌 O111 型污染之生牛肉導致 4 人死亡、德國發生食用遭腸道出血性大腸桿菌 O104 型污染之芽菜造成數十名個案死亡、美國發生哈密瓜遭單核球增多性李斯特菌污染造成 30 人死亡及 1 位孕婦流產、2012 年美國生鮮牛絞肉遭沙門氏桿菌污染，影響所及達九個州的沙門氏桿菌中毒。

　　食物中毒係指因食物污染有病原性微生物、有毒化學物質或其他毒性之食品而引起之疾病；其定義為兩人以上若攝取相同食品而發生相似病症，並找出相同類型之致病原因則稱為一件食物中毒。

　　食物中毒產生是由許多互為因果的因子連續而巧合的同時發生才可，首先，需要有病原菌附著於食品上，且病原菌必定會在食品上存活直到被攝食為止；一般而言此類病原菌必定要繁殖達到感染限量或產生毒素，以及攝食食物的人需對所食用之限量範圍相當敏感等。

　　食物中毒主要引起消化系統或神經系統之異常，消化系統之症狀有嘔吐、腹瀉、腹痛等，而神經系統的症狀則如視力模糊、吞嚥及說話困難、四肢無力、眼瞼下垂等，一般以消化系統的障礙最多。

　　食物中毒的種類依致病原因可分為天然毒素食物中毒、細菌性食物中毒、化學性食物中毒。

●**天然毒素食物中毒：**可分植物性及動物性的天然毒素。植物性有毒菇、毒草引起的中毒；動物性則有河豚、毒貝引起的中毒。

　●**細菌性食物中毒：**

　1. 感染型（infection type）

　病原菌污染了食品後又加以繁殖，攝取此類的食物所引起的食物中毒。主要病原菌有沙門氏菌、腸炎弧菌等。

　2. 中毒型（intoxication type）

　病源菌污染食物後，繁殖時產生了腸毒素，如食用毒素污染過的食品將發生食物中毒。其主要之病原菌有：金黃色葡萄球菌、肉毒桿菌及仙人掌桿菌。其次是食用因腐敗食物而引起的過敏性食物中毒。

　3. 中間型

　若感染型或中毒型二者分不清者，其病原菌為：產氣性梭菌（*Clostridium perfringens*）、病原性大腸桿菌（pathogenic *Escherichia coli*）及腸球菌等。

●**化學性食物中毒：**為食用含有毒的化學物質所引起的中毒現象，如有害之重金屬（石砷、水銀、鉛、有機磷製劑等）、不良添加物、色素、有害防腐劑、過量香料、殘留農藥。

99 年肉毒桿菌食品中毒涉嫌食品

件數	發生時間	縣市	攝食／中毒／死亡	可能之涉嫌食品	調查結果	
					人體檢體／型別	食品
1	990327	桃園縣	3/3/0	真空包裝素蹄筋、滷素肚（桃園大溪正祥或日昌）	陽性／A	陰性
2	990410	苗栗縣	2/2/1	真空包裝豆干（桃園大溪正祥或日昌）	陽性／A	陰性
3	990506	桃園縣	1/1/0	不明	陽性／A	-
4	990509	台中縣	1/1/0	不明	陽性／A	-
5	990512	台北縣	3/1/0	真空包裝五香香豆干、滷素肚（桃園正祥代工）、素三層肉（每一日調理食品）	陽性／B	陰性
6	990528	台中縣	1/1/0	不明	陽性／A	-
7	990609	雲林縣	2/1/0	真空包裝大黑干（桃園大溪仁傑食品）	陽性／E	陰性
8	990625	高雄市	1/1/0	真空包裝大黑干（桃園大溪大和食品）	陽性／A	陰性

引起食物中毒的可能來源

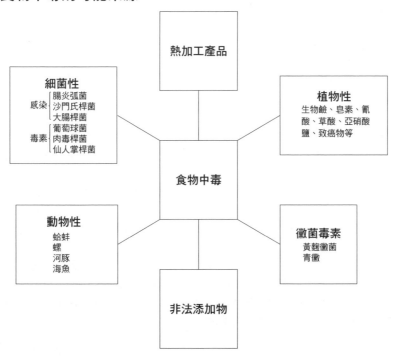

12.2 **食物中毒的處理**

　　對於食物中毒的處理，《食品安全衛生管理法》第 6 條規定：各級主管機關應設立通報系統，區分食品引起或感染症中毒，由食品藥物管理署或疾病管制署主管之，蒐集並受理疑似食品中毒事件之通報。醫療機構診治病人時發現有疑似食品中毒之情形，應於 24 小時內向當地主管機關報告。

　　第 41 條規定：接獲通報疑似食品中毒案件時，對於各該食品業者，得命其限期改善或派送相關食品從業人員至各級主管機關認可之機關（構），接受至少 4 小時之食品中毒防治衛生講習；調查期間，並得命其暫停作業、停止販賣及進行消毒，並封存該產品。

　　發生食物中毒，應迅速確定發生食物中毒的原因，同時採取下列措施，以便有效處理，把中毒事故控至於最小限度。

　　1. 迅速將患者送醫急救。

　　2. 保留剩餘食品及患者之嘔吐物或排泄物留存冰箱內（冷藏，不可冷凍）並通知衛生單位檢驗。

　　3. 醫療院所發現食品中毒病患，應在 24 小時內通知縣（市）衛生局。

　　4. 醫師向縣（市）衛生局提供食物中毒的正確資料。

　　5. 縣（市）衛生局迅速進行確實的調查。

　　6. 推定中毒原因食物。

　　報案時請告知以下內容，便於掌握資料迅速展開調查：

　　人：食用人數、發病人數。

　　時：食用時間、發病時間。

　　地：食用地點、發病地點、就醫地點。

　　物：食用食品種類、有無剩餘檢體。

　　報案人聯絡電話、住址。

　　食品中毒預防的注意事項如下：

　　1. 新鮮：所有農、畜、水產品等食品原料及調味料添加物，盡量保持其鮮度。

　　2. 清潔：食物應澈底清洗，調理及貯存場所、器具、容器均應保持清潔，工作人員衛生習慣良好。

　　3. 避免交互污染：生、熟食要分開處理，廚房應備兩套刀和砧板，分開處理生、熟食。

　　4. 加熱和冷藏：保持熱食恆熱、冷食恆冷原則，超過 70℃以上細菌易被殺滅， 7℃以下可抑制細菌生長，-18℃以下不能繁殖，所以食物調理及保存應特別注意溫度的控制。

　　5. 養成個人衛生習慣：養成良好個人衛生習慣，調理食物前澈底洗淨雙手。手部有化膿傷口，應完全包紮好才可調理食物（傷口勿直接接觸食品）。

　　6. 避免疏忽：餐食調理，應確實遵守衛生安全原則，按步就班謹慎工作，勿將有毒物質誤以為調味料，切忌因忙亂造成遺憾。

衛生福利部食品中毒事件處理流程圖

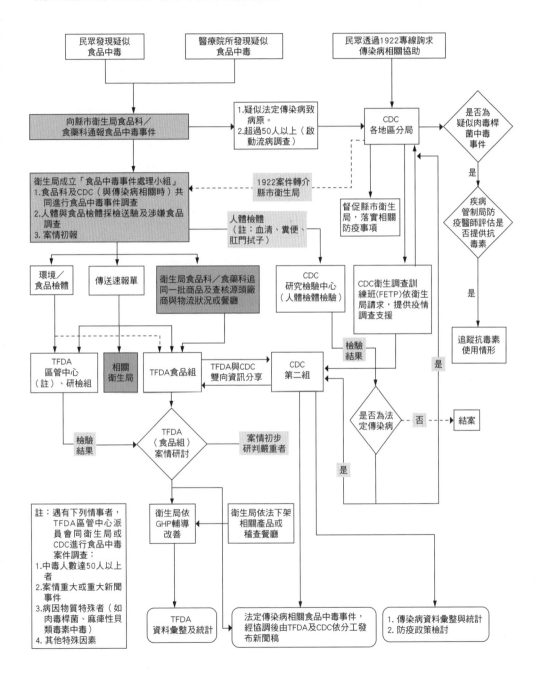

12.3 臺灣地區食物中毒發生狀況

　　歷年來食物中毒事件層出不窮，根據衛生署統計資料顯示，國內自民國 89 年至 93 年為止，一共發生 1173 件食物中毒案件，患者人數多達 21,555 人。發生食物中毒的場所主要是在營業場所、學校及辦公場所居多，隨著現今外食人口增加，此類場所發生的案件有增加趨勢，加上業者容易因為些微疏忽而造成集體食物中毒。另外統計結果也顯示了引起食物中毒之病原菌則是以腸炎弧菌、金黃色葡萄球菌、仙人掌菌、沙門氏菌等為主。

　　臺灣地區位於亞熱帶，屬於海島型炎熱潮濕的氣候，也是微生物生長繁盛的溫床，正適合細菌滋生、繁殖，一有疏忽容易導致食品中毒產生。「預防勝於治療」，如何做好餐飲衛生管理及養成個人良好衛生及飲食習慣以減少食物中毒的發生，除了政府相關單位嚴加管理之外，加強國民之衛生教育也是極為重要的一環。

　　臺灣地區於 2010 年發生消費者透過網路購買三明治食品造成跨縣市沙門氏桿菌所引起之食品中毒事件、另發生肉毒桿菌中毒造成 1 人死亡，經流行病學調查推測未經商業滅菌真空包裝即食食品風險最大；2011 年帶病毒之餐盒工廠員工造成 4 所學校超過 500 人諾羅病毒感染、無症狀傷寒桿菌帶菌者販賣餐食造成消費者感染傷寒；2012 年連鎖自助餐廳供應受病毒污染的韓國進口生蠔造成消費者食品中毒等。

　　食因性（foodborne）疾病除了造成健康傷害、消費者恐慌及經濟上的損失，更突顯食品安全管理及飲食衛生教育的重要性。

　　在食品中毒案件調查與檢驗方面，衛生單位接獲疑似食品中毒案件通報後，儘速派員前往供應食品之場所採取食餘檢體並採取患者檢體送驗。

　　細菌性微生物之檢驗以腸炎弧菌、金黃色葡萄球菌、沙門氏桿菌、仙人掌桿菌、病原性大腸桿菌、肉毒桿菌及霍亂弧菌為主。病毒性微生物之檢驗以諾羅病毒為主。

　　食品中毒案件判定由中央衛生主管機關依據調查結果進行判定，判定內容包含病因物質、原因食品及攝食場所等。病因物質判定係參考美國疾病控制與預防中心之判定原則，原因食品經由檢驗或是流行病學調查確認。

　　近 2 年國內諾羅病毒引起的腸胃道感染群聚事件有持續增多的情形，該病毒亦在國際蔓延，英國、美國、日本等都相繼傳出大規模疫情。諾羅病毒感染劑量低，在人口密集的地點（如學校、養護中心及郵輪等）常造成群聚感染，影響人數眾多。由於諾羅病毒可經由受到污染的食品及飲水途徑感染，因此餐飲從業人員若感染諾羅病毒，需立即停止接觸食品的工作，於症狀解除至少 48 小時後才可復工，做好手部清潔工作、加強環境消毒是控制疫情最有效的方式。

歷年臺灣地區食品中毒場所分類

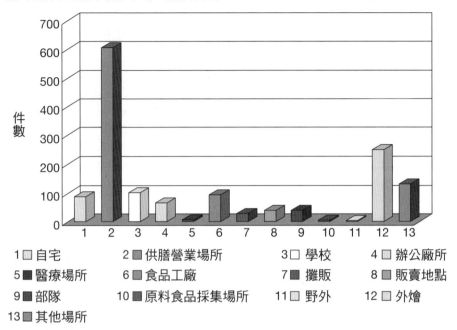

1□ 自宅　　　　　2■ 供膳營業場所　　　　3□ 學校　　　　4□ 辦公廠所
5■ 醫療場所　　　6■ 食品工廠　　　　　　7■ 攤販　　　　8■ 販賣地點
9■ 部隊　　　　　10■ 原料食品採集場所　11□ 野外　　　12□ 外燴
13■ 其他場所

歷年臺灣地區食品中毒案件月別統計

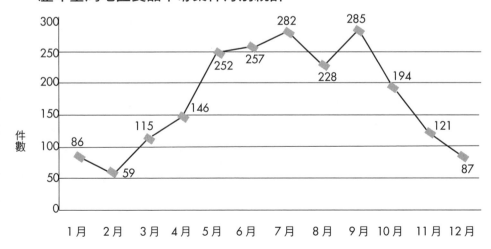

12.4 細菌性食物中毒

常見的細菌性食物中毒有金黃色葡萄球菌食物中毒，腸炎弧菌食物中毒、沙門氏桿菌食物中毒、病原性大腸桿菌食物中毒、肉毒桿菌食物中毒等。

1. 黃色葡萄球菌食物中毒

葡萄球菌在自然界的分布很廣，其中會引起人類食物中毒的是某些金黃色葡萄球菌。它們的主要來源是有化膿的傷口或患有咽喉、鼻炎的人污染食物，或是飲用了患有乳腺炎的牛、羊的乳汁。引起中毒的因素為腸毒素，而非活菌體，而此腸毒素具有耐熱性，一般烹調所用的溫度無法將其破壞，而且在極短時間內即可生成，因此此類食物中毒非常普遍。最常被金黃色葡萄球菌污染的食物，為含有高澱粉或高蛋白質之營養豐富的食物，而以肉、蛋、奶類最多。金黃色葡萄球菌無法在 6 ～ 10℃以下生長，故菌體本身並不耐熱但其毒素卻具耐熱性。

2. 腸炎弧菌食物中毒

腸炎弧菌因嗜鹽，主要分布於近海河口、海底泥沙中，因此主要來源是海鮮食品；其他食品若帶此菌，必定是直接或間接受到海水或海產污染所致。因為腸炎弧菌不耐熱，只要加熱即可殺死此菌，多數中毒案件均因生食或吃未煮熟的海產所引起。

3. 沙門氏桿菌食物中毒

沙門氏菌在自然界多分布於動物及人的腸道內，其中和食物中毒有關的約 50 種。引起食物中毒的沙門氏桿菌主要來源有二，一為由病人或帶菌者而來；一為動物而來，如患病帶菌的家畜、家禽和受其糞便污染的蛋、肉及飼料等。而蒼蠅和蟑螂為病媒，可將病人或帶菌者之排拙物內含有之病菌污染食物。若人本身衛生習慣不佳，亦可能直接污染食物。

最易污染的食物為肉、蛋、奶、水肥蔬菜及此類食物的加工品。此類食物中毒乃因病菌污染食物後在食物上大量繁殖，人在食入大量活菌體之後引起中毒。此種病毒並不耐熱，一般烹調使用的溫度，均可殺死此菌，因而食物多數是在烹煮後被污染，再未經妥善貯存，使病菌得以大量繁殖而引起中毒。

4. 出血性大腸桿菌食物中毒

無害的大腸桿菌普遍存在於人及溫血動物的腸道中，但有些種類的大腸桿菌卻會引起腸道及尿道感染。一種特別危險的大腸桿菌是出血性大腸桿菌 O157：H7，主要來源是牛及其他家畜、野生溫血動物。曾因為煮熟的漢堡、臘腸、苜蓿芽、未殺菌的牛奶、蘋果汁，以及受污染的井水而導致食物中毒，也有因在未加氯處理的游泳池游泳，喝入被人類糞便污染游泳池的水而中毒者。

常見的細菌性食物中毒症狀

金黃色葡萄球菌	當此類細菌污染食物後，若環境適合，則可大量繁殖且產生腸毒素（Enterotoxin），當人類食入此種腸毒素，則會發生嘔吐、腹痛、腹瀉及疲勞等中毒症狀，但不會發燒，通常1至2日即可恢復，死亡率很低，幾乎為零。
腸炎弧菌	其中毒症狀為噁心、嘔吐、腹瀉、發燒（30～60%之病人有此症狀），通常1至2日即恢復，但亦有因嘔吐、腹瀉引起脫水而死亡者，死亡率在0.1%以下。
沙門氏桿菌	一般症狀為頭痛、噁心、嘔吐、腹瀉、腹痛和發熱等。潛伏期約12至72小時，輕者2至3日，重者一至數星期可痊癒，死亡率約為1～2%。
出血性大腸桿菌	中毒症狀為反胃、劇烈腹絞痛、水瀉或血瀉、疲倦、偶有嘔吐。

常見的細菌性食物中毒有效的預防措施

黃色葡萄球菌	（1）注意個人衛生，有化膿傷口的人員絕對不可從事直接或間接接觸食品的工作；（2）食物烹調後若不立即食用，應低溫冷藏之；（3）預防食物原料的污染，不用之原料應迅速冷藏；（4）因本菌對高濃度鹽、糖的耐性強，所以要小心防止鹽乾品、鹽漬品、糖漬品受到其污染。
腸炎弧菌	（1）以清水沖洗海鮮及處理海鮮的器具，以除去此嗜鹽菌；（2）不生食海產；（3）冷藏原料食物；（4）區別生食和熟食用的器具、容器，以減少二次污染。
沙門氏桿菌	（1）注意廚房工作人員的衛生，定期做健康檢查，以避免帶菌者；（2）注意加工調理場所之環境衛生，以防止病媒之傳播；（3）加熱煮熟的食品應放入冰箱貯存，以防止細菌繁殖；（4）注意飲用水的衛生；（5）受污染的食品源（如肉類、乳類、蛋類及其加工製品）應充分洗淨，減少再次污染；（6）將處理生食與熟食用的器具分開，並標示清楚。
出血性大腸桿菌	充分加熱煮熟肉類，不喝未經殺菌之牛奶、果汁，要生吃或烹煮蔬菜和水果前充分洗淨。

沙門氏桿菌的污染途逕

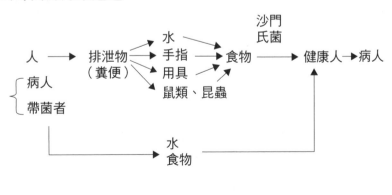

12.5 黴菌毒素性食物中毒

自古即有因食物受黴菌污染而導致人類食物中毒之紀錄，例如從歐洲中世紀一直持續至 19 世紀末、20 世紀經常發生之麥角菌中毒事件，其中毒主因是當時使用了受麥角菌污染之黑麥作為麵包之原料，而引起食物中毒，此菌會產生麥角生物鹼因而造成手、腳指甲壞死、脫落現象。

黴菌在食品中生長，於適當條件下會產生有毒的化學物質；若食用此化學物質會引起疾病或中毒，這些化學物質即稱為黴菌毒素（mycotoxin）。動物或人類因食用存於飼料或食物中的黴菌毒素所引起的急性或慢性疾病，稱黴菌毒素中毒症（mycotoxicosis）。

大多數黴菌無法在高溫下生長，通常 100℃ 以下的溫度便可將其殺滅；但大部分黴菌毒素，卻對高溫相當安定，可抵抗烘焙或烹調的溫度而不受破壞。

產生黃麴毒素（aflatoxin）之黴菌有 *Aspergillus flavus*、*A. parasiticus* 等。其廣泛存在於各種穀類、豆類糧食中，其毒性極強，即使極微量而長期攝食亦會造成肝臟之受損，甚至於肝癌之發生。

黃麴菌性喜溼熱，在溫、熱帶國家，穀物收割後若未注意避免潮濕，果仁腐敗即有可能導致黃麴菌的繁殖。溫度在 25℃，含水量 15 ~ 30% 而營養條件充足時最有利於黃麴毒素的合成。

赭麴（黴）毒素（Ochratoxin）主要由 *Penicillium* 和 *Aspergillus* 二屬真菌產生，是由赭麴黴 *Aspergillus ochraceus* 所產生的代謝物。赭麴（黴）毒素 A 可自然存在於各種食物和穀類類，例如玉米、小麥、大麥、混合飼料、乾豆類（如咖啡豆）和花生等，此外也有在火腿、香腸中檢出之報告。

赭麴（黴）毒素 A 會對人體之肝組織造成傷害，此外對腎臟亦會產生機能性障礙，如產生細尿管之腎病變症狀。

青黴菌（*Penicillum*）屬易污染稻米，而產生黃變米，因而造成糧食之損失，進而影響人體之健康。其產生之毒素種類很多，易造成肝臟機能受損、腎臟病變以及對中樞神經作用之症狀。此外，青黴菌屬亦會在其他牧草或腐敗水果中生長造成動物四肢麻痺以及中毒等現象。

大麥、小麥及裸麥等在開花期因麥角菌（*Claviceps prupurea*）的寄生，產生堅硬深紫色的菌絲塊稱作麥角（Ergot），麥角生物鹼是麥角的主要成分，此毒素引起四肢灼熱疼痛的中毒症，稱為麥角中毒。

預防黴菌生長的方法

1. 穀類、豆類等農作物採收後應儘快乾燥，使水分含量減低至 13% 以下。

2. 調氣貯藏：降低貯藏環境的氧氣含量，增加其他氣體（如：CO_2、N_2）的比例。抽真空包裝亦可。

3. 控制貯藏空氣的溫、濕度，儘量保持乾燥，溫度不宜太高。

4. 貯藏食物實應分類存放，妥善包裝，減少破損，防止蟲害。

5. 使用防黴劑：常見的防黴劑有山梨酸及山梨酸鹽、丙酸及丙酸鹽、安息香酸及安息香酸鹽、對苯甲酸、醋酸。

黃麴毒素的毒性和致癌性

黃麴毒素種類	毒性（半致死劑量 LD_{50}，mg/kg）	相對致癌性
B_1	0.36	100
M_1	約 0.36	3
G_1	1.78	3
B_2	1.69	0.2
G_2	2.45	0.1

食品中真菌毒素之限量（《食品中污染物質及毒素衛生標準》108 年 1 月 1 日施行）

食品種類	總黃麴毒素限量（Aflatoxins total, $B_1 + B_2 + G_1 + G_2$）
米、玉米及麥類原料	10 ppb
食用油脂	10 ppb
花生、油籽及黃豆，去殼之原料，但不包括供為煉製油脂之原料	15 ppb
供直接食用之花生、油籽、黃豆，及其加工產品，去殼	4 ppb
果乾原料，不包括無花果乾	10 ppb
供直接食用之無花果乾及其加工品	10 ppb
其他供直接食用之果乾及其加工品	4 ppb

細菌性食物中毒與黴菌性食物中毒之差異

特性	細菌性食物中毒	黴菌性食物中毒
病原體種類	菌株與毒素種類有限，目前應該全數被發現	菌株有限，但毒素種類非常多，包括進入動物體後的代謝性毒素
症狀	大都集中在胃腸炎，少數是神經性，屬急性症狀	屬多樣性，有致癌性之虞，而其引發症狀不是立即可被發現
毒素組成	蛋白質，不耐熱	低分子化合物，很耐熱
增殖條件	集中適應人體的生存條件	菌體生長與產毒之條件不同，已含碳水化合物的食物為主

12.6 **天然毒素性食物中毒**

　　天然毒素性食物中毒，指的是食物中所含的毒素並非由於外界環境污染或人為添加所造成，而是食品自行產生的毒素，經加工製造，而自然存在於食品中。攝食含天然毒素的食品，會造成急性中毒症狀。此類中毒發生次數不多，但死亡率卻很高，必須格外小心。天然毒素性食物中毒依食物的來源，主要可分為動物性及植物性兩種。

　　食入動物性中毒食品引起的食物中毒即為動物性食物中毒。動物性中毒食品主要有兩種：

　　1. 將天然含有有毒成分的動物或動物的某一部分當做食品，誤食引起中毒反應。

　　2. 在一定條件下產生了大量的有毒成分的可食的動物性食品，如食用鮐魚等也可引起中毒。

　　近年，我國發生的動物性食物中毒主要是河豚魚中毒，其次是魚膽中毒。臺灣常見的河豚約有 30 多種，大部分都有毒，其毒素會隨季節變化而產生或消失，且毒素大多集中在河豚的肝臟、卵巢、小腸、精巢等內臟器官中，於肉質中則少見。

　　含高量組胺酸的魚類（例如秋刀魚、鰹魚、四破魚、鯖魚、鮪魚等），由於受到細菌的作用，致使組胺酸轉變成組織胺。組織胺毒性不強，中毒症狀類似過敏；魚類中含量超過 200ppm 以上，才會引起中毒現象。一般新鮮的魚含量只在 10ppm 以下，而腐敗魚則會產生大量組織胺，可達 100 ～ 500ppm。一般魚類放置於 30℃，24 小時內生成的組織胺量約 2000ppm。

　　常見的植物性食物中毒為菜豆中毒、毒蘑菇中毒、木薯中毒；可引起死亡的有毒蘑菇、馬鈴薯、曼陀羅、銀杏、苦杏仁、桐油等。植物性中毒多數沒有特效療法，對一些能引起死亡的嚴重中毒，儘早排除毒物對中毒者的預後非常重要。

　　主要有 3 種：將天然含有有毒成分的植物或其加工製品當作食品，如桐油、大麻油等引起的食物中毒；在食品的加工過程中，將未能破壞或除去有毒成分的植物當作食品食用，如木薯、苦杏仁等；在一定條件下，不當食用大量有毒成分的植物性食品，食用鮮黃花菜、發芽馬鈴薯、未醃製好的鹹菜或未燒熟的扁豆等造成中毒。一般因誤食有毒植物或有毒的植物種子，或烹調加工方法不當，沒有把植物中的有毒物質去掉而引起。

　　黃樟素是黃樟木精油的主要成分，歐美早在 16 世紀就以黃樟素添加於飲料及藥劑中，後來發現具有毒性，於 1960 年，美國 FDA 正式禁用。經動物實驗可知黃樟素具致癌性；黃樟素對初生或幼年的動物毒性較強，因此，孕婦及幼童不宜攝取含黃樟素的飲料。

　　有毒蕈類的識別方法：顏色鮮豔；具有特殊味道或臭味；食用時，具有苦味及辛辣味；蕈柄基部有蕈杯；蕈體會分泌黏液，此黏液與空氣氧化則會變黑。

蕈類的構造

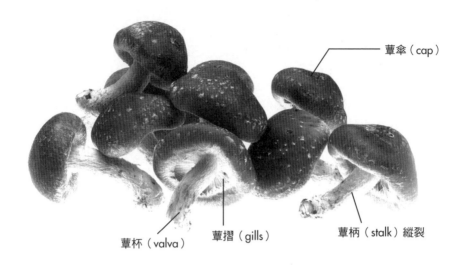

蕈傘（cap）

蕈杯（valva）　蕈摺（gills）　蕈柄（stalk）縱裂

天然毒素食品中毒潛伏期

致病食品種類	潛伏期
毒貝類	數分鐘至 30 分鐘
毒河豚	10 分鐘至 30 分鐘
毒菇	數分鐘至數小時

河豚毒素

學名	卵巢	精巢	肝臟	膽囊	皮膚	腸	肌肉
克氏兔頭魨	無	無	無	-	無	無	無
懷氏兔頭魨	無	無	無	-	無	無	無
月尾兔頭魨	猛	弱	猛	強	強	強	強
黃鰭多紀魨	猛	無	猛	強	弱	強	無
橫紋多紀魨	猛	強	猛	強	強	強	強

＊猛：吃10g以下會致死。
　強：吃10g以下不致死。
　弱：吃100g以下不致死。
　無：吃1000g以下不致死。
　－：沒有資料。

12.7 **化學性食物中毒**

據統計，臺灣地區發生的化學性食物中毒次數並不多，而且通常許多年才發生一次，但一旦發生，即會造成大規模的中毒事件，其後遺症也遠比其他食物中毒更為嚴重；因此對化學性食物中毒不得不小心防範。

化學性食物中毒發病特點是：發病與進食時間、食用量有關。一般進食後不久發病，常有群體性，病人有相同的臨床表現。剩餘食品、嘔吐物、血和尿等樣品中可測出有關化學毒物。在處理化學性食物中毒時應注重處理速度，及時處理不但對挽救病人生命十分重要，同時對控制事態發展，特別是群體中毒和一時尚未明化學毒物時更為重要。

造成化學性食物中毒的原因種類繁多，主要有下列幾點：

1. 製造、加工過程中化學物質的混入；如多氯聯苯、多溴聯苯。

2. 工業污染或人為蓄意使用；如重金屬。

3. 農業或畜牧業所使用化學藥劑的殘留；如農藥、殺蟲劑、生長促進劑。

4. 使用未經許可的有害性添加物或錯用添加物；如吊白塊、硼砂、色素、有害性人工甘味料。

5. 包裝材料中有毒物質的溶出；如甲醛、甲醇。

臺灣最常見的化學性食物中毒，仍是以農藥殘餘為主，其中又以有機磷農藥為多。殘餘農藥多會引起急性中毒，反之量少長期食入可能導致慢性中毒。尤其是素食主義者、農藥噴灑職業、農民及農藥廠工人最容易發生。

臺灣地區是農藥使用相當泛濫的國家，在動物實驗上，許多農藥例如大滅松是致畸及致癌的藥物。如何避免食用到有殘餘農藥的食物，也是目前公共衛生的一大挑戰。農藥由食品進入人體之途徑相當複雜，食用殘留農藥的食物，或是殘留有農藥的植物被動物攝食後蓄積在體內，人類再將它當食物攝入體內都是途徑。

大多數人在發生有機磷農藥中毒後，約數分鐘內即產生下列症狀：噁心、嘔吐、腹瀉、腹痛、流口水、呼吸困難。

世界上大部分的工業國家，包括臺灣地區，有許多農地及河川下游土地都受到嚴重的環境污染，其中最容易引起嚴重的食物中毒案例即為重金屬污染，所謂重金屬是指一群密度超過每立方公分 5 克的元素，目前已知大約有 40 種左右。

以臺灣地區受重金屬污染的歷史背景而言，最著名的是桃園縣觀音鄉的鎘米污染事件，這是由於化學工廠不當排放含鉛及鎘的廢水，造成下游約 110 公頃的農田受污染。

另外如民國 75 至 76 年間，高雄縣茄萣鄉沿海發生的綠牡蠣死亡事件，該事件肇因於海水遭受，廢五金酸洗廢水的重金屬污染，出海口的養殖牡蠣吸收後，使其外表呈現綠色且大量死亡。

使用食品添加物應注意事項

時機	注意事項
使用前	•確定是否需要添加，否則盡可能不用或少用。 •注意添加物包裝上的標示，如日期、保存期限、成分、用量及用法等。 •確認食品中是否已含食品添加物，避免添加過量或混用。
使用時	•應符合政府規定的《食品添加物使用範圍及用量標準》。 •注意食品添加物的正確用法，例如是否可以混合使用？用量標準為多少？
使用後	•食品添加物應依其標示方法，妥善保存；並與其他化學藥品隔離保管，避免混用或污染。 •所使用的食品添加物應將其來源、許可證字號、批次數量、進廠日期、保管及使用情形詳列簿冊，以作為管理依據及供衛生機關檢查。

使用食品添加物應注意事項

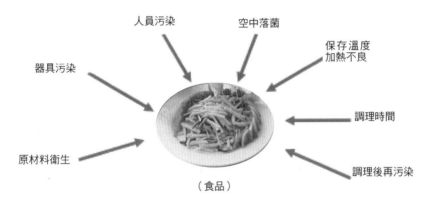

（食品）

我國對於各種食品之重金屬最大容許量（單位 ppm）

食品	砷	鋁	汞	銅	鋅	錫	銻
米	0.1						
蛋		2.0					
魚蝦			0.5				
食用油脂	0.1	0.1	0.05			0.4（粗）、0.1（精）	
飲料	0.2	0.3		5.0	5.0	250 罐裝	0.15
罐頭		1.5				250 罐裝	
水	0.1	0.1		1.0	5.0		

13.1 **食物過敏症候群**

早在 2000 多年前即有關於食物過敏之報導，西元 1 世紀時古希臘醫生希波克拉底（Hippocrates）曾描述對牛奶的過敏反應，在 16 及 17 世紀也有對雞蛋、魚之過敏性反應的描述。

人類因為飲食而引起的過敏反應或是身體不適，屬於不良的食物反應，統稱為食物敏感症（food hypersensitivity），又可區分為食物過敏（food allergy）及食物不耐性（food intolerance）兩大類。

食物過敏是由於人體免疫系統，對食物中某些特定蛋白質產生過度免疫反應所致，具有再現性，且往往無劑量反應（dosage response）關係。

食物不耐性則與免疫機制無關，可能導因於患者的特性（代謝疾病、異質反應、心理疾病），如缺乏乳糖酶所導致的乳糖不耐症，或是食物的固有性質（食品添加劑、有毒污染物、藥理活性成分）之不良反應等，通常無再現性，且往往呈現劑量反應關係；大部分不良的食物反應為食物不耐性。

食物是由蛋白質、碳水化合物及脂肪所組成，其中蛋白質是最主要的食物過敏原。食物中所含「會引起人體異常免疫反應的特定成分」稱為食物過敏原（food allergen）。具過敏原性質的蛋白質分子量約為 10-67 kDa，具有水溶性、良好的熱穩定性，並且耐酸、耐蛋白質水解酵素的分解。

食物過敏之反應機轉

食物過敏可進一步分類為：1. 由免疫球蛋白 E（IgE）介導（mediated）之食物過敏，是最為人所熟知的食物過敏；2. 由細胞介導之食物過敏，過敏反應與免疫細胞有關，大多涉及胃腸道；3. 由 IgE 與細胞混合介導之食物過敏，過敏反應涉及 IgE 與免疫細胞。

IgE 介導之食物過敏係急性反應，當人體第一次接觸食物過敏原時，會誘使 B 淋巴球製造相對的 IgE，此特異性 IgE 與肥大細胞（mast cell）、嗜鹼細胞（basophil）表面之高親和力受體結合而致敏化（sensitization）。當患者再次接觸到食物過敏原時，過敏原會與肥大細胞、嗜鹼細胞上的特異性 IgE 結合，導致其釋放發炎介質（包括組織胺、白三烯素等），引發諸如氣管收縮、血管通透性增加、黏液增加、黏膜腫脹等發炎反應。

食物過敏至少有部分是由基因所決定，例如在花生過敏的情況，有兄弟姊妹對花生過敏的兒童對花生過敏的風險約是普通人群的 10 倍，但是尚未確定是何種特定的基因與此有關。細胞介導的食物過敏也可見類似的情況，有相當高的家族與種族差異性，主要好發於白人男性。

急性與慢性過敏比較

反應時間	數分鐘內	延遲至 2～72 小時才產生反應
持續時間	反應時間通常幾小時	反應時間可能數天
過敏機制	與肥大細胞有關	循環性免疫複合體
引起過敏食物量	少量過敏原即觸發反應	大量且多次進食
過敏種類	常見過敏食物	任何食物
自我警覺	容易自我察覺	食物種類多，不易察覺
抗體存在時間	抗體可能終身存在	抗體可於排除過敏後消失

全身型過敏反應常見的過敏原

昆蟲螫刺（尤其是黃蜂）

食物（花生最常見）

藥物（盤尼西林、麻醉藥、胰島素及放射科診斷用顯影劑較常見）

過敏原萃取物（用於減敏治療）

疫苗

乳膠

各國之食物過敏相關法規

聯合國糧農組織與世界衛生組織（FAO/WHO）之食品法典委員會	預先包裝食品之一般標示標準，列舉 8 種應該標示的已知經常引發敏感反應之食物或成分，分別為：含麩質（gluten）之穀類及其製品、甲殼類海鮮及其製品、蛋類及其製品、魚類及其製品、花生及其製品、黃豆及其製品、牛奶及其製品（包含乳糖）、堅果及其製品，以及亞硫酸鹽含量超過 10 mg/kg 之食品
美國「食物過敏原標示及消費者保護法案」	小麥、甲殼類海鮮、蛋類、魚類、花生、黃豆、乳類及堅果列為致過敏食品成分，美國食品藥物管理局要求食品製造商需在食品包裝標示上列出常見的食物過敏原
歐盟根據 Labelling Directive 2000/13/EC 及 2003/89/EC 等法規	建議 12 種主要食品過敏成分，包括含有麩質、甲殼類海鮮、軟體動物類（如章魚、海參等）、貝類、蛋類、魚類、花生、黃豆、乳類、堅果、芝麻與含亞硫酸鹽（含量超過 10 mg/Kg）之食品，應標示含過敏原
日本依據「食品衛生法施行細則及牛乳及乳製品成分規格等省令」	將蛋類、乳類、小麥、花生以及蕎麥規定為應強制標示之 5 種主要食品過敏原，另外對 19 種次要食品過敏原（鮑魚、烏賊、鮭魚卵、蝦、柳橙、蟹、奇異果、牛肉、胡桃、鮭魚、鯖魚、黃豆、雞肉、豬肉、松茸、桃子、山藥、蘋果及明膠）則建議自願性標示

13.2 **過敏性反應**

有關過敏性反應的研究，最早是 1819 年英國的科學家 Bostock 研究花粉所造成的人體不適現象，並且把這種現象稱之為花粉熱（hay fever）。

人體的「免疫系統」，就好像國家的軍隊一樣，負責抵抗外來的侵略；對人體而言，外來敵人的侵略就包括細菌、病毒及其他有害的物質與病原體；此外體內的一些異常細胞如癌細胞或被病毒感染破壞的損壞細胞，也有賴我們的免疫系統加以辨別與清除。

由此可知，免疫系統的好壞就是我們熟知的抵抗力好不好；免疫系統健全，就好像我們的國軍很強大，自然而然便有很好的抵抗力。然而，凡事過與不及都不好，一旦這個免疫系統反應過度，太過於強大，一樣也會造成身體健康的不適，就好像軍隊太強大、反應過度之後也可能引起叛變與國家混亂一樣。

所謂的「過敏」，其實就是「過度敏感」的簡稱，顧名思義就是我們的免疫系統對於一些外來的物質或病原體除了應有的反應之外，產生了「過度敏感」的反應，如此不但原來的保護反應無法發揮，反而還會造成人體的不適，甚至影響我們的身體健康。

此時這些引起過敏的物質就稱做「過敏原」。過敏反應還有一個特色，那就是具有體質上的特異性，也就是只有一定體質的人才會發病，並不是人人都會對過敏原有反應。

過敏反應的發生與症狀

人體要產生所謂過敏反應，首先必須要接觸到所謂「過敏原」；一般來說，人體最容易接觸到外來物質的部位主要有消化道（食入過敏原）、呼吸道（吸入過敏原）與皮膚及黏膜（直接接觸到過敏原）。

過敏的一個最重要的特徵便是體質上的特殊性，也就是說並非所有的人都會對某種過敏原有過敏反應；事實上，大家耳熟能詳的過敏原往往都是人類身邊極為常見的物質或病原體，只是別人碰到都沒事，只有體質過敏的人才會發病。

因此一旦發現自己對某種物質過敏，最簡單的治療之道便是避免再接觸該物質，免得病情反覆發生，甚至惡化。如果過敏的症狀實在太厲害，則可以考慮適當短暫地使用一些抗過敏或消炎藥物來抑制過敏反應，避免反應太強反而傷及正常組織與器官。

對於無可避免一定要接觸的過敏原，則可以使用諸如手套等防護工具，或是利用居家環境改善及工作環境改善等措施來減少過敏原的暴露。除此之外，有些特定的過敏疾病也可使用「減敏療法」來教育人體的免疫系統不要過度敏感。

最容易出現過敏症狀的器官

消化道過敏	常見的症狀是食物耐受不良，意思是指人體對食物或食物的添加物質產生消化不良的症狀，例如食用某種食物就引發腹瀉的反應
呼吸道過敏	常見的症狀如大家熟知的鼻子過敏，特別是花粉散播在空氣中時就不斷打噴嚏或流鼻水。另外也有可能導致氣喘發作，而產生呼吸急促、喘息等症狀
皮膚過敏	常見的症狀如風疹塊般的蕁麻疹，以及皮膚紅腫
黏膜過敏	眼結膜過敏會出現紅腫、發癢等症狀

現代醫學將常見的過敏反應分成四型

第一型過敏反應	此種反應主要是 E 型免疫球蛋白所造成，通常從接觸過敏原到發生反應之間的間隔時間很短，因此又稱「立即反應」。許多人吃蝦子會長蕁麻疹，或是吃花生引起氣喘發作等等，都是很典型的第一型過敏反應，這一類反應常常突然發生，有時甚至可以危及性命，像注射盤尼西林（penicillin）抗生素引發的第一型過敏反應，可在幾分鐘內就引發嚴重的休克而致人於死
第二型過敏反應	這一類反應較少見，一般是由於過敏原引發人體產生抗體而產生，而此抗體又會攻擊人體正常的組織，因此造成人體健康的危害
第三型過敏反應	這是由於人體內抗體與（外來）抗原形成的「免疫複合體」沉積在人體組織中所引發的過敏反應。由於這些「免疫複合體」很多是在血管中形成，因此最容易沉澱的地方就是我們人體內的微血管叢或是需要大量過濾血液的地方，例如腎臟、肺臟或皮膚微血管。此型過敏反應最常見的表現是各式各樣的血管炎，而視其影響的器官，就可能因起腎功能衰竭、肺臟呼吸功能衰竭或皮膚的紫斑等症狀
第四型過敏反應	此型反應又稱「延遲型反應」，主要由 T 淋巴球所引發，包括肉芽腫反應、皮膚的過敏性皮膚炎反應都與此種過敏反應有關

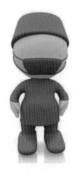

13.3 過敏原

　　1970 年以來全世界過敏疾病的盛行率持續增加，而臺灣地區過敏疾病的盛行率也愈來愈高。根據流行病學研究顯示，約 33% 的過敏反應主要是由食物誘發。食物過敏的發生與人種、地域、食物種類、飲食等多種因素相關。

　　美國最常見對牛奶、雞蛋、花生、大豆、小麥、堅果、魚及貝類的食物過敏。日本一項調查，從 878 家庭中 1,383 位病人發現最常見對牛奶、雞蛋、小麥、花生、大豆、芝麻與蕎麥的食物過敏。

　　北歐食物過敏的類型因不同地區而有所差異，俄羅斯、愛沙尼亞、立陶宛最常見對柑橘類水果、巧克力、蘋果、榛子、草莓、魚、番茄、雞蛋及牛奶的自覺食物過敏（self-reported food allergy）。

　　臺灣於 2007 年一項針對因過敏而住院的 339 位病患之「臺灣地區不同年齡層常見的食物過敏」的研究結果顯示，蝦、蟹、牛奶、蛋、花生是臺灣地區最易引起過敏反應的第一級食物，第二級致敏食物為芒果、其他海鮮，第三級致敏食物則是花枝、蛤蠣、魷魚、墨魚、螺、鱈魚、大豆、小麥、奇異果。

　　目前在 The InformAll Database（v. 3.1）中已記載超過 80 種食物成分會引起食物過敏，其中最常見的 8 種食物過敏原包括牛奶、黃豆、小麥、蛋、花生、堅果、魚類及甲殼類海鮮等。研究顯示，93% 的食物過敏反應主要是由蛋類、魚類、甲殼類、奶類、花生、大豆、堅果、小麥等 8 種食物引起。

食物過敏盛行率

　　美國的統計資料顯示，約有 6 ～ 8% 的 4 歲以下小孩及 3 ～ 4% 的成人會對蛋類、魚類、甲殼類、奶類、花生、大豆、堅果、小麥有不良過敏反應。大約 25% 的美國民眾自認為有食物過敏反應，但經由病史與食物誘發試驗（oral food challenges, OFCs）證實的實際發生率，在嬰幼兒是接近 2 ～ 8%，成年人則是低於 2%。

　　兒童過敏反應最常見的原因是食物過敏，有中度至重度過敏性皮膚炎（atopic dermatitis）的兒童會有較高的 IgE 介導之食物過敏盛行率，而盛行率是依過敏性皮膚炎的嚴重程度而定，估計約 10 ～ 30%；食物過敏也在 90% 以上患嗜酸性食道炎（eosinophilic esophagitis）的兒童中發揮作用。

食品過敏原標示規定

　　衛生福利部 107 年 8 月公告《食品過敏原標示規定》，過敏原強制標示項目由現行的蝦、蟹、芒果、花生、牛奶、蛋等 6 項及其製品調整為 11 項：1. 甲殼類及其製品。2. 芒果及其製品。3. 花生及其製品。4. 牛奶、羊奶及其製品。但由牛奶、羊奶取得之乳糖醇，不在此限。5. 蛋及其製品。6. 堅果類及其製品。7. 芝麻及其製品。8. 含麩質之穀物及其製品。但由穀類製得之葡萄糖漿、麥芽糊精及酒類，不在此限。9. 大豆及其製品。但由大豆製得之高度提煉或純化取得之大豆油（脂）、混合形式之生育醇及其衍生物、植物固醇、植物固醇酯，不在此限。10. 魚類及其製品。但由魚類取得之明膠，並作為製備維生素或類胡蘿蔔素製劑之載體或酒類之澄清用途者，不在此限。11. 使用亞硫酸鹽類等，其終產品以二氧化硫殘留量計每公斤 10 毫克以上之製品。本規定自 108 年 7 月 1 日起施行。

兒童及成人的主要食物過敏原

兒童	蛋、黃豆、麥類、花生、堅果
成人	花生、堅果、各種海鮮、水果、蔬菜

小孩和成人對主要過敏食物有反應的機率

食物	小孩（%）	成人（%）
牛奶	2.5	0.3
蛋	1.3	0.2
黃豆	0.3～0.4	0.04
花生	0.8	0.6
堅果	0.2	0.5
甲殼類	0.1	2.0
魚	0.1	0.4

低過敏原及高過敏原食物分類

	低過敏原				高過敏原
澱粉	粳米、紫米、小米	糯栗、樹薯	白米、大麥、胚芽米、太白粉、裸麥、芋頭、馬鈴薯	黑米、麵粉	糯米、麥粉、糯米粉
蔬菜	油菜、萵苣、沙拉菜、蘿蔔、蕪菁、白菜、青江菜、油菜花、高麗菜	青椒、茼蒿青、花菜、胡蘿蔔、南瓜、竹芋、菊花、長蔥	秋葵	韭菜、芹菜、洋蔥、大蒜、水芹、紫蘇、菇類	番茄、菠菜、芝麻、豆類、豆芽、蓮藕、山藥、百合、竹筍、薑、蕎麥、茄子
水果	葡萄、蘋果、李子、油桃、日本李	桃子、梨、柿子、龍眼	草莓、枇杷、杏、櫻桃、奇異果	石榴、文旦、西瓜、鳳梨、榴槤、香蕉、哈密瓜	柑橘、檸檬、木瓜、芒果、堅果、葡萄柚
海鮮	小魚、雷魚、鰻魚、香魚、鯰魚、海鱔	黃魚、鯨魚、鯛魚、蝶魚、鯊魚、銀魚、白魚、鯉、鮫魚、安康、胎貝	飛魚、鱸魚、小沙丁魚、章魚、海螺、帆立貝、鮑魚	鰹魚、鮭魚、比目魚、沙丁魚、文蛤、蜆、鱈魚、鰭魚、魟魚、蛤蜊、蠑螺	金槍魚、秋刀魚、烏賊、蝦、螃蟹、海膽、青花魚、蚵、魚卵
其他		馬肉、鹿肉、兔肉	羊肉、袋鼠肉		雞肉、牛肉、蛋、牛奶、豬肉、乳製品、肝類

14.1 **細菌性傳染病**

食品常是許多傳染病的傳播媒介（vehicle of transmission），常見的傳染病為傷寒、副傷寒、志賀氏菌症、鏈球菌性咽炎、白喉、布氏桿菌症、病毒性肝炎、阿米巴痢疾、霍亂、旋毛蟲症和其他的蠕蟲感染；以上疾病通常不歸納為食物中毒。

常見的細菌性食品媒介疾病如仙人掌桿菌、沙門氏桿菌、金黃色葡萄球菌、產氣莢膜桿菌、霍亂弧菌、痢疾志賀菌。

食品或飲料被細菌或細菌所產生的毒素所污染，攝食後會呈現症狀者，概稱之食物中毒。

爆發食物中毒的確認，往往是一群人在短時間內突然發生相類似的病狀，而這些患者曾經都攝食同樣的食物。但細菌性食品媒介疾病有部分為食物中毒。

食物中毒，包括兩大類：一為食品感染（food infection），如為沙門氏桿菌症（Salmonellosis），急性沙氏桿菌症通常歸類為食物中毒，但其腸道的急性感染，遠勝於中毒；另一為細菌性中毒症（bacterial intoxications）如肉毒中毒（Botulism）和葡萄球菌性食物中毒所引起的食物中毒症。

沙門氏桿菌症和葡萄球菌性食物中毒都在夏季發生為多，原因是溫暖的氣溫，最適於該等病原菌在未冷藏的食品上發育、繁殖。毒素在微生物學上的定義為細菌的產物，是一種蛋白質或結合性蛋白物質，對其他有易感性的動物，人有致毒作用，並發生病狀。

食物中毒既非國際檢疫法定傳染病，也非我國法定傳染病或報告傳染病，但其為害之劇，到目前為止，乃是世界各國公認的困擾。

歐美醫學先進國家，其國民生活水準之高，衛生條件之優異，食品膳食衛生也極其優良、考究。然食物中毒事件也是層出不窮。若想減低到最低限度的爆發次數及病例之發生，需從多方面著手。原則上以普及國人衛生常識，改善生活習俗；留意報紙上登載食物中毒事件的消息。

減少食物中毒也有其困難，以肉毒桿菌中毒為例，首先當中毒時，不知如何辨別和診斷它是因何而中毒，初期的象徵，諸如腹部絞痛、頭痛，一般身體不適的感覺等，可能很容易被患者和醫生誤診。再者，不知道為什麼肉毒桿菌中毒會發生。而目前臺灣肉毒桿菌中毒抗毒素尚未普遍供應。

消化道感染的發病曲線（實線）與感染曲線（虛線）

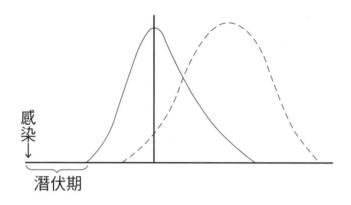

感
染
↓

潛伏期

毒素的作用、來源、毒素名稱以資參考（僅與食物中毒有關者）

毒素的作用	來源	毒素名稱
溶血作用	金黃色葡萄球菌、產氣莢膜桿菌	出血性毒素
使實驗動物致死	金黃色葡萄球菌、產氣莢膜桿菌	致死性毒素
使組織壞死	金黃色葡萄球菌、產氣莢膜桿菌	壞死性毒素
發生特定神經症狀	肉毒桿菌、痢疾志賀菌	神經毒素
殺死白血球	金黃色葡萄球菌	殺白血球素
消化膠原蛋白	產氣莢膜桿菌	膠原蛋白酶

傳染途徑

直接傳染	病原從其傳染窩直接侵入宿主體內，包括接觸傳染和飛沫傳染
間接傳染	病原體需要藉助食物、水、牛奶和污物等再傳給他人，包括飛沫核傳染、媒介傳染和蟲媒傳染

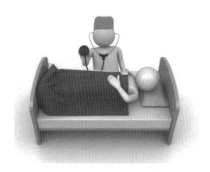

14.2 **病毒性傳染病**

最常引起病毒性腸胃炎的病原為諾羅病毒（Norovirus）及輪狀病毒（Rotaviruses），而其他杯狀病毒，如沙波病毒（Sapoviruses）、星狀病毒（Astroviruses）以及腺病毒（Adenoviruses）也可能致病。

病毒性腸胃炎主要透過糞口途徑傳播，經由攝食受病人排泄物或嘔吐物污染的水或食物而傳染，也可能經由與病人密切接觸或吸入嘔吐所產生的飛沫而感染。生蠔及文蛤等貝類水產品具有濃縮水中病原物質的特性，生食受污染水域生產的貝類，也容易感染諾羅病毒或沙波病毒等腸道致病原而造成腹瀉。

病毒性腸胃炎的主要症狀是水瀉和嘔吐。也可能會有頭痛、發燒、腹部痙攣、胃痛、噁心、肌肉酸痛等症狀，通常感染後 1 ～ 3 天開始出現腸胃炎症狀，症狀可以持續 1 至 10 天，病程的長短取決於所感染的病毒種類及個人的免疫力。

對大部分的人來說，得到病毒性腸胃炎的人通常可以完全恢復，不會有長期後遺症，但對於嬰兒、幼童和無法照顧自己的人（例如：殘障或老人），可能導致脫水、電解質不足，進而抽搐，甚至死亡，此外，免疫受抑制的人，病程較長，症狀通常較嚴重。

諾羅病毒是重要的食品中毒病因物質，案件數雖次於腸炎弧菌與仙人掌桿菌，而病例數卻在所有病因物質中排行最高，其影響層面甚廣。飲食暴露是諾羅病毒群聚或食品中毒的重要因素，尤其群體共同食用受污染的食物（如受污染的貝類水產品）或罹病的餐飲從業人員於食品調理過程造成的污染。

諾羅病毒的流行病學如下：

1. 廣泛分布全球，近期於日本、美國、歐洲等國家均有規模不等之疫情發生。

2. 美國疾病管制局（CDC）評估每年約 2300 萬人次因感染諾羅病毒而造成腸胃炎，其中有 50% 是經由食物傳播。從 1997 至 2000 年之間，有 232 次聚集事件，57% 經由食物傳播、16% 為人傳人、3% 藉由被病毒污染的水傳播以及 23% 原因不明。最易發生的場所包括飯店（36%）、照護中心（23%）、學校（13%）和輪船（10%）。

3. 諾羅病毒在臺灣地區分布情形：諾羅病毒好發於人口密集機構，如：長期養護之家等等。

經常洗手可以降低感染的機會，飯前、便後及烹調食物前皆應洗手。消毒被污染物體的表面、清洗被污染的衣物、避免食用可能被污染的食物或飲水、儘可能熟食及飲用煮沸的開水，而病患之糞便及嘔吐物應小心處理，清理後也應洗手。大部分的病毒尚無疫苗，但目前市面上已有輪狀病毒疫苗。

諾羅病毒感染的預防措施

1. 勤洗手，特別是在如廁後、進食前及準備餐點之前
2. 徹底清洗水果和蔬菜
3. 徹底煮熟食品，避免生食生飲
4. 注意居家環境衛生
5. 新生兒餵哺母奶可提高嬰幼兒的免疫
6. 被污染的食品或者懷疑被污染的食品必須被丟棄
7. 食品從業人員若感染諾羅病毒，為了預防把疾病傳染給其他人，應於症狀解除至少 48 小時後，始得從事與食品接觸之工作

諾羅病毒與輪狀病毒之比較

	諾羅病毒	輪狀病毒
傳染窩	人是唯一之帶病毒者	可以感染人之外，牛和靈長類動物也會感染，但為不同型別，動物身上之輪狀病毒並不會傳染人
傳染方式	主要透過糞口途徑傳播，如經由與病人的密切接觸、吃到或喝到污染的食物或飲料	
潛伏期	一般為 24 至 48 小時	一般為 24 至 72 小時
可傳染期	一般在急性腹瀉停止之後 48 小時內依舊有傳染性	一般在急性發作期 8 天之內，還具有感染力

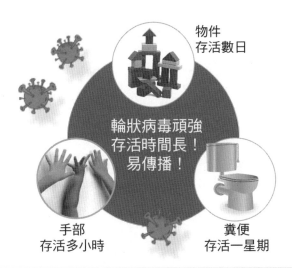

物件
存活數日

輪狀病毒頑強
存活時間長！
易傳播！

手部
存活多小時

糞便
存活一星期

＋ 知識補充站

輪狀病毒傳染度極高，因病毒的穩定性很高，存活時間亦很長，而且只需要很少量病毒便可致病。因此能將本來無害的物件，變成傳播的溫床。輪狀病毒主要經糞口途徑傳播，透過人際接觸，藉雙手、玩具或物件傳染。即使經常洗手，保持良好衛生環境，也未能完全預防。

14.3 **狂牛症**

　　狂牛症（Mad cow disease, Bovine Spongiform Encephalopathy, BSE），即牛的海綿樣腦病變。它是傳染性海綿樣腦病變（TSE）的一種。 病理特點是腦組織產生空洞化呈現海綿狀。平均年發生率百萬分之 0.5 ～ 1.0，由具傳染性的普里昂（prion） 引起，不斷在神經細胞內複製堆積，造成神經元壞死。會造成狂牛症的原因是飼養者為了盡量節省在飼料上的成本花費，和為了追求更高的經濟效益，而使用肉骨粉或其他動物的臟器添加在飼料內。

　　傳染性海綿腦病變可發生在多種哺乳類動物身上，除了牛之外，其他如羊、鹿、水貂皆可發現。人也不例外，發現在人身上的是庫賈氏症（Creutzfeldt-Jacob disease, CJD）及庫魯症（kuru）。

　　人類的庫賈氏症可分為兩類，傳統型的庫賈氏症，與狂牛症無關。與食用狂牛症病牛製品有關的是新變型庫賈氏症（CJD）。新變型庫賈氏症最早發現於 1996 年的英國，新型庫賈氏病（vCJD）病患之年紀一般較輕（19 ～ 41 歲），發病到死亡為 7.5 ～ 22.5 個月，大多數病患先為精神病症，行為異常及感覺不正常之表現，最後病人發生失智症、步履不穩。

　　目前對普利昂變性蛋白質引起的疾病尚無任何有效治療方式，唯一有效的避免受感染方式，是避免食用受感染動物製造的肉品（尤其是腦組織、骨髓與神經部分）。

　　在未發病時預防方式為：

　　1. 禁止自疫區進口活牛、羊隻、胚胎、精液、牛或羊肉骨粉、牛或羊肉加工品。

　　2. 禁止利用牛或羊肉骨粉供餵牛與羊隻。

　　3. 在農委會主持下，嚴格執行 BSE 監控，凡疑似 BSE 病例者，必須通報防治所或農委會，做進一步檢查。

　　4. 加強教育認識 BSE、羊搔癢症與 CJD。

　　5. 禁止食用牛與羊的腦脊髓、內臟。

　　已發生狂牛症疫情時的防治方式為：

　　1. 患牛與同群牛隻一同撲殺與銷毀。

　　2. 禁止自疫區進口活牛、羊隻、胚胎、精液、牛或羊肉加工品或肉骨粉、碎肉，內臟等。

　　3. 加強 BSE 監控系統與通報系統。

　　4. 需要時撲殺疑似 BSE 病牛或來自疫區之牛與羊。

　　為防範 BSE，政府強制規範供應者應標示牛肉的產地，以供民眾選擇。未依規定標示者可依《食品安全衛生管理法》處以 3 萬至 300 萬罰鍰，標示不實者可處 4 萬至 400 萬罰鍰。

年齡對狂牛症的感受性

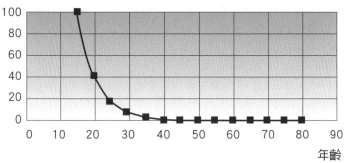

感受性(%)

年齡

庫賈氏症、新變型庫賈氏症、狂牛症比較表

名稱	庫賈氏症	新變型庫賈氏症	狂牛症
原因	基因突變少數遺傳	食用狂牛症肉品輸血等傳染	染病動物骨粉
發生率	0.5～1/100	1/1000	10%
致死	發病平均 4 個月死亡	發病約 14 個月死亡	
潛伏期	數 10 年	7～10 年以上	數月至數年
好發年齡	平均 65 歲	平均 29～45 歲	
症狀	快速癡呆、行動力急速變差等	憂鬱、快速癡呆行動不協調等	不安、動作失調、有攻擊性、後肢無力

牛隻感染狂牛病病原分布圖

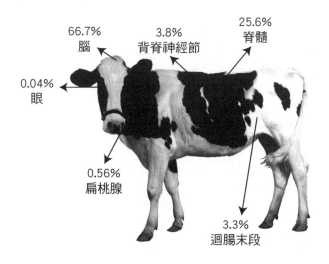

66.7%
腦

3.8%
背脊神經節

25.6%
脊髓

0.04%
眼

0.56%
扁桃腺

3.3%
迴腸末段

14.4 **寄生蟲**

　　人類寄生蟲病中經口感染的主要有蛔蟲症、條蟲症、胞蟲囊症、蟯蟲症、住血吸蟲症、肝吸蟲症、旋毛蟲症等。各種寄生蟲病感染人體的途徑雖不相同，但是藉由口感染的寄生蟲病多數是因為糞便污染了蔬菜，人類吃生食或吃未煮熟的肉及個人衛生習慣較差所引起的。

　　1. **蛔蟲症（Ascariasis）**：多因使用糞便做肥料污染了蔬菜，附著蛔蟲卵的蔬菜若未洗淨且加熱不足則可能造成感染。其他蛔蟲症的感染途徑為：農人在田裡工作手受到帶有蛔蟲卵的土壤之污染，農具、腳、衣服也可能因此污染，偶而灰塵中也會帶有蛔蟲卵。因此，蛔蟲症的主要預防法為注意沖洗蔬菜以去除沾染的蟲卵，飯前洗手。周圍是農田的住宅，則注意保持居住環境的清潔，減少灰塵傳佈的機會。

　　2. **條蟲症（Taeniasis）**：有多種條蟲均可引起人類的條蟲症，其可能的來源為各種動物肉，如廣節裂頭條蟲之幼蟲寄生在鱒魚肌肉中，無鉤條蟲的幼蟲寄生在牛肉中，有鉤條蟲的蟲寄生在豬肉中。預防條蟲症最簡單的方法就是不要生吃鱒魚、牛肉或豬肉。

　　3. **胞蟲囊症（Hydatidosis）或囊蟲症（Cysticercosis）**：是由條蟲的幼蟲在人體內臟、皮下組織、肌肉等處寄生所造成的。此類條蟲的最終宿主是狗，人為中間寄主。感染途徑是由貓、狗所排出帶有蟲卵的糞便經口傳給人，在人體內成為幼蟲。其預防為注意貓狗糞便的處理；注意個人衛生習慣，飯前洗手；和貓、狗接觸後洗手。

　　4. **旋毛蟲症（Trichinosis）**：旋毛蟲是一種線蟲，人、豬、鼠及其他哺乳類動物均可能感染旋毛蟲症。人通常是吃了沒煮熟的帶有旋毛蟲之豬肉而被感染，因此主要的預防法就是不吃未煮熟的豬肉。

　　5. **肝吸蟲症（Clonorchiasis）**：肝吸蟲的生活史中有兩個中間寄主，第一中間寄主是泥螺，第二中間寄主是淡水魚類，感染的淡水魚在魚鱗、皮下組織及肌肉常有幼蟲寄生，人類如果吃了生魚片或帶有肝吸蟲的未煮熟魚肉，便會受到感染。因此這種寄生蟲病的預防法是不吃生的或未煮熟的淡水魚。

　　6. **蟯蟲症（Enterobiasis）**：是感染率最高的寄生蟲症，寄生對象是幼童及其母親。因為蟯蟲的雌蟲會在人們睡覺時爬至肛門外面，在肛門周圍產卵，因此可由糞便或由手指、衣物再經口感染。經常保持手部清潔、剪短指甲、常更換內衣、洗淨衣服、經常洗澡均是預防此種寄生蟲的措施。

　　寄生蟲病的種類很多，上述幾種是較常發生的寄生蟲病，各種寄生蟲病感染人體的途徑雖不相同，但是由口傳的寄生蟲病多數是由於糞便污染了蔬菜，生食或吃未煮熟的動物肉，以及較差的個人衛生習慣所引起的。

寄生蟲病主要的預防法

1. 蔬菜、肉類均煮熟之後再吃，如果要吃生的蔬菜，必須選擇非有機肥種植的，而且注意清洗；
2. 注意排泄物的處理方式；
3. 良好的個人衛生習慣，飯前、便後、與貓狗接觸後都要洗手。

寄生蟲生活週期（史）

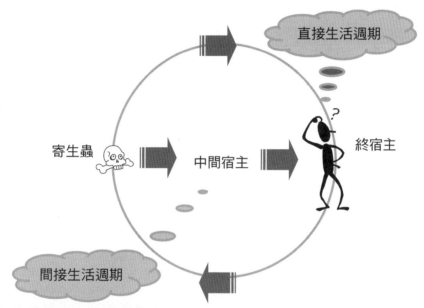

寄生蟲感染的途徑或來源

食物種類	寄生蟲	途徑、來源
蔬菜類	蛔蟲	糞便、土壤
	十二指腸鉤蟲	食物、水
	蟯蟲	手、食品
	痢疾阿米巴原蟲	糞便、水、手、蒼蠅
魚貝類	廣節裂頭條蟲	多種魚類
	肺吸蟲	家畜、海鮮
	中華肝吸蟲	魚類
肉類	無鉤條蟲	多種畜類
	有鉤條蟲	豬類
	旋毛蟲	豬類
	弓漿蟲	畜類

14.5 人畜共同疾病

由人類傳染給動物或由動物傳染給人類的傳染病，是人與脊椎動物之間會自然傳染的疾病。透過人與動物互相傳染，可將病原體散播給彼此；可以由人畜之間直接傳播，或經由媒介物或病媒直接傳播。

大約有 100 種以上的疾病是人和動物所共有的，除特殊職業的人由於接觸患病動物而感染外，其中約有 30 種可經肉、蛋、奶等食物而由動物傳給人，最重要的為炭疽病、普魯斯熱病、丹毒、結核病。

1. **炭疽病（Anthrax）**：炭疽病是草食性動物（如牛、羊、馬等）的疾病，豬偶而也會被感染。農家、獸醫、屠宰場的工作者，處理動物皮毛的人，較一般人容易被感染炭疽病。炭疽菌及其抱子可因患病動物的皮毛或身體帶菌，而經皮膚傷口或食入畜肉而使人感染；或是隨灰塵吸入呼吸器官；所以分為皮膚型、消化管型及口腔型三種類型，症狀也不相同。預防法為屠殺、燒燬患病的家畜，焚燬被污染的東西並徹底消毒，前述各種經常接觸家畜的人需注意防範被此病感染的可能。

2. **普魯斯熱病（Brucellosis）**：又稱波狀熱，是一種會使山羊、綿羊、豬等家畜造成流產的疾病，此病病菌分布很廣，是最普遍的動物傳染病之一。人通常是在處理患病家畜時被感染，此外也可由食入被病菌污染的乳汁或未煮熟的肉而感染。

3. **類丹毒（Erysipeloid）**：丹毒病菌（Erysipelothrix insidoisa）經常引起豬及火雞嚴重疾病，也會引起處理豬肉、火雞肉及魚肉者的職業性疾病。接觸患病動物肉體是主要的感染途徑，但也有由食入患病動物肉而造成感染的病例。此類職業者必須注意避免接觸患病動物外。

4. **沙門氏菌症（Salmonelosis）**：沙門氏菌存在於多種動物的腸道中，人、豬、雞、老鼠均可能是帶菌者。因為此菌存在腸道內，在屠宰及加工時極易污染到動物肉體，乳汁及蛋也可能受到排泄物污染而帶菌。食物處理加工時的衛生情況決定了肉、乳汁及蛋是否帶菌。

5. **腸道結核病（Tuberculosis）**：腸道結核病是因人食入感染結核菌的牛、豬、雞肉或乳汁、蛋而感染的疾病，其症狀屬腸道疾病和一般結核病不同。

人和動物共有的傳染病種類很多，感染途徑自然也不一樣。但是由上述五種主要的疾病的感染途徑可看出，除特殊職業者可能由於接觸感染外，一般人多是因食入受感染動物的肉、乳汁或蛋而被感染。因此，主要的預防法是避免食用帶菌動物的肉、乳汁或蛋。

傳染病爆發歷史

時期	傳染病爆發原因
史前時期	採集漁獵的人類史前史，這些部落數量較少，不常與其他的部族接觸，缺乏流行病充足經驗。 部落間常常戰爭，與其他部族成員交流時，容易互相傳播疾病，造成數量龐大的傳染病死亡人數。
農業革命	新石器時代農業革命造成人類由漁獵轉為畜牧業，畜牧業使人與動物接觸的機會增加且時間延長。 人類開始定居，人口聚集，增加人畜共通疾病的來源。
18 世紀 工業革命	18 世紀工業革命興起促進醫藥技術逐漸進步，大多醫療技術投入慢性病的預防，弱化傳染病公衛防疫。 工廠林立，都市無法負荷日益遽增的龐大人口，衛生迅速下降，居住環境骯髒，致使傳染病大肆肆虐。
20 世紀以後	大多由野生動物或馴養的動物傳染給人。 新型病毒不斷變異，相對於人類卻缺乏足夠抵禦能力。

炭疽的循環

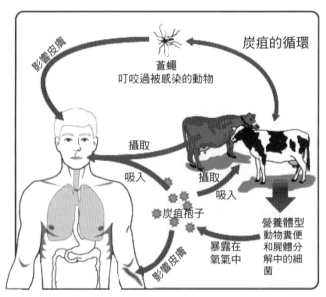

人畜共同疾病預防方法

炭疽病	對一般人而言，不要吃患病家畜的肉，雖然目前尚未有由乳汁造成感染的例子，但仍以不喝患病家畜的乳汁或消毒過再喝為宜。
腸道結核病	不要食用受結核菌污染的動物肉或乳汁。
普魯斯熱病	對一般人的預防是不要食用患病動物的乳汁或肉。因為患病者的尿、糞便、痰中會排出病菌，所以患者排泄物需注意處理，並加以消毒。
類丹毒	一般人應避免食用患病動物的肉。

14.6 **肉毒桿菌**

肉毒桿菌（Clostridium botulinum）為極厭氧之產孢桿菌，其所產生之毒素是致病因子，造成嚴重的神經性中毒。據推估約 1 盎斯（28.5 克）的肉毒桿菌純化毒素就足以使全美國居民中毒死亡。肉毒桿菌會生成耐熱性極強的芽胞，若在製作罐頭時加熱處理不當，未能殺死芽胞，則芽胞可在罐頭內（無氧的環境）發芽繁殖，而產生神經毒素。食入後會發生噁心、嘔吐、疲勞、皮膚乾燥、口乾、便秘，進而有複視、呼吸困難等症狀，可因呼吸困難導致窒息死亡，死亡率高達 30 ～ 60%。

一般食物很少發生此種中毒，多見於低酸性罐頭食品（pH 4.5 以上），如肉類罐頭、洋菇罐頭。但酸性罐頭食品（pH 4.5 以下），如鳳梨、橘子等，則此菌不能生長。除低酸性罐頭食品以外，也曾發生由臘腸、燻魚等引起的中毒例子。

依感染源可分下列幾型：

1. 食因型：症狀最初不舒服之處為視覺障礙（視覺模糊或複視），吞嚥困難及口乾。之後，病例漸有弛緩性麻痺之現象，也可能有嘔吐和便祕或下痢，嚴重時會因窒息而死亡。

2. 腸道型：發生在不足 1 歲嬰兒（嬰兒型），或曾做過腸道手術、腸道菌叢改變者（成人型）；症狀從便秘開始，昏睡、倦怠、食慾不振、眼瞼下垂、嚥物困難、失去頭部控制、肌肉張力低下及全身性虛弱，有時會發展至呼吸無力衰竭而死亡。

3. 創傷型：因傷口深處受到肉毒桿菌污染產生毒素所致，症狀參照食因型。

4. 其他型：近期有使用肉毒桿菌毒素之醫療紀錄（如美容），且排除食因型感染之可能，類似食因型症狀。

食因型之神經性症狀通常於 12 ～ 36 小時間出現，但亦有數天後才發作。潛伏期愈短病情通常愈嚴重，死亡率愈高。創傷型潛伏期約 4 ～ 21 天（中位數 7 天）。 腸道型之正確潛伏期目前尚不清楚。

肉毒桿菌中毒列入第 4 類法定傳染病，個案發生立即通報疾病管制署及食品藥物管理署，並持續追蹤回報。於 24 小時內完成疫情調查報告，並維護疫情調查系統。嚴密追蹤觀察攝食污染食物者，並及時給予必要處置。正確採檢（含病人檢體及食品檢體）送驗，並持續追蹤病人檢體及食品檢體之檢驗進度。協助個案所在醫療機構領用抗毒素並正確使用。

主要預防方法為：1. 低酸性食品罐頭之殺菌一定要完全；2. 加熱可破壞肉毒桿菌的毒素，因此食物或罐頭在食用前充分加熱則可避免中毒；3. 香腸、火腿類注意添加足量均勻之亞硝酸鹽，以抑制肉毒桿菌的生長。醃製食品若未用硝等，可能需冷凍或冷藏，應依照包裝說明貯存之。

肉毒桿菌中毒傳染方式

食因型	真空包裝未依規定儲藏食品、家庭式之醃製蔬菜、水果、魚、肉類、香腸、海產品等為主
創傷型	傷口處遭受細砂、泥土之污染，注射黑焦油海洛因（black tar heroin）等
腸道型	攝食含此菌孢子之食品
其他型	人為因素造成

真空包裝即食食品管理規範（即食黃豆食品販售條件）

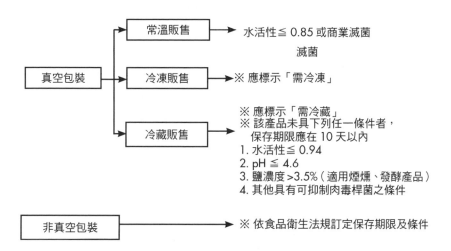

真空包裝

常溫販售 → 水活性 ≦ 0.85 或商業滅菌
　　　　　　滅菌

冷凍販售 → ※ 應標示「需冷凍」

冷藏販售 → ※ 應標示「需冷藏」
　　　　　※ 該產品未具下列任一條件者，
　　　　　　保存期限應在 10 天以內
　　　　　1. 水活性 ≦ 0.94
　　　　　2. pH ≦ 4.6
　　　　　3. 鹽濃度 >3.5%（適用煙燻、發酵產品）
　　　　　4. 其他具有可抑制肉毒桿菌之條件

非真空包裝 → ※ 依食品衛生法規訂定保存期限及條件

肉毒桿菌傳染窩：孢子普遍存在泥土、農產品、海底、動物及魚類之腸道中

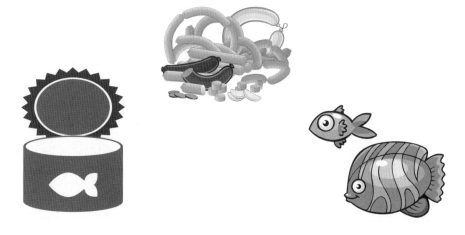

14.7 李斯特菌

單核細胞增多性李斯特菌（Listeria monocytogenes）為一種小型、不產芽胞、兼性厭氧、革蘭氏陽性桿菌。廣泛分布在環境中的土壤、水、腐爛的植物及哺乳類動物的糞便中，5％健康的成人糞便可分離出，為人畜共通傳染病之一。

李斯特菌可生長的溫度範圍在 3 ～ 45℃之間，最適合溫度為 30 ～ 37℃，特別是在冷藏溫度 4 ～ 10℃仍可繁殖。

衛生福利部於 1991 年 9 月 17 日將李斯特菌公告為食物中毒原因菌， 1997 年 10 月國內發生醉爾斯（Dreyer's）冰品污染事件（14 件中有 5 件），衛生福利部要求該公司對其不符規定之產品即刻進行全面回收及銷毀；1997 年至 2007 年新生兒李斯特菌感染症 14 例。

感染可能導致敗血症（又稱血中毒）和腦膜炎（腦和脊髓膜發炎），也會導致孕婦流產。李斯特菌病的主要症狀包括：發燒和肌肉疼痛，有時也會出現如噁心和腹瀉等腸胃病症狀。較為嚴重的情況下還會出現虛脫和休克。細菌感染擴散至患者的中樞神經系統後會引發包括頭疼、頸脖僵硬、精神錯亂、失去平衡、抽搐和昏迷等症狀。

主要傳染途徑是食入遭李斯特菌污染的食物，例如：蔬果、生乳、乳酪、肉品、熱狗、魚蝦、冰淇淋等。其他傳染途徑為母子垂直感染（母親經由胎盤或產道傳染給小孩）、嬰兒室交叉污染、農畜業者接觸感染的牲畜或實驗室污染等之感染。大部分爆發流行及散發病例與即時食品污染有關。李斯特菌中毒事件雖不多見，但死亡率高達 30 ～ 35％。

感染李斯特菌，每個人出現的症狀會因為年齡、性別和抵抗力強弱等，而有不同。一般健康狀態良好的人，感染時可能無症狀或症狀輕微（產生發燒、頭痛類似感冒症狀或噁心、嘔吐等腸胃不適症狀），可不需要治療。孕婦或免疫功能不全的人，易導致敗血症和腦膜腦炎，具有潛在致死之風險。

美國和加拿大均建議孕婦和免疫功能不全的人應採取更嚴格的預防措施，以避免感染李斯特菌。雖然李斯特菌所引起的食品中毒事件不多，但在美國有 20 ～ 65％食因性感染的死亡案例是因李斯特菌污染所引起。

因此，早期偵測爆發流行和確認感染源為防治之首要；爆發流行的發現有賴於病例報告和病人分離菌株的比對；爆發流行期間，孕婦和免疫功能不全的人對食品處理的警覺性特別重要。食品業者及民眾對食物應注意食材的衛生、儲存、處理及保存，可降低爆發流行的風險。

本病致病原分布廣、生存能力強、食物為主要傳染媒介，症狀多樣、潛伏期長，病例常跨時間及空間分布，因此必須特別注意。

李斯特菌感染症的高危險群

孕婦	懷孕者感染的風險是沒有懷孕者的 20 倍。孕婦感染會增加流產、早產及死胎。1/3 李斯特菌感染症的病例為孕婦。
新生兒	孕婦可能只有輕微感染,但新生兒可能有極大風險的嚴重感染。感染的胎兒死亡率高達 50%。
老人(大於 60 歲)	50% 李斯特菌感染症的病例發生在這個年齡群。
免疫功能不全者(癌症、糖尿病、腎臟病、HIV/AIDS、接受免疫抑制劑、器官移植)	HIV/AIDS 感染的風險是健康人的 300 倍。

李斯特菌感染症預防方法

一般建議	1. 保持個人及飲食衛生,避免進食高風險的食物及飲品。 2. 牛肉、豬肉及家禽肉品應充分煮熟。 3. 食用生蔬菜和水果之前要清洗乾淨。 4. 生肉與蔬菜、已煮熟的食物及即食物應分開存放。 5. 用來切生肉和即食食品(如熟食和沙拉)的砧板應該分開。 6. 易腐敗的食物及即食食物應盡快食用完畢。 7. 接觸動物後要洗手。 8. 接觸食物前後都要記得洗手
對高危險群的附加建議	1. 不要吃熱狗或即食食物,除非有重新再加熱。 2. 處理熱狗和即食食物後要洗手。 3. 不要吃未經殺菌處理的奶類或奶製品,除非標示是使用經巴斯滅菌之乳品製造。 4. 不要吃冷藏煙燻海鮮食物,除非再加熱煮過或經滅菌罐裝食物。 5. 不要吃預先切好的水果、生的海鮮、豆芽和生的蘑菇。

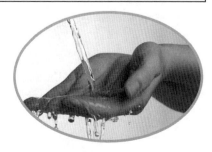

14.8 **貝類**

　　麻痺性貝毒（paralytic shellfish poison, PSP）最早是在北美洲的阿拉斯加奶油蚌（Alaska butter clam）中被發現與分離，是目前世界上分布最廣、危害最大的一類紅潮生物毒素；引起中毒的水產品主要是貽貝（淡菜）、海扇貝、蛤蚌、牡蠣等。

　　民國 75 年於高屏地區的喜宴上，一道西施舌貝料理造成 116 人陸續出現不同程度的唇、舌發麻、發熱、四肢麻痺、頭痛、嘔吐、呼吸困難等症狀，甚至有兩人因為接受之毒性太強而死亡。民國 80 年嘉義地區又發生了類似的西施舌貝中毒事件，造成 26 人送醫急救。

　　日本的牡蠣、文蛤、海扇貝，日本、西班牙、美國及南韓的貽貝，美國的巨蚌，臺灣的西施舌貝，琉球及帛琉的夜光貝，都曾被報導含有麻痺性貝毒。

　　當海水裡的一些浮游藻類暴發性地大量繁殖，就會令海水呈現色塊，這個自然現象稱為紅潮。生長在受影響海水的貝類所含的毒素濃度會因此迅速增加，這些毒素只會對貝類產生很輕微的影響，或甚至無害；但貝類可積聚這些毒素，並充當傳毒媒介，進一步把這些有毒化合物沿食物鏈轉移給肉食動物，如魚和蟹，最終給人類吃下。

　　雙鞭毛藻是一群單細胞微生毛藻，以產生烈性毒素見稱。這些毒素不易因受熱而起變化，也不會在普通烹煮過程中消除。雙鞭毛藻產生兩類毒素，其中一類引致腸胃不適，而另一類引致呼吸癱瘓。

　　麻痺性貝毒是一類烷基氫化嘌呤化合物，為非結晶、水溶性、高極性、不揮發的小分子物質。這類毒素溶於水且對酸穩定；在鹼性條件下易分解失活，但對熱穩定；目前已分離出 20 餘種成分，主要包括蛤蚌毒素（saxitoxin, STX）、新蛤蚌毒素（neosaxitoxin, neoSTX）、膝溝藻毒素 1-6（gonyautoxin, GTX 1-6）等。

　　麻痺性貝毒的中毒機制與河魨毒類似，即阻斷神經與肌肉細胞間的鈉離子通道，使鈉離子無法進入神經與細胞膜內形成鈉電位，干擾神經傳導作用，進而麻痺神經與肌肉。而麻痺性貝毒中毒的潛伏期約半小時，持續時間可達半天至 1 天。預防方法如下：

　　1. 向信譽良好的海鮮店鋪購買貝類。

　　2. 每次進食較少份量的貝類，同時避免進食其內臟、生殖器及卵子。

　　3. 烹煮雖不能把耐熱的毒素消滅，但以沸水煮至外殼打開，然後再以沸水煮 3 至 5 分鐘會大大減低微生物污染所造成的風險。

　　4. 兒童、病患者及老年人較容易因進食含有毒素的貝類而中毒，故此應加倍小心。

　　5. 進食貝類後若出現中毒症狀，應立即前往鄰近醫院求醫，並將剩餘的食物留作調查及化驗之用。

　　《食品中污染物質及毒素衛生標準》（108 年 1 月 1 日），訂定麻痺性貝毒：雙殼貝類（bivalve mollusk）之可食部位（以 saxitoxin 當量計）限量 0.8 ppm；下痢性貝毒：雙殼貝類之可食部位（以 okadaic acid 當量計）限量 0.16 ppm；失憶性貝毒：雙殼貝類之可食部位（domoic acid 當量計）限量 20 ppm。

與紅潮現象有關的貝類中毒可分為四大類

麻痺性貝類中毒	是能致命的綜合症,症狀主要為神經受損,且發病迅速。其症狀包括刺痛、麻木、口部周圍感到熾熱、失調、發燒、出疹和跟蹌等。這些症狀會維持好幾天,跟着便會自然康復。然而,有些嚴重的個案會在進食有毒貝類後 24 小時內出現呼吸系統停頓的情況。
下痢性貝類中毒	在進食受污染的貝類後 30 分鐘至數小時內出現,包括腹瀉、噁心、嘔吐、發冷、腹部出現中度至劇烈的痛楚及痙攣;通常在 3 天內會完全康復。迄今尚未發現有死亡個案。
神經性貝類中毒	甚為罕見,亦非致命的綜合症。其中毒的症狀比較輕微,通常包括面部肌肉刺痛、冷熱感覺逆轉、心動徐緩及瞳孔擴大等。這些症狀會在數天內迅速及徹底消散。
失憶性貝類中毒	特徵是胃腸道失調及神經紊亂。症狀包括嘔吐、腹部痙攣、腹瀉及頭痛,尤其會導致短暫喪失記憶力。有可能致命。

有關麻痺性貝毒素之相關法規

現行國際通行之允許量	麻痺性貝毒素為每百克貝肉可食部分含 80 微克 STX 當量或 300MU 以下
中國大陸	0.8 mg/kg（鮮重）;80μg/100 1. 綠貽貝加工食品:PSP 不得檢出 2. 文蛤出口之衛生要求:PSP 每 100 克不超過 20MU
日本	不論貝類是帶殼、去殼、加工品等型態如何,只要可食部分含麻痺性貝毒素超過 4 MU/g 規定值均屬於毒化貝類,不可食用
韓國	麻痺性貝毒素 軟體雙殼貝類及其產品:80 μg/100g

麻痺性貝毒的分布及來源

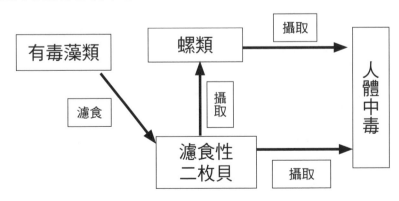

14.9 經口傳染病

　　食物是人類獲得維持生命所需要的各種營養素的來源，在選擇食物時，除了應注意其營養的均衡性之外，食物的品質也必須留意，不潔淨、製作不良或是受到污染的食物，都可能引起健康上的問題。食品衛生與安全就是了解由攝取食物直接或間接引起危害健康的原因，並且設法預防。由飲食食物直接或間接危害健康的，主要是經口傳染病（如霍亂、傷寒、肝炎等），經口感染的寄生蟲病（如蛔蟲症、條蟲症、住血吸蟲症、肝吸蟲症等），以食物為媒介的人和動物之共同傳染病（如結核病，炭疽病等）及食物中毒四大類。

　　經口傳染病的病原菌，隨著患者或是帶菌者的排泄物等排出體外，而形成一種染源。傳播途徑可分為：直接傳染和間接傳染。

　　1. 直接傳染： 直接接觸帶菌者，或使用帶菌者用過之物品及食品等，因而病原菌進入人體內造成傳染，稱為直接傳染。

　　2. 間接傳染： 病原菌經由帶菌者的排泄物，滲入地下水中，污染了水源、食物、食器；或是經由他人手指碰觸，或經病媒接觸排泄物之後再污染食物；此受污染食物被人體攝取後，即造成傳染，稱為間接傳染。

　　傳染病的傳播，除病原體外，還有三個主要因素，即是傳染源、傳播途徑和宿主，組成的「傳染鏈」。

　　1. 病原體： 病原體為可引致感染的微生物，如細菌、病毒、真菌（黴菌）及寄生蟲。

　　2. 傳染源： 指任何病原體可賴以生存、寄居和繁殖的環境。包括人類（如病人、帶菌者和隱性感染病者）、禽畜、昆蟲和泥土。

　　3. 傳播途徑： 指病原體由一處移動或被帶到另一處的傳播方式。指病原體從傳染源排出後，侵入新的易感宿主前，在外環境中所經歷的全部過程。

　　霍亂、傷寒、痢疾、小兒麻痺及病毒性肝炎等傳染病，可經由受到污染的水或食物，由口食入。這些傳染病在多數地區已很少發生，但是在東南亞仍時有所聞，病毒性肝炎則是臺灣地區很普遍的傳染病。病毒性肝炎（hepatitis）可分為 A 型肝炎、B 型肝炎、C 型肝炎三種。其中 A 型肝炎主要因糞便污染水及食物而造成傳染，在臺灣地區之民眾患病率極高。

　　B 型肝炎病毒因存在於血液中，所以主要是經由血液造成傳染；C 型主要也是由血液造成傳染。B 型肝炎病毒的潛伏期長，且感染後病患成為帶抗原者比例較 A 型肝炎高。

　　注重個人衛生，養成飯前、便後洗手習慣重視環境衛生，注意排泄物的衛生處理；以適當的方法消毒注射筒及針頭，最好採用塑膠針筒針頭，這些是最主要的預防方法。

經口傳染病的傳染途徑

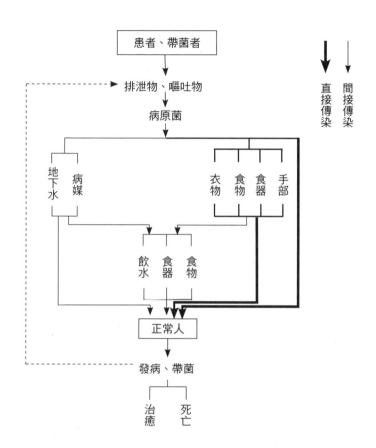

防止傳染病的擴散,應從控制下列四項因素以截斷其傳染鏈

傳染因素	控制方法
病原體	●消毒以殺掉病原體
傳染源	●及早察覺、隔離及治療患者 ●清除可供病原體繁殖的地方
傳播途徑	●保持良好個人、環境及食物衛生 ●針對不同的傳播途徑採取適當的感染控制措施
宿主 (易受感染的人群)	●透過接種疫苗和健康的生活模式以增強個人抵抗

15.1 **有害金屬**

　　臺灣地區由於環境污染日趨嚴重，重金屬、有機溶劑與界面活性劑等工業廢棄物所造成之環境污染，已成為刻不容緩必須解決的課題。農民在已受重金屬高度污染的地區種植農作物，並採收作物至市面上販賣銷售，時有所聞。

　　臺灣在 80 年代由桃園縣大潭村一家化工廠，其將未處理的含鎘廢水，直接排入水溝，引爆「鎘污染」事件。當地農民引用這些污水灌溉稻田，結果生長出不可食用之鎘米。

　　有害性金屬，狹義上是指以微量攝食就會造成動物與人類中毒之金屬元素及其化合物，通常它們也是一些無法提供生物生理功能的金屬。這些毒物一般稱之為外環境污染物。最常見的就是鎘、汞、砷、鉛、銅、錳、錫與鉻等重金屬。

　　金屬毒性大小之表現，除了考慮金屬化合物種類外，尚包括攝取量、個體耐受量、與金屬接觸時間長短、金屬侵入途徑和金屬的複合污染等複雜因素。例如元素態的砷無毒可食，但三氧化二砷（As_2O_3）化合物則是劇毒。

　　有害性金屬一般是經由下列途徑進入人體內：食因性經口方式：例如攝食被污染的食物（農作物或魚介類）、飲用水或服用含重金屬之藥物，此為引起金屬中毒的主要途徑。經呼吸道方式：例如在金屬工廠、加油站附近等吸入混合有金屬塵埃的空氣。經皮膚接觸方式：例如與油漆長期接觸或長期塗抹含汞、鉛之化妝品等。

　　金屬是傳統包裝材料之一，其具有高阻隔性、耐高低溫性、廢棄物易回收等優點，但缺點為化學穩定性差、不耐酸鹼，特別是盛裝高酸性食品時易被腐蝕，同時金屬離子易析出而影響食品風味。

　　因此在金屬容器的內壁需要塗布塗料來防止內容物與金屬直接接觸，避免電化學腐蝕進而提高食品儲藏期，但塗料中的化學污染物也會在罐頭的加工、運輸和儲藏過程中向內容物遷移。

　　常見的金屬包裝材料有馬口鐵、鋁、鍍鉻鐵皮等，錫存在於鍍錫鐵皮之馬口鐵罐頭食品中；銻存在於灰色琺瑯器皿、陶瓷器具中，鍍鋅、含錫之容器與銀器皆會因盛裝酸性食品而造成有害金屬溶出。

　　紙質包裝材料中殘留的有害金屬元素主要來自於印刷油墨（鉛），超過限量則可能對人體產生不良影響，如損害人體之腎臟、心血管系統、免疫系統、中樞神經、生殖系統與引發貧血等。陶瓷表面釉層中所含的金屬（如鉛、鎘、鋅、銻、鈦等）也容易溶入食品中，造成人體健康危害。我國食品器具、容器、包裝衛生標準規定各種塑膠製品中鉛和鎘限量均為 100 ppm 以下，嬰兒橡膠奶嘴為 10 ppm 以下。

　　金屬進入動物或人體後，可能會與身體中的核酸、蛋白質、酵素或其他身體生理活性成分進一步反應，而引發中毒。

冰品中金屬衛生標準

重金屬	限量標準（ppm）	重金屬	限量標準（ppm）
砷	0.05	銅	1.0
鉛	0.05	汞	0.001
鋅	5.0	鎘	0.005

資料來源：88.4.26.衛署食字第88027006號公告修正

稻米中金屬衛生標準

重金屬	汞	鎘
限量標準（ppm）	0.05	0.5

資料來源：76.9.16.衛署食字第690279號公告

魚蝦類衛生標準

魚別	甲基汞含量（ppm）
迴游性魚類除外之所有魚蝦類	0.5 以下
迴游性魚類	2.0 以下

資料來源：81.8.26.衛署食字第8143635號公告修正

身體各系統受鉛危害症狀表現

系統	主要症狀
消化系統	厭食、噁心、嘔吐、腹痛、便秘或味覺異常等。
血液系統	小球型低色血素貧血、紅血球生命期縮減等。
神經系統	在嬰幼兒及高暴露量之成人身上出現中樞神經症狀，如抽蓄、幻想、腦水腫及腦壓上升等，或在成人表現有周邊運動神經病變，出現肌肉無力、顫抖、垂腕、麻痺、不正常神經反射等。
泌尿系統	影響腎功能：急性期會有腎近曲小管細胞損害，慢性時則有間質纖維化、腎水腫等。
生殖系統	導致男女不孕、流產、死產和新生兒發育障礙。

汞對食品的污染

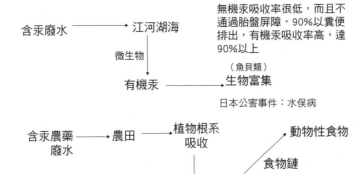

15.2 **殘留農藥**

農藥係指用於防除農林作物或其產物之病蟲鼠害、雜草者，或用於調節農林作物生長或影響其生理作用者，或用於調節有益昆蟲生長者。國際上依農藥之防治對象分類為殺菌劑、殺蟲劑、除草劑、殺蟎劑、殺鼠劑、殺線蟲劑、植物生長調節劑、除螺劑、除藻劑等。大部分農藥由於其作用為殺蟲、殺菌或除草等特性，或多或少對人體、動物或環境會造成某種程度的風險或危害。

（一）使用農藥有下列好處

1. 容易使用而效果顯著；
2. 種類多，提供多樣化的選擇，可依不同狀況需要選擇、使用；
3. 價格便宜且可節省人工，降低農產品生產成本。

但是農藥使用以後亦會造成不良影響，包括：

1. 危害非目標生物及天敵；
2. 害物會產生抗藥性而造成藥劑無效；
3. 對作物可能產生藥害；
4. 對人畜可能產生影響；
5. 污染環境，對生態造成嚴重影響。

基於安全用藥的考量，農藥減量為不斷被提出討論的議題，而農藥減量絕不是單純的減少農藥使用量或農藥的購買支出，而是減少不必要的施用，因此充分了解目前農民的用藥習慣、用藥情況以及因不適當用藥所引起的藥效不彰，據以建立合理化的用藥技術，促使化學農藥合理、有效施用，或可適時提升藥效、降低不適當用藥的比例，達到減量的目的。

（二）農藥殘留安全容許量（安全採收期）標準之訂定原則

1. 由動物試驗訂出無毒害農藥量（No Observed Effect Level, NOEL）：以哺乳動物或微生物為材料，進行有關農藥安全性試驗，觀察、記錄動物的變化，如排泄物的分析、血液化學、病理檢查、瘤腫分布、器官重量、胚胎畸形、基因突變、代謝變化、神經毒等 20 多種以上的觀察與試驗，找出對供試動物「無毒害農藥量」，也就是動物在慢性毒性試驗下，終其一生，每天攝食也不會發生病變的最大農藥餵食量。

2. 轉換成每公斤人每日可接受量（ADI，毫克 / 公斤體重 / 每日 ×60）：因為動物試驗的結果，是無法直接應用於人體上，所以必須預估人與供試動物對藥劑敏感度之差異，通常採用動物檢驗所得到的「無毒害藥量」× 安全係數。也就是說如果以平均年齡 70 歲計算，一個人終其一生不斷的攝食該種農藥量，亦不致遭受任何毒害。

3. 依平均每人每日取食量換算最高攝取容許量（MPI）：以每人每日攝取量為基礎，參考國人平均一天所食用的農作物種類、數量及國人平均體重，分別計算各種農藥在不同農作物中的最高攝取容許量（Maximal Permissible Intake, MPI）。

4. 訂定各別作物之安全容許量（MRL）。

5. 依農藥在作物上之消退情形及 MRL 訂定安全採收期，指最後一次施藥後，至低於安全容許量而可以採收所間隔的時間。所謂安全採收期，則是指最後一次施藥至作物之農藥殘留量低於安全容許量，而可以採收所間隔的時間。

田間蔬果農藥殘留監測體系

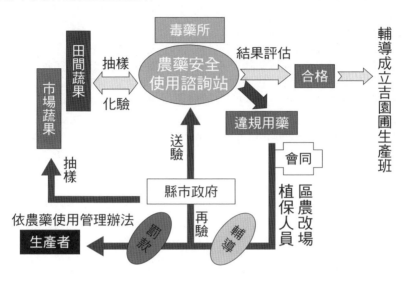

歷年政府禁用之農藥一覽表（2013 年 08 月節錄）

農藥名稱	英文名稱	禁止製造、加工、輸入日期	禁止銷售使用日期	備註（禁用原因）
有機水銀劑	Organic mercury	60 年 10 月 25 日	61 年 10 月 25 日	長效性環境污染
安特靈	Endrin	60 年 1 月 1 日	61 年 1 月 1 日	長效性環境污染
滴滴涕	DDT	62 年 7 月 1 日	63 年 7 月 1 日	長效性環境污染
飛佈達	Heptachlor	64 年 1 月 1 日	64 年 10 月 1 日	長效性環境污染
阿特靈	Aldrin	64 年 1 月 1 日	64 年 10 月 1 日	長效性環境污染
地特靈	Dieldrin	64 年 1 月 1 日	64 年 10 月 1 日	長效性環境污染
蟲必死	BHC	64 年 1 月 1 日	64 年 10 月 1 日	長效性環境污染
福賜松	Leptophos	66 年 6 月 1 日	67 年 6 月 1 日	劇毒性成品農藥
護谷、護谷殺丹、護得壯、丁拉護谷	Nitrofen	70 年 1 月 1 日	72 年 1 月 1 日	致畸胎
二溴氯丙烷	DBCP	70 年 6 月 6 日		生殖毒性

15.3 **農藥種類**

常用農藥種類及其用途分別簡述如下：

1. 殺蟲劑（Insecticides）：用以防除昆蟲及其他節肢動物；
2. 殺菌劑（Fungicide）：用以防除真菌病害（包括露菌病、晚疫病、銹病、白粉病等）；
3. 除草劑（Herbicides）：用以防除雜草或其他不欲種植之植物。
4. 除蟎劑（Miticides）：防除寄食植物及動物之蟎類（紅蜘蛛）；
5. 殺鼠劑（Rodenticide）：防除農田之野鼠；
6. 植物生長調節劑（Plant Growth Regulator）：促進植物之生長、開花或再生；
7. 殺線蟲劑（Nematocide）：防除線蟲（極微小、軟蟲狀生物體，需於顯微鏡下鑑定，寄食於植物根部為主）；
8. 除藻劑（Algicides）：防除灌溉水溝、河川、湖泊之藻類。
9. 除螺劑（Molluscicide）：毒殺或誘餌對螺、蝸牛、蛞蝓等軟體動物。

早期利用無機物及天然物魚藤精及除蟲菊精等植物抽出物防治昆蟲，直到第二次世界大戰打開殺蟲劑的新紀元，各種合成有機農藥紛紛發展，包括有機氯劑：DDT、BHC 等，在農業上及環境衛生上發揮革命性的防治效果，在環境中殘存時間長且有生物濃縮性，早已禁用；有機磷劑及氨基甲酸鹽類：「巴拉松」、「陶斯松」；「加保扶」、「加保利」等。效果快易分解，但有許多對人的毒性高；合成除蟲菊類：「百滅寧」、「賽滅寧」，對人畜毒性低，也廣泛當作環境衛生用藥，但對魚蝦毒性高。

至 1976 年已註冊的農藥有效成分多於 1200 種，產品高達 30,000 種以上。至 1993 年在美國註冊的農藥以其主成分之化學結構分有 600 餘種，而由此有效成分導引出來之農藥成品也高達 35,000 餘種。60 年代以後，有鑑於 DDT 長效毒性對環境的不良影響，美國 Carson 於 1962 年發表了《寂靜的春天》一書，喚起大眾對農藥毒性的警覺，導致許多毒性較高的藥劑被禁用，並促使業者加速研發兼顧藥效與安全的農藥。

對環境影響較少的生物性農藥為近年來的發展趨勢，例如：「蘇力菌」、「核多角病毒」，對人畜環境之影響最小，近年來迅速被開發。農藥依其來源可概略分為化學農藥與生物性農藥。化學農藥為應用化學方法所製造而成，至於生物性農藥，其來源則為生物及其衍生物。

化學農藥依其化學結構不同而有不同的特性，亦由於結構上的差異而影響其對防治對象的作用機制，同時影響其毒性、於動植物體內之代謝途徑、於環境中的殘留與生態環境。

生物性農藥係指由天然物質如動物、植物、微生物及其所衍生之產品，包括微生物製劑、天然素材農藥及生化製劑。一般而言，生物性農藥較化學農藥對人畜安全無毒害，且具專一性，不會危及鳥類及其他非目標生物，對生態環境較安全。

農藥登記及證照管理（2013年）　農藥殘留容許量標準表（部分）

農藥類別	核准登記農藥數量	許可證數量
殺菌劑	208	1,644
殺蟲劑	174	2,490
除草劑	90	599
殺蟎劑	28	229
植物生長調節劑	21	109
殺線蟲劑	6	24
殺鼠劑	5	19
除螺劑	2	31

國際普通名稱	普通名稱	作物類別	容許量（ppm）	備註
2,4-D	二・四地	甘蔗類	0.05	殺草劑
2,4-D	二・四地	杏仁	0.2	殺草劑
2,4-D	二・四地	柑橘類	2.0	殺草劑
2,4-D	二・四地	茶類	0.10*	殺草劑
2,4-D	二・四地	黃豆	0.02	殺草劑
2,4-D	二・四地	葡萄	0.1	殺草劑
2,4-D	二・四地	蔓越莓	0.1	殺草劑
2,4-D	二・四地	蘆筍	1.0	殺草劑
2,4-D	二・四地	櫻桃	0.2	殺草劑

殺蟲劑之作用機制分類表

編號	作用機制：意義	編號	作用機制：意義
1	乙醯膽鹼酯酶抑制劑：抑制神經作用	14	尼古丁乙醯膽鹼受體通道阻礙劑：阻礙神經作用
2	γ-胺基丁酸氯離子通道拮抗物：抑制神經作用	15	鱗翅目幾丁質生合成抑制劑第 0 型：阻礙生長調節
3	鈉離子通道調節劑：抑制神經作用	16	同翅目幾丁質生合成抑制劑第 1 型：阻礙生長調節
4	尼古丁乙醯膽鹼受體增效劑：抑制神經作用	17	雙翅目蛻皮干擾劑：阻礙生長調節
5	尼古丁乙醯膽鹼受體異位活：抑制神經作用	18	蛻皮激素增效劑：阻礙生長調解
6	氯離子通道活化物：抑制神經與肌肉作用	19	章魚涎胺受體增效劑：干擾神經作用
7	青春激素模擬劑：生長調節劑	20	粒線體複合物 III 電子傳遞抑制劑：抑制能量代謝
8	雜類非專一性（多作用點）抑制劑：多作用點抑制劑	21	粒線體複合物 I 電子傳遞抑制劑：抑制能量代謝
9	選擇性同翅目取食阻礙劑：阻礙同翅目昆蟲取食	22	電壓相依之鈉離子通道阻礙劑：阻礙神經作用
10	蟎類生長抑制劑：蟎類生長抑制劑	23	乙醯輔酶 A 羧化酶抑制劑：抑制酯質合成、生長調節
11	昆蟲中腸膜之微生物破壞物：干擾中腸膜作用	24	粒線體複合物 IV 電子傳遞抑制劑：抑制能量代謝
12	粒線體 ATP 合成酶抑制劑：阻礙能量代謝	28	魚尼丁受體調節劑：抑制神經與肌肉作用
13	透過干擾質子梯度分解氧化磷酸化反應的非耦合物：阻礙能量代謝	un	未知作用者：作用機制未知

15.4 **動物用藥殘留**

動物用藥品，顧名思義係指專供預防、治療、診斷動物疾病之預防劑、治療劑、診斷劑和其他具有促進或調節動物生理機能之藥品。如生物藥品、抗生素、磺胺劑、化學藥品、荷爾蒙類、驅蟲劑等，其範圍相差廣泛，種類也非常多，需求量亦與日劇增。

含藥物飼料添加物係指為促進家畜禽及水產類之生長，改善飼料利用效率，保持其健康而添加於飼料中使用之藥物。包括抗菌劑類、抗寄生蟲類、抗黴菌劑類及荷爾蒙類等四類。

動物用藥品及含藥物飼料添加物之直接目的，係用於維護動物健康，保障動物之生命，提高畜牧生產力，進而促進畜牧事業之發展；間接目的，則係提供人們豐富、價廉、鮮美、安全衛生之畜產品（包括肉、蛋乳品及魚等）。

不當之使用或品質不良，非但動物健康無法獲得確保，且易造成畜產品中殘留藥物，直接間接的危害國民健康。因此動物用藥品及含藥物飼料添加物品質之良窳及正確安全使用與否，與畜產品衛生息息相關。

動物用藥品與含藥物飼料添加物如於正確安全之使用下，固然在預防、治療動物疾病或促進動物生長，改進飼料利用效率方面具有相當大的貢獻。但由於許多動物疾病係全身性感染的，如雞之慢性呼吸器病、豬之肺炎等等，這些疾病非靠能被胃腸或肌肉吸收之藥劑之應用所能奏效，結果這些藥劑及其有效之代謝產物，在動物體內勢必達到一定的最低濃度，此時如果畜主將經治療或給予含預防量或促進生長量之藥劑之禽畜出售供宰，將可能造成藥品在肉、蛋、乳中之殘留而危害人體健康或使家畜家禽體內尤其腸道內抗藥菌之比率增高，這些抗藥菌可能會傳播於人體而將其抗藥性轉移於人體病原菌造成治療上之困擾。

停藥期（withdrawal time）：動物於被屠殺（榨乳）供人食用（飲用）之前，應該停止投藥，以確保肉中、乳品及蛋中藥物之殘留量合乎法定之濃度（殘留容許標準），此所應該停止投藥之期間稱之。

如：停藥期為 3 天即表示動物於投藥後之翌日起算 3 天之內不得屠宰（或榨乳）或經投藥後之乳牛或蛋雞在 3 天之內所產之牛乳或雞蛋，必須廢棄或不得供人食用。停藥期間之目的，並非為了保護動物身體之健康，而是要減少或防止藥物殘留於供人類食用之組織中，以免對人體造成傷害。

造成畜產品中殘留藥物之可能原因：

1. 動物用藥品使用若未正確安全的使用動物用藥品。如用藥過量或用法不正確等。
2. 飼料廠或自配飼料戶未依「飼料添加物使用準則」之規定使用含藥物飼料添加物。
3. 養畜業者直接將動物用原料藥添加於飼料或飲水中使用。
4. 養畜業者未確實遵守停藥期之規定，即將投藥後之禽畜出售供宰（供食）。
5. 飼料廠製造空白飼料（未加藥飼料）時，發生藥物交叉污染。
6. 其他。

動物用藥品之管理及含藥物飼料添加物之管制

	管理所依據之法規
動物用藥品	1. 動物用藥品管理法。2. 動物用藥品管理法施行細則。3. 動物用藥品檢驗標準。4. 優良藥品製造作業規範標準（GMP）。5. 動物用藥品製造廠（所）設廠標準。
含藥物飼料添加物	1. 飼料管理法。2. 飼料管理法施行細則。3. 飼料添加物使用準則。4. 自製自用飼料戶使用飼料添加物管理辦法。

動物用藥品之管理及含藥物飼料添加物之管制

藥品名稱 學名	藥品名稱 中文	殘留部位	動物種類	殘留容許量（ppm）
Abamectin	阿巴汀	肌肉	牛	0.1
		腎		0.05
Acetylisovaleryltylosin	乙醯異戊醯泰樂黴素	肌肉、肝、腎、脂	豬、雞	0.04
Albendazole		肌肉、脂、乳	牛、綿羊	0.1
		肝、腎		5
Amoxicillin	安默西林	肌肉、肝、腎、脂	牛、豬、綿羊、山羊、家禽類	0.01
		乳	牛、綿羊	
		肌肉	魚	0.05
Ampicillin	安比西林	肌肉、肝、腎、脂	家畜類、家禽類	0.01
		乳	家畜類	
		肌肉	魚	0.05
Amprolium	安保寧	肌肉、肝、腎	牛	0.5
		脂		2
		肌肉	雞、火雞、雉	0.5
		肝		1
		腎	雞、火雞	1
		蛋		4
Apramycin	安痢黴素	肌肉、脂	牛、豬、綿羊、山羊、家禽類	0.05
		肝、腎	牛、豬、綿羊、山羊	2
			家禽類	1
Avilamycin	阿美拉黴素	肌肉、脂、肝、腎、其他可供食用部位	豬、肉雞	0.05
Azaperone		肌肉、脂	豬	0.06
		肝、腎		0.1
Bacitracin	枯草菌素	肌肉、肝、腎、脂	牛、豬、雞、火雞、雉、鵪鶉	0.5
		乳	牛	
		蛋	雞、火雞、雉、鵪鶉	
Benzylpenicillin	苄青黴素	肌肉、肝、腎、脂	牛、豬、綿羊、山羊、家禽類	0.05
		乳	牛、綿羊	0.004
Betamethasone	貝他美沙松	肌肉、腎、脂	家畜類	0.00075
		肝		0.002
		乳		0.0003
Bovine Somatotropin（Recombinant）	牛生長素	肌肉、肝、腎、脂、乳	牛	免訂容許量
Buquinolate		肌肉、脂	雞	0.1
		肝、腎		0.4
		蛋		0.2
Carazolol		肌肉、脂（含皮）	豬	0.005
		肝、腎		0.025

15.5 **瘦肉精**

　　瘦肉精是一種動物用藥係非類固醇或荷爾蒙，俗稱「受體素」，學名是「腎上腺乙型接受體作用劑」，是一種類交感神經興奮劑，原本用於治療人類氣喘，後來被發現加在動物飼料裡供其長期食用，可促進動物體內蛋白質的合成，加速脂肪轉化與分解，增加畜、禽瘦肉比例，包括培林（豬隻飼料添加物的商品名稱）、歐多福斯（用於牛）、湯瑪士（用於火雞）等。

　　廣義上而言是許多藥物統稱，其用途就是提高豬隻瘦肉的比率。為了讓豬隻產更多肉、賺更多錢，目前可以改進動物體組成的方法有以下幾種：生長激素、腎上腺素受體促進劑、合成代謝類的類固醇、營養調節，瘦肉精屬於第 2 類。

　　依據世界衛生組織「食品添加劑聯合專家委員會」（簡稱 JECFA）、美國、日本及澳洲等評估，成人每公斤體重之瘦肉精每日安全攝食量（ADI）為 1 微克（即使每日食用一輩子也在安全劑量內），換算成 60 公斤成人的每日最大安全攝取量為 60 微克。

　　1993 年，西班牙發生了世界上第一件人因瘦肉精中毒的事件，其臨床表現為心跳過速，面頸、四肢肌肉顫抖，頭暈、頭疼、噁心、嘔吐，患有高血壓、心臟病的病人，可能會加重病情導致意外。

　　如果人食用含有瘦肉精 6 公斤肉品，即可能出現頭暈、心悸、血壓上升等中毒現象。食用過量瘦肉精會產生的副作用就如同腎上腺乙型接受體作用劑過量一樣，可能會有心跳加速、心悸、心律不整、噁心嘔吐、四肢肌肉顫抖、頭暈、腸胃不適，甚至是神經系統受損，嚴重一點甚至會引發心臟麻痺而死。有相關的研究報告指出，有些瘦肉精甚至有致癌的可能性。

　　萊克多巴胺為乙型受體素中其中的之一種，原本開發用於治療人類的氣喘，但效果不佳，因此停止臨床用藥開發未正式上市。因其添加於動物飼料中可以增加家畜家禽的瘦肉比例、降低脂肪比例及減少飼料用量等優點，因此做為動物肥育期之飼料添加物。

　　世界上總共有 24 國未禁止瘦肉精，但有 160 國明令禁止。其中，中華人民共和國明令禁止添加瘦肉精，歐盟則是禁止畜牧業使用激素、甲狀腺素作用的物質以及乙類促效劑（亦即俗稱的瘦肉精）；而美國則是限制豬肉的 Ractopamine（萊克多巴胺）殘留劑量為 50 ppb（1 ppb 等於百億分之一）；加拿大則是限制豬肉的 Ractopamine 殘留量為 40 ppb；日本、紐西蘭則限制進口之肉的 Ractopamine 殘留劑量為 10 ppb。

　　101 年初，政府宣示在「安全容許、牛豬分離、強制標示、排除內臟」原則下開放瘦肉精美牛，並於 101 年中通過瘦肉精開放容許量標準，立法院亦作成「牛豬分離」附帶決議，瘦肉精安全容許量僅以牛肉為限，未含括豬肉及豬牛內臟。

　　110 年，政府開放含萊克多巴胺豬肉進口，殘留容許量標準為腎臟、肝臟 0.04 ppm，豬肉、豬油及其他部位 0.01 ppm。

成人每天可容許萊克多巴胺的最大攝食量的結果

食物種類	殘留限量（ppb，依據日本規定及 CAC 草案）	每天可容許最大攝食量（公斤）
牛肉	10	6（約 36 客 6 盎司牛排）
豬肉	10	6
豬肝	40	1.5
豬腎	90	0.67（約 2.5 副豬腎）

國際間萊克多巴胺之 MRL（102.02.26 更新）

種類	部位	Codex 草案（101.07.05 通過修正）	美國	加拿大	澳洲	日本	馬來西亞	韓國	紐西蘭	香港	臺灣
豬	腎	90	-	140	200	90		-	90		-
	肝	40	150	120	200	40		40	40		
	肌肉	10	50	40	50	10		10	10		
	脂肪	10	-		50	10		10	10		
牛	腎	90	-	100		90		-			-
	肝	40	90	40		40		40			-
	肌肉	10	30	10		10		10			10
	脂肪	10	-	-		10		10			-
火雞	肝	-	450	200		-		-			-
	肌肉		100	30							-

註 1：單位：ppb
註 2：表中所示「-」，表示該國目前未訂有該類產品之標準。至於各國核准使用萊克多巴胺狀況，已知有 26 國（地區）核准使用於豬，4 國核准使用於牛，2 國核准使用於火雞。

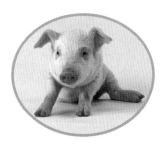

15.6 加熱產生的有害物質

在經過烹調的肉類食品中，廣泛存在多種異環胺類化合物。異環胺（Herterocyclic amine, HCAs），是包含所有在化學結構上具有一個以上的異原子環（herterocyclic ring），同時至少帶有一個胺基（-NRR'）的化合物。所謂的異環也稱雜環是在一個環狀骨架上，含有兩種以上的元素。

一些常見的異環胺化合物，氮原子本身就是包含在異環結構中，如吡咯（pyrrole, C_4NH_5）、吡咯啶（pyrrolidine, C_4NH_9）、吡啶（pyridine, C_5NH_5）或是嘧啶（pyrimidine, $C_4N_2H_4$）等。

目前已鑑定出 20 種以上的異環胺類化合物，其結構主要由 aminopyridine 所組成。產生此類化合物需較高溫度，因此較易存在於燒焦食品表面，以一般狀態烹調之食品並不易產生。

另一類由正常條件烹煮之肉類食品中所分離出之 imidazole quinoline（IQ）型異環胺類化合物的主要結構為 aminoimidazo-araarene，是由肌酸（creatinine）、胺基酸和糖類相互反應所產生，其產量決定於肉類的組成，特別是肌酸和醣類的含量，及烹煮的時間和方法。

目前由烤魚和烤肉中已分離且鑑定出之 IQ 型致突變物主要有 2-amino-3-methylimidazo（4,5-f）quinoline（IQ）、2-amino-3,5-dimethyl-imidazo（4,5-f）quinoline（MeIQ）、2-amino-3,8-dimethyl-imidazo（4,5-f）quinoxaline（MeIQx）等。

胺類致突變物經代謝活化後對鼠傷寒沙門桿菌（*Salmonella typhimurium*）具有致突變性，其中以 IQ 型化合物具有較強致突變性，且對 *S.typhimurium* TA98 較之 TA100 敏感，此指出異環胺類化合物為架構轉移（frameshift）致突變劑。研究顯示，所測試的異環胺類化合物對所有的試驗動物（包括猴子）皆具有致癌性，其主要目標器官為肝臟，而在小腸、大腸、肺、血管、皮膚和乳腺亦會產生腫瘤。

雖然人體自食品中攝取的異環胺類化合物較之由動物試驗測得的 TD_{50} 低了許多，且尚無證據證實暴露於此單一化合物下可以導致人類癌症，然而由於這些化合物廣泛存在於多種食品中，且彼此間的致癌性可能具有相加成的作用，因此如何減低此類物質之危害乃相形重要。

動物性食物，通常油脂及蛋白質含量較高，容易產生「先進糖化終產物」（AGEs），恐怖的是這些動物性蛋白質食物，透過炭烤、火烤、乾煎及油炸等乾熱方式料理後，會促進 AGEs 的產生達 10 至 100 倍之多；而 AGEs 被吸收到身體內組織器官之後，容易引起氧化作用及發炎反應。

常見的異環胺化合物

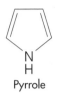

Pyrrole

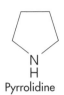

Pyrrolidine

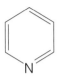

Pyridine

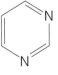

Pyrimidine

食物高溫調理

食物中的成分	高溫烹飪所生毒物	可能的健康傷害
蛋白質類	異環胺（HCA）等	致癌（大腸、乳）
油酯類	多環芳香碳氫化合物（PAH）等	致癌（肺）
澱粉類	丙烯醯胺（AL）等	致癌（膀胱）及突變
肉類	先進糖化終產物（AGE）等	老化等多種疾病

主要的 IQ 型致突變物

1. IQ(2-amino-3-methylimidazo(4,5-f)quinoline)

2. MeIQ(2-amino-3,5-dimethylimidazo(4,5-f)quinoxaline)

3. MeIQx(2-amino-3,8-dimethylimidazo(4,5-f)quinoxaline)

15.7 **PAH**

多環芳香烴類（PAH）由多個芳香環所構成，有機物如木炭和石油不完全燃燒時容易產生此類化合物，其廣泛存在於環境中。PAHs 的形成主因含碳物不完全燃燒所成，而其反應機制非常複雜。

PAHs 的形成機制主要大致可分為兩種，分別為碳化過程（carbonization）及熱裂解（pyrolysis）或不完全燃燒。

環境中的 PAHs，主要是因含碳化合物不完全的燃燒或是石化燃料的使用過程所形成，PAHs 形成後不僅造成空氣、土壤及水源的污染，最後常會污染食物而被生物體攝入。石化工業中原油的溢出、鋼鐵工業燃燒煤礦造成大量的 PAHs 散布至環境中，另一主要的污染源來自機動車輛或機械載具燃燒汽油的過程排放的廢氣，其他如廢棄物燃燒、收割後農田中殘餘農作物葉梗的燃燒等人為的過程中也會造成 PAHs 的產生。

此外木材儲存廠中木焦油的溢出，可能造成土壤、底泥、表水及地下水受到 PAHs 之污染。污染地表的 PAHs 也會因為雨水的沖刷攜帶，而進入土壤層並在土壤中移動，而滲入地下水中，造成土壤的污染及地下水源的污染。

造成食物中 PAH 污染的因素之一，是和煤炭的燒烤或煙燻的烹調方式有關。食物中形成 PAH 的主要方式為碳水化合物在高溫缺氧的條件下反應形成。高溫的烤盤或經煤炭燒烤的烤肉，會因為加熱程序使得肉中的油脂接觸到高溫物體的表面，而形成PAH 化合物，這些化合物又隨著燻煙的上升而附著於肉精的表面。

Benzo [a] pyrene（BaP，苯（a）駢芘）是由 5 個環所構成之 PAH，為潛在之致癌物，也是研究最多的 PAH，在木炭燒烤的肉類中含有高達 200ppb 濃度的 PAHs。

在烹煮過程中 PAHs 主要堆積於肉類表面，高脂肪含量的肉類也傾向有較高含量的PAHs，此可能是由於脂肪滴至木炭表面，經不完全燃燒裂解而煙燻附著至肉類表面。許多其他食品也含有低劑量之 PAH，可能是因暴露於環境中而接觸煤或石油醚產物，或由於汽油、柴油、木炭燃燒或工廠產物污染所致。

以小鼠為實驗動物，飲食中含有 25 ppm 的 BaP 連續餵食 140 天，被觀察到會產生白血病、肺腺瘤以及胃癌。如果每週 3 次，每次約 10 mg 的 BaP 局部塗抹於皮膚，則60% 的大鼠表皮將會出現皮膚癌。BaP 的口服毒性實驗也顯示出致癌性。

BaP 本身並不是一個致突變或致癌性的物質，而主要的作用則是將其先轉化成活性代謝物。這種代謝物的轉化過程包含細胞色素 P450 控制的氧化反應為首，接著再進一步產生 7,8- 環氧化合物（7,8-epoxide）。再經過一個環氧水解酵素所控制的水合作用，產生 7,8- 雙偶合物（7,8-diol），並可以被細胞色素 P450 氧化形成雙鍵的環氧化物。這種雙鍵的環氧化物不需要經過代謝的活化反應就能產生很強的致突變性，也會對標的位置造成很強的致癌性。

我國發布《食品中污染物質及毒素衛生標準》（108 年 1 月 1 日），訂定食品中苯駢芘之限量，肉及肉製品與水產動物中苯駢芘之限量介於 2～6 μg/kg 之間；嬰幼兒食品 1.0 μg/kg；蔬果植物類 2～10 μg/kg。

多環芳香族碳氫化合物

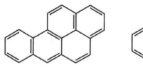

Benzo[a]pyrene

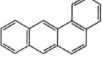

Benzo[a]anthracene

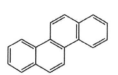

Chrysene

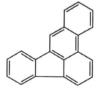

Benzo[b]fluoranthrene

多環芳香族碳氫化合物在燻製食品中的濃度（ppb）

食品種類	Benzo[a] anthracene	Benzo[a] pyrene	Benzo[e] pyrene	Fluoranthene	Pyrene
牛肉	0.4			0.6	0.5
乳酪				2.8	2.6
鯡				3.0	2.2
乾燥鯡魚	1.7	1.0	1.2	1.8	1.8
鮭	0.5		0.4	3.2	2.0
鱒		0.8		2.4	4.4
香腸				6.4	3.8
火腿	2.8	3.2	1.2	14.0	11.2

食品中的 Benzo[a]pyrene 濃度（ppb）

食品種類	濃度（ppb）
新鮮蔬菜	2.85～24.5
蔬菜油	0.41～1.4
咖啡	0.31～1.3
茶	3.9
煮熟的香腸	12.5～18.8
煙燻香腸	0.8
煙燻火雞油脂	1.2
炭烤牛排	0.8
串燒排骨	10.5

15.8 **多氯聯苯**

多氯聯苯（PCB）是由 209 種以上的氯化合物（已知為同性質）所混合而成的。

目前還沒有已知的多氯聯苯天然來源；多氯聯苯不是油狀液態也不是固態，顏色由無色至淺黃色。一些多氯聯苯會以蒸氣的形態存在於空氣中，且沒有氣味及味道。

多氯聯苯有些重要的特性：它幾乎不會燃燒、不易被熱分解、不易被氧化、不溶於水、不易導電，又抗強酸強鹼，所以是一種相當穩定又好用的絕緣體。

早期的多氯聯苯被用在電容器、變壓器、可塑劑、潤滑油、農藥效力延長劑、木材防腐劑、油墨、防火材料等。此外，它還是熱交換器的熱媒體，臺灣在 1979 年發生的多氯聯苯中毒事件，就是因為生產米糠油時，熱交換器管線破裂，多氯聯苯漏出污染了米糠油，之後毒害了 2000 多人，有人長了瘡、皮膚過敏、指甲變黑、呼吸和免疫系統受損、痛風、貧血等。此外，多氯聯苯還影響腦部和內分泌系統，並將毒害傳給下一代。

多氯聯苯不易在環境中分解，因此可以存在非常長的一段時間；多氯聯苯能夠在空氣中散播到很遠的距離並且能夠沉積在離原本釋放地區非常遙遠的地方。

在水中，小量的多氯聯苯或許能夠被溶解，但大部分有可能沾黏到有機顆粒或底部沉積物。多氯聯苯也很容易結合到土壤中。

最常被影響的為皮膚狀況，像是痤瘡和紅疹，肝臟受損。對於動物的影響，可能會有肝、胃及甲狀腺的損傷以及生殖能力受損。它可能與肝癌及膽道癌有關。美國 Department of Health and Human Service（DHHS）認為它可以合理的被預測為致癌物。

美國環境保護署（U.S. EPA）規定飲用水中多氯聯苯含量不能超過 0.0005 mg/L。若排放、洩漏或意外釋出超過 1 磅的多氯聯苯到環境中，則需要報告到美國環境保護署。

食品及藥物管理局（FDA）要求在嬰兒食品、蛋、牛奶及其他乳製品、魚類及貝類、家禽類和紅肉，不能含有超過 0.2 ～ 3 ppm 的多氯聯苯。許多州已經針對多氯聯苯制定了魚類及野生動物的消費建議。

臺灣勞工作業環境空氣中有害物容許濃度標準規定，多氯聯苯的工作場所中 8 小時日時量平均容許濃度（PEL-TWA）為 0.01 mg/m^3。

食品中多氯聯苯限量應符合下列標準

類別	限量（ppm）	備註
鮮乳乳製品	0.5	脂肪基準
肉類	1.0	脂肪基準
蛋類	0.2	
遠洋魚介類 近海、沿岸魚介類 淡水、養殖魚介類	0.5 1.0 1.0	可食部分
嬰幼兒食品	0.2	
紙製食品包裝材料 容器包裝	5.0	

PCBs 物化參數

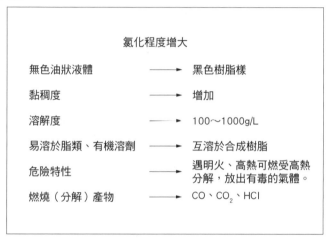

PCBs 在環境中的富集和殘留

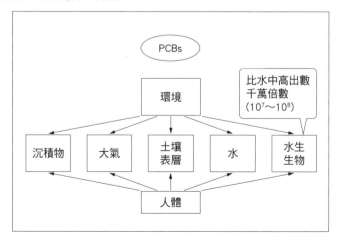

15.9 螢光劑

　　媒體報導市售咖啡濾紙、衛生用紙品如衛生紙、面紙、紙巾等，檢出有螢光反應，以致於引起消費大眾的關切。但是檢測有螢光反應，並非就是含有螢光增白劑（Fluorescent whitening agents）。

　　螢光劑分子對光線的吸收能力很強，在吸收光能後會產生離子化的現象，並發射出藍白色的螢光，而產生視覺上潔白的效果。

　　自然界中，有螢光反應的物質處處都可發現到，包括各種螢光染料、維生素 A、E、B_2 及 B_{12}、從石油提煉出的各種化合物、天然洗潔劑、酚醛樹脂、含丁二烯的橡膠和塑膠、尿醛樹脂、螢火蟲、螢光魚、人體蛋白質、紙鈔等等，都有螢光反應。

　　螢光增白劑為一種合成染料，能使清洗過的衣物、器具等具有潔白、亮彩及鮮豔的觀感，因此常被用於紡織、製紙、肥皂及清潔劑中。螢光物質主要分兩種：一種是含「非遷移性螢光劑」的螢光物質，另一種則是含「可遷移性螢光劑」的螢光物質。

　　「非遷移性螢光劑」沒有遷移性，就算有螢光反應，也不會對人體造成危害；使用有螢光反應的樹脂或原料製成的商品即是屬於此類。

　　「可遷移性螢光劑」，如添加螢光增白劑，會藉由洗滌、飲食而轉移到人體皮膚或黏膜。雖其毒性低，但基於其應用性不以添加至食品為目的，故不准許使用於食品。

　　螢光增白劑的毒性，至今仍無定論，雖然許多歐、美、日的研究機關長期研究證實，螢光增白劑並無致癌性，也無毒害性，惟對嬰兒、皮膚敏感的人可能會造成皮膚過敏症狀。目前螢光增白劑主要是作為非食品的染色劑，且因其易溶出至食品，故不得添加於食品容器。為保障國人的健康，對於食品及和食品接觸的紙製品，如器具、容器及包裝，規定都不得使用螢光增白劑。

　　螢光劑是否有致癌性的問題，在歐美早已廣泛地利用各種不同方法做長期的動物試驗，確認並無致癌性。在 1973 年國立日本衛生試驗所曾進行一連串有關螢光劑致癌性的詳細實驗，並由日本癌學會發表測試結果：參與測試的螢光劑並無致癌性。其測試方法乃針對老鼠以皮下注射方式〔5 mg／次〕及經口投與方式〔飼料中含檢體 3000ppm／日，或者是 2 mg／kg／日〕連續注射〔投與〕1 至 2 年，經解剖檢驗無致癌性。

　　藉由螢光劑的安全檢驗結果容許量，來了解螢光劑對人是否真會有不良影響，以一個體重 70 公斤的成年人為例，最大可允許的安全吸收量設定為 42 mg／人／日。

當人暴露在有螢光劑存在最多的環境下，每日最大吸收量

螢光劑暴露	每日最大吸收量
生產螢光劑工人	一天吸收量：0.0140 mg／人／日
直接由食物吸收	吃深海魚 100 克：0.0280mg／人／日
由包裝食物的紙張游離到食物	0.0280mg／人／日
洗碗盤沖洗不完全	殘留量：0.0140 mg／人／日
用手洗衣〔未戴手套〕	0.0980 mg／人／日
由穿衣服吸收〔指汗濕部位〕	0.0840 mg／人／日

螢光增白劑

最早被應用的人工合成的螢光增白劑是以 1,2- 二苯乙烯為主體結構的 4,4- 三嗪基氨基二苯乙烯 -2,2- 二磺酸衍生物體

螢光增白劑之吸收光波波長之作用模式

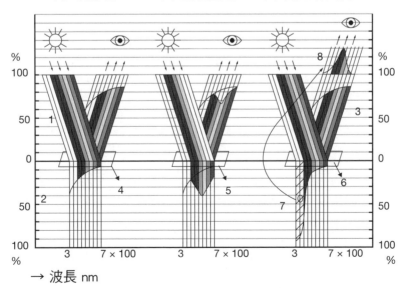

(a) 未處理　　　(b) 呈現藍色　　　(c) 螢光增白處理

→ 波長 nm

15.10 **戴奧辛**

戴奧辛是無色、無味而且毒性相當強的脂溶性化學物質,因此很容易溶於並累積在生物體的脂肪組織中。俗稱的戴奧辛(dioxins)是以一個或兩個氧原子連結一對苯環類化合物的統稱,包括 75 種多氯二聯苯戴奧辛(polychlorinated dibenzo-p-dioxins, PCDDs)及 135 種多氯二聯苯夫喃(polychlorinated dibenzofurans, PCDFs)。一般以 PCDD/Fs 表示,其中只有 17 種具有 2,3,7,8 取代位置的 PCDD/Fs 是有毒性的。戴奧辛因其毒性最強,俗稱世紀之毒。

一般認為戴奧辛對環境之污染屬於地區性問題,只要控制少數的特別污染源,如都市固體廢棄物焚化爐等,便能將人類暴露量減至最低。但實際上,幾乎所有人每天都可能在接受來自多方不同劑量的戴奧辛,例如除草劑、發電廠、木材燃燒、造紙業、水泥業、焚化處理設施、車輛排放廢氣、火災及自然界等均會釋出戴奧辛物質,而可能在各種環境媒介如空氣、土壤、水及食物中被發現。

戴奧辛進入人體的途徑為吸入、皮膚接觸及攝食等三種。其中經由食物鏈途徑吃入含戴奧辛的魚類、肉品及乳製品等畜產品,為戴奧辛進入人體的主要途徑(約佔 90% 以上)。

戴奧辛中毒臨床表徵可分為急性暴露及慢性暴露。急性暴露在動物實驗中只要每公斤不到 1 微克即可致命,若未致命也會造成胸腺萎縮、骨髓抑制及肝毒性;在人類則會造成皮膚、眼睛及呼吸道的刺激、頭痛、頭暈、噁心等症狀。

慢性暴露在動物方面會造成畸胎及腫瘤。在人類方面會產生氯痤瘡、肝腫大及神經肌肉損傷。在致癌方面,曾經暴露於 PCDD/Fs 的越戰老兵與某些腫瘤及氯痤瘡間有很高的關聯性,而 PCDD/Fs 也一直被認為是可能的人類致癌物之一。

1997 年世界衛生組織也已宣告 PCDD/Fs 為一種已知的人類致癌物。另一方面,愈來有愈多的研究指出戴奧辛不只有致癌的風險,也會對人體內分泌造成干擾,在可能導致生物滅種的環境荷爾蒙黑名單排名首位。

當醫院燃燒含氯塑膠之廢棄物,如 PVC,戴奧辛會從焚化爐之煙囪排出,然後被風帶至土地上或水中。我們現在已知道戴奧辛可以飄送幾千哩遠,放牧的動物和魚將攝取這些戴奧辛,但卻無法分解,因此它們將進入食物鏈中。人類有 90% 的戴奧辛暴露來自我們的日常飲食、乳製品、蛋還有魚。

戴奧辛屬親脂性,因為乳奶含高濃度脂肪,因此嬰兒暴露的劑量約為成人的 50 倍,並且在此階段(對戴奧辛毒性抵抗最脆弱的階段)為其終身之接受劑量的 10%。

每個人身上多少都有戴奧辛,這是因為戴奧辛,如 DDT 不能迅速被環境分解,它亦會在人體中累積。

近來國際上許多組織針對 PCDD/Fs 不良健康效應做評估,訂定可容許攝取量或指引值,例如 WHO 在 1998 年訂定每日容許攝取量是 1 ~ 4 pg WHO − TEQ/kg bw/day。

PCDD/Fs 的化學結構

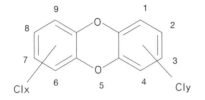

多氯二聯苯戴奧辛

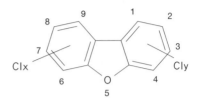

多氯二聯苯呋喃

戴奧辛容易累積在食物鏈中最後進入人體

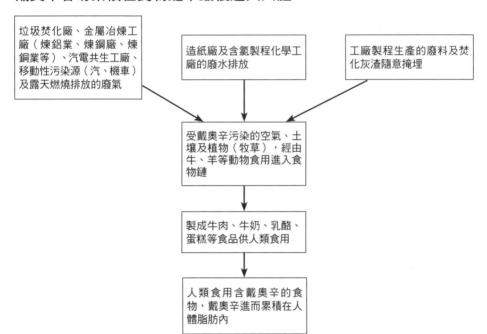

不同食物種類占人體 PCDD ／ Fs 攝入量的比率

飲食	法國	荷蘭	英國	美國
植物類	24	28	31	28
脂肪與油脂	4	11	6	3
魚類	19	7	16	6
蛋類	5	4	4	5
乳製品	21	35	26	26
肉類	28	15	16	32

15.11 塑化劑

民國 100 年 5 月發現香料公司供應的起雲劑含有塑化劑 DEHP 後，衛生福利部緊急發布新聞，並公告五大類可能受污染的產品，分別是運動飲料類、果汁飲料類、茶飲料類、果凍及果醬類與膠粉錠狀類。

起雲劑是一種合法的複方食品添加物，幫助食品的乳化，常添加在運動飲料、果汁及果凍等。也可能作為乳化香料而用在優酪或果汁等粉末食品中。

不法廠商非法添加塑化劑至食品中，故造成部分食品檢出 DEHP 濃度偏高，致攝入後其暴露劑量高於歐盟規範的每日可容忍攝取量。

塑化劑並不是合法的食品添加物，塑化劑也稱為可塑劑，是一種可以增加塑膠材料柔軟性的添加劑，也可以促進混凝土、牆版泥灰、水泥與石膏等材料的流動性與加工性質。塑化劑種類多達百餘項，但使用最普遍的即是一群稱為鄰苯二甲酸酯類的化合物。

常見的鄰苯二甲酸酯類產品有 8 種：鄰苯二甲酸二甲酯（dimethyl phthalate, DMP）、鄰苯二甲酸二乙酯（diethylphtha late, DEP）、鄰苯二甲酸二丁酯（dibutyl phtha late, DBP）、鄰苯二甲酸二異壬酯（diisononyl phthalate, DINP）、鄰苯二甲酸二正辛酯（di-n-octyl phthalate, DNOP）、鄰苯二甲酸二異癸酯（diisodecyl phthalate, DIDP）、鄰苯二甲酸二（2 - 乙基己基）酯 [di-（2-ethylhexyl）phthalate 或 bis-（2-ethylhexyl）phthalate，DEHP 或 BEHP 或 DOP]、鄰苯二甲酸苯基丁酯（benzylbutyl phthalate, BBP）。這 8 種鄰苯二甲酸酯類有定香劑（fixing agent）功能的是 DBP、DEHP、DMP 及 DEP，常用在化妝品與保養品中。

塑化劑在日常生活中的使用其實非常廣泛，一般人平時即會接觸到，民眾若將各類物品送驗，有許多會檢出少量塑化劑，並不奇怪；只是這種日常接觸的量較低。但各種來源的接觸加起來，仍可能形成相關可觀的暴露量，為此，各國乃訂出每日可容忍攝取量上限；以 DEHP 為例，國際所規範的每日可容忍攝取量上限在 0.02 ～ 0.14 毫克 / 公斤之間，以 60 公斤成人為例，每日攝取總量不應超過 1.2 ～ 8.4 毫克。

DEHP 對動物的急性毒性低，但在長期大量暴露下，可能具有干擾內分泌系統及環境荷爾蒙效應。至於致癌性部分，過去曾在動物實驗中，發現長期大量的暴露會誘發肝癌；但對人類致癌性之影響尚無證據。

塑化劑可經由呼吸、食入及皮膚吸收進入人體。

根據國內外有限的人類流行病學研究結果，並參考 DEHP 對於動物之可能影響，DEHP 長期高劑量暴露對人體的主要健康風險為生殖毒性，對男性胎兒及男童理論上的顧慮，包括睪丸發育不良、男嬰生殖器到肛門的距離較短、青春期產生男性女乳症、成年男性精蟲數較少；而在女童則懷疑可能引發性早熟，使月經與乳房發育等第二性徵提早於 8 歲前出現。

DEHP（a）、DNOP（b）、DINP（c）的化學結構式

（a）　　　　　　　　　　（b）

（c）

塑化劑每人每日耐受量（Tolerable Daily Intake, TDI）

塑化劑		每日耐受量（mg/kg bw/day）
中文名稱	英文名稱（簡稱）	
磷苯二甲醯二（2-乙基己基）酯	Di（2-ethylhexyl）phthalate（DEHP）	0.05
磷苯二甲酸二丁酯	Di-n-butyl phthalate（DBP）	0.01
磷苯二甲酸二異壬酯	Di-isononyl phthalate（DINP）	0.15
磷苯二甲酸二異癸酯	Di-isodecyl phthalate（DIDP）	0.15
磷苯二甲酸丁基苯甲酯	Benzyl butyl phthalate（BBP）	0.5

企業監測塑化劑指標值（單位：ppm）

食品類別 ＼ 塑化劑		DEPH	DBP	DINP	BBP	DIDP
飲料		1	0.5	3	10	3
嬰幼兒食品	嬰兒奶粉	0.5	0.1	1.5	5	1.5
	嬰兒輔助食品	0.5	0.1	1.5	5	1.5
	益生菌粉末	1	0.2	3	10	3
	維生素	1	0.2	3	10	3
膠囊、錠狀食品		5	0.6	9	30	9
油脂類		3	0.6	9	30	9
主食類	米麵食品	1	0.3	3	10	3
甜點及其他加工食品		3	1	9	30	9

15.12 **輻射線**

　　日本於 2011 年 3 月 11 日發生大地震，引發海嘯造成福島核電廠損壞，釋出放射性物質，致使若干食品已受到污染，對人體健康構成危害，也造成日本及其食品輸入國人民莫大的恐慌。

　　核子或原子彈爆炸時，核分裂產生許多分裂產物大量散逸，叫做輻射塵；利用核分裂發電的核能電廠，發生意外事故又無安全屏蔽時，也會產生輻射塵。

　　日本核災污染區域位於福島縣海岸中部位於本州島東北，輻射物質可藉由下雨雪或隨風向，由大氣中降到地面。故在種植於戶外之水果蔬菜表面、輻射物質由土壤轉到農作物中或轉到動物體內，或由雨水進入河流或海洋而進入海鮮魚類體內，皆可間接使食品遭受污染。

　　輻射物質對健康的危害取決於其射線核素類別及釋出劑量。此次日本核災，射線核素類別主要為放射性碘（碘 -131）及銫（銫 -134、銫 -137）。放射性碘屬主要污染物，半衰期僅 8 天，食入會在體內蓄積，特別在甲狀腺，有可能增加甲狀腺癌風險；放射性銫因半衰期長，在環境中可能殘留多年，對食品生產安全影響較長遠。

　　依國際慣例，輻射污染區域之農產品不得採收及捕撈，在確認受到嚴重污染的地方（如此次福島核災），需要考慮採取多種中長期措施，如：避免食用或販賣當地生產的牛奶或蔬菜及屠宰動物、避免食用與採收當地水產動植物（魚貝類、藻類）以及野生食品。

　　如果暴露於大劑量輻射的情況下，受輻射的人會患上急性輻射病，出現噁心、嘔吐、異常疲倦、脫髮、皮膚灼傷及器官功能受損等急性症狀，需立即接受治療。而且，長期食用受輻射污染的食物的人，其患癌風險增加。

　　國際上估算食品中原子塵或放射能污染之安全容許量，均依據 ICRP 對於暴露情境下之年有效劑量（即每年 1 毫西弗，並非針對食品之限量）的建議，再依各國民眾攝食量、輻射劑量轉換因數及食品污染係數（比率）等綜合估算。

　　減少食物中的放射性核素含量的方法：

　　● 適當的食物配製程序：例如清洗、擦抹、大力拭擦或去皮／摘去外葉。

　　● 把受輻射污染的食物存放較長時間，以便當中半衰期較短的放射性核素可進行放射性衰變。

　　● 煮食一般不能減低食物中的輻射污染量。

　　食品工業以輻射殺菌處理的食品，只要執行合理的劑量標 ，輻射食品應不具有放射性危險，且對食品本身的營養價值沒有影響。

　　食品輻射照射是將食品暴露於離子化輻射線，以改善其安全性和品質；食品輻射照射可用於各種目的，例如控制病原性微生物和寄生蟲、減少腐敗微生物的數量、抑制鱗莖、塊莖和塊根作物的發芽、延長食品的保證期限或進行植物檢疫處理。

食品中原子塵或放射能污染之安全容許量

食品種類 放射性核種	乳品及嬰兒食品	其他食品
碘 -131（I-131）	55 貝克 / 公斤（55 Bq/kg）	300 貝克 / 公斤（300 Bq/kg）
銫 -134 與銫 -137 之總和 （Cs-134 ＋ Cs-137）		

西弗、微西弗（輻射劑量）、貝克（食品衛生標準）與千格雷（輻射處理計量標準）

單位	說明
貝克 （Bq）	表示輻射的強度也就是一般稱的活度，指放射性核種於每單位時間內產生自發性蛻變的次數。1 秒鐘衰變一個原子核時的輻射強度稱為 1 貝克，即 1 Bq = 1 dps（蛻變 / 秒）。貝克取代原來的居里（Ci）。370 億貝克 ＝ 1 居里。
格雷 （Grey）	表示物質吸收輻射的劑量，1 公斤物質吸收 1 焦耳能量的輻射稱為 1 格雷。100 雷得（rad）＝ 1 格雷（Grey）。
西弗 （Sv）	表示對生物體影響的等效劑量輻射。西弗是指人體組織的吸收劑量和射質因數的乘積，它已含有輻射對組織器官傷害的意義了。1 西弗表示人體每公斤接受 γ 射線 1 焦耳的能量。

食品輻射照射之處理條件（部分）

限用照射食品 品目	限用輻射線源	最高輻射限能量 （百萬電子伏）	最高照射劑量 （千格雷）	照射目的
馬鈴薯、甘藷、分蔥、洋蔥、大蒜、生薑	電子	10	0.15	抑制發芽
	X 射線或 γ 射線	5		
木瓜、芒果	電子	10	1.5	延長儲存期限；防治蟲害
	X 射線或 γ 射線	5		
草莓	電子	10	2.4	延長儲存期限
	X 射線或 γ 射線	5		
豆類	電子	10	1	防治蟲害
	X 射線或 γ 射線	5		
其他生鮮蔬菜	電子	10	1	延長儲存期限；去除病原菌之污染
	X 射線或 γ 射線	5		
穀類及其碾製品	電子	10	1	防治蟲害
	X 射線或 γ 射線	5		

15.13 **包裝材料釋出之毒素**

（一）非塑膠包裝材料之種類及安全性

食品包裝材質之種類很多，包括紙類、陶磁器、玻璃、金屬及塑膠等。以紙類最早被使用，現在市面上的油炸食品仍有以紙袋或紙盒包裝出售，只是製紙的過程中常會添加化學助劑而有安全上的疑慮。

罐頭食品則常因罐頭內面鍍錫，會因內容物的浸漬而有脫錫之問題。

陶磁器會因所用原料含鉛，可能有鉛的被溶出，而存於內容物中。最方便的塑膠包材則因其原料聚合物之單體或添加劑，有可能轉移至食品中，而造成對人體健康之危害。

紙類包裝材質：在製紙的程序中為了適合用於食品包裝容器，以及增加紙的耐用性，所以在製紙的過程以及後續加工過程中常添加化學物質，例如濕強劑、乾強劑、防油劑、漂白劑、殺菌劑等。

只是必須使用安全而且合乎法規的添加劑，否則包裝食品後化學物質溶出至食品中，將會影響人體健康。若使用再生紙，原先的油墨成分殘留物可能會被溶出至食品中。另外依據我國食品衛生標準規定紙類不得檢出螢光增白劑。

陶磁器、琺瑯及玻璃容器：陶磁器及琺瑯製品會因彩繪圖案的染料和上釉，而含有重金屬，此重金屬有時因所裝承食品的性質而被溶出，產生衛生安全的問題。

金屬包裝容器：將金屬製成罐頭來包裝食品是一種簡單而有效的保存食品方式。常用於製罐的兩種金屬為馬口鐵皮和鋁。而馬口鐵罐不可用於盛裝高酸性食品，因會有錫溶出的情形。

（二）塑膠包裝材料之種類及安全性

依照加熱後可塑性之不同，塑膠可分為：熱塑性（thermoplastic）和熱固性（thermosetting）。

熱塑性塑膠：具有加熱時軟化，冷卻時硬化之特性，因此熱塑性塑膠較不耐熱；熱固性塑膠：加熱時高分子鏈間會起聚合反應產生架橋而形成硬的三次元網目結構，加熱塑膠顆粒會產生不可逆轉的化學改變，因此冷卻後可形成永久的形狀，再受熱後形狀也不會改變。

雙酚甲烷 A 是酚和丙酮在酸性條件下行縮合反應所得的產物，用途為當作抗氧化劑、柔軟劑、除霉劑和聚碳酸酯、環氧酚類樹脂與染料之中間產物。

若材質為聚碳酸酯製成的奶瓶及牙齒的添補物等透明塑膠製品，其原料中含有雙酚甲烷 A，在注入熱水時它會溶入水中。有些印有卡通圖案的兒童用塑膠餐具也可能使用聚碳酸酯的材質，而使用較久的塑膠碗會溶出較多量的雙酚甲烷 A 到食物中。另外，有些內層含塑膠膜塗料的玉米、濃湯、飲料等罐頭食品，在這層塗料可能釋出雙酚甲烷 A。

食品器具、容器、包裝試驗標準

品名及原材料	材質試驗項目及合格標準
器具	應為無銅、鉛或其合金被刮落之虞之構造。
銅製或銅合金製之器具、容器、包裝	除具有固有光澤且不生銹者外，直接接觸食品部分應全面鍍錫、鍍銀或經其他不致產生衛生上危害之適當處理。
鍍錫用錫	鉛：5%以下。
器具、容器、包裝之製造、修補用金屬	鉛：10%以下； 銻：5%以下。
器具、容器、包裝之製造、修補用焊料	鉛：20%以下。 但罐頭空罐外部用焊料適用下列規定： 雙重捲封罐：鉛 98%以下； 非雙重捲封罐：鉛 60%以下。
器具、容器、包裝	著色劑應符合食品添加物使用範圍及用量標準之規定；但著色劑無溶出或浸出而混入食品之虞者不在此限。

各類塑膠材質之特性及缺點

材質	特性及缺點
聚乙烯 （polyethylene, PE）	依溫度、壓力、催化劑等聚合條件可分為低密度聚乙烯（LDPE）及高密度聚乙烯（HDPE）。LDPE 和 HDPE 兩者的耐溫只有 100℃左右，故不宜用於微波。清潔劑、食用油等大部分以 HDPE 瓶來盛裝，大部分的塑膠袋和塑膠膜是用 LDPE 製成的。
聚苯乙烯 （polystyrene, PS）	俗稱保麗龍，有隔熱與保溫效果，只能耐 90℃溫度，不可微波，超過 90℃會收縮變形，局部融化滲出單體及添加物。
聚氯乙烯 （polyvinylchloride, PVC）	一般具透明、拉力、延展等特性；常用於生鮮肉及蔬菜的包裝，也可做為礦泉水、沙拉油的包裝瓶。聚氯乙烯之單體經安姆試驗結果顯示具致突變原性，並對人體造成肝臟、脾臟之病變。
聚丙烯 （polypropylene, PP）	常用做人造奶油、布丁、肉品、調理食品、醃漬物或豆腐等之容器。依製造法不同有共聚合成延壓性聚丙烯（CPP）及延伸聚丙烯（OPP）。依我國食品衛生標準規定聚丙烯製品其鉛和鎘的限量均為 100 ppm 以下。
聚碳酸酯 （polycarbonate, PC）	具有耐酸，耐油之化學性質，但不耐紫外光，不耐強鹼。其無色透明，耐熱，抗衝擊，阻燃，在普通使用溫度內都有良好的機械性能。由於它的清晰度、韌性及硬度不易碎，故常被用於製造塑料水瓶、嬰兒用奶瓶及水壺。
乙烯對苯二甲酸酯 （polyethylene terephthalate, PET）	具有耐油脂，耐有機溶劑，耐化學藥品之特性，且耐熱可達約 200℃，屬於人造纖維的一種，廣泛被應用於民生工業產品。在食品上應用於烘焙食品、休閒點心等之包裝，近年來成為碳酸飲料、茶、果汁、包裝飲用水、酒及醬油等產品之重要填充容器。
聚偏二氯乙烯 （polyvinylidenechloride, PVDC）	對氣體、水汽、香味有很好的阻隔性，也有良好的耐油脂、溶劑、化學藥品等特性。在應用上以包裝烹調之肉製品、冷凍禽肉、乳酪及冷凍烘焙食品為主。
熱硬化性樹脂	如美耐皿樹脂、酚醛樹脂和尿素樹脂，其構成單體均為甲醛，當熱硬化時溫度夠高且硬化完全，則溶出量低，不構成安全問題，否則就可能會有多量的甲醛溶出，造成危害。

15.14 **三聚氰胺**

　　三聚氰胺的主要用途是和甲醛反應聚合成美耐皿樹脂，常用於製造日用器皿。但不肖業者因三聚氰胺的高含氮量和低價，把它添加在奶粉或其他食品原料中，捏造產品中蛋白質含量較高的假象，而引發食品安全的問題。

　　2008 年中國毒奶粉事件。三鹿集團生產的嬰兒奶粉中，證實含有三聚氰胺，導致食用這種奶粉的嬰兒罹患腎結石。事件被揭露之後，涉及範圍擴大，愈來愈多的奶製品被揭發也含有三聚氰胺。

　　三聚氰胺（melamine），俗稱密胺、蛋白精，用作化工原料。「蛋白精」的俗稱，使人產生錯覺，誤以為可以食用。三聚氰胺主要用途是和甲醛反應聚合成三聚氰胺甲醛樹脂（又稱美耐皿樹脂或聚尿樹脂），常用於製造日用器皿、裝飾貼面板、織物整理劑等。最常見的應用是塑膠碗盤，這類器皿的物理性質非常類似陶瓷，堅硬不變形，但又不像陶瓷那麼易碎。美耐皿受熱後可能散發毒性，這類產品應標有「不可以在微波爐中使用」的警示。

　　食品工業中常常需要測定食品（如牛奶、麵粉、穀物等）中的蛋白質含量。但直接測量蛋白質的技術比較複雜，因此常用凱氏定氮法分析氮的含量，再乘以轉換因子（常用的是 6.25，但隨材料的不同而異），以估算出食品中蛋白質的含量，就是常見的粗蛋白質含量。

　　不肖業者利用三聚氰胺的高含氮量（66.7 %）和低價，把它添加在奶粉（蛋白質含量約為 15.7 %）或其他食品原料中，捏造產品中蛋白質含量較高的假象，而引發食品安全的問題。

　　三聚氰胺不是食品添加物，不應該在食品中出現。中國毒奶粉事件以後，在 2008 年 10 月 8 日，中國制訂三聚氰胺在乳和乳製品中的臨時管理值：在嬰幼兒配方乳粉中，三聚氰胺的限量值是 1 毫克／公斤（1 ppm），液態奶（包括原料乳）、奶粉、其他配方乳粉和含乳 15 %以上的其他食品中，三聚氰胺的限量值是 2.5 毫克／公斤，超出限量值的產品不得販售。

　　歐盟並未設定檢出容許量，但歐盟執委會於 2008 年 9 月 26 日發給會員國的緊急通報中，明確指出，凡三聚氰胺含量超過 2.5 毫克／公斤（2.5 ppm）的產品應立即銷毀。臺灣原設定為每公斤不能超過 2.5 毫克（2.5 ppm），引起社會的批評，導致衛生署署長因而辭職，目前以不得檢出為依據。

　　一般成年人的身體會排出大部分的三聚氰胺，不過如果和三聚氰酸並用，會形成無法溶解的氰尿酸三聚氰胺，造成嚴重的腎結石。

　　各個國家對「可允許每日攝取量」的訂定不同。歐盟設定為 0.5 毫克／公斤體重，加拿大是 0.35 毫克／公斤體重，美國食品藥物管理局原來設定為 0.63 毫克／公斤體重，但很快修正為 0.063 毫克／公斤體重。世界衛生組織則認為 0.2 毫克／公斤體重是可忍受的每日攝取量。

三聚氰胺的結構

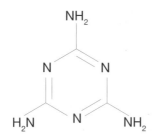

各國三聚氰胺檢驗標準

	美國	歐盟	加拿大	澳紐	馬來西亞	中華民國
嬰兒奶粉	不得檢出	嬰幼兒乳製品不得自中國進口	1ppm（所有嬰兒食品）	1ppm	1ppm（所有嬰兒食品）	不得檢出（儀器檢驗極限 0.05ppm）
奶粉	2.5ppm	2.5ppm	2.5ppm	2.5ppm	2.5ppm	不得檢出（儀器檢驗極限 0.05ppm）
奶精粉	2.5ppm	2.5ppm	2.5ppm	2.5ppm	2.5ppm	不得檢出（儀器檢驗極限 0.05ppm）
其他複合食品	2.5ppm	2.5ppm	2.5ppm	2.5ppm	2.5ppm	不得檢出（儀器檢驗極限 2.5ppm）

攝取過量三聚氰胺的危險

病徵	對人體的影響
• 排尿困難 • 排尿時感灼痛 • 尿中排出結石 • 少尿或無尿 • 嘔吐	• 不能被消化 • 累積成為腎結石 • 影響腎功能 • 可引致膀胱癌

三聚氰胺與三聚氰酸並用造成腎衰竭

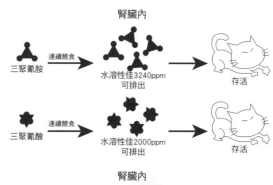

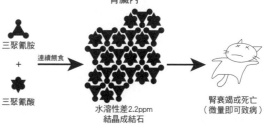

15.15 順丁烯二酸酐

　　102 年 5 月起，食品安全主管單位檢驗發現不肖業者使用未經核准之順丁烯二酸酐化製澱粉等添加物於粉圓、黑輪、粄條、肉圓、豆花、粉粿及關東煮等常用食品，引起社會高度關注的事件。

　　順丁烯二酸酐（Maleic anhydride）又名馬來酸酐或去水蘋果酸酐，順丁烯二酸酐會水解為游離順丁烯二酸（Maleic acid）。順丁烯二酸在結構上為一雙鍵兩端具有順式關係的兩個羧酸官能基，順丁烯二酸酐主要用在製備不飽和的聚酯化合物，順丁烯二酸亦可用於聚合物的合成、工業用途之黏著劑、樹脂原料、殺蟲劑之穩定劑及潤滑油之保存劑等。

　　順丁烯二酸酐可應用於與食品接觸之包裝材料，遇水則轉變順丁烯二酸，為美國 FDA 及歐盟核准之間接食品添加物，也可能微量存在於蘋果酸或反丁烯二酸等合法的食品添加物中。

　　澱粉是由葡萄糖的單元透過醣苷鍵組合成的聚合物，結構中具有許多的羥基（–OH），將會與羧基有很好的氫鍵，或許能透過順丁烯二酸增強澱粉分子之間的作用力。羧基與羥基經過烹煮也或許有機會生成酯，兩個澱粉分子就有可能透過順丁烯二酸交聯，這種共價鍵的結合更強過氫鍵。

　　羧基也有可能透過醣苷鍵與澱粉結合，成為另一種交聯方式。羥基也有可與順丁烯二酸的碳—碳雙鍵進行加成反應，建構澱粉分子與順丁烯二酸的共價連結。澱粉之間的交聯，應該會改變其物性，例如韌性增高，造成我們所謂的 QQ 的嚼感。

　　化製澱粉，亦稱修飾澱粉，或稱改性澱粉，是將源自穀粒或根部（如玉米、米、小麥、馬鈴薯等）之天然澱粉，以少量化學藥品處理，改變其物理特性而得者；經處理的澱粉其黏度、質地及穩定性會提升，以應用在食品加工增加產品彈性的口感。

　　目前我國已核准可使用之食用化製澱粉共 21 項，但未包含經順丁烯二酸酐修飾之澱粉，因此順丁烯二酸酐並未核准使用於食用化製澱粉。

　　根據科學文獻資料顯示，順丁烯二酸的急毒性低，對於人類不具有生殖發育、基因等毒性，且亦無致癌性。依據歐盟評估資料，成人的每公斤體重每日耐受量（TDI）為 0.5 mg（毫克），以 60 公斤的成人計算，每日耐受量為 30 mg。假設產品中含順丁烯二酸濃度 400 mg/kg（ppm），每日食用 30 公克產品估計，則每日所攝入順丁烯二酸量約 12 mg。

　　目前日本、美國、歐盟等，為加強食品安全管理，均已陸續建立並辦理食品業者登錄制度，為提升國內食品衛生安全品質及管理，依《食品安全衛生管理法》第 8 條第 4 項規定訂定食品業者登錄辦法。

丁烯二酸的兩種異構物

H—C—COOH

C

H—C—COOH

順丁烯二酸

HOOC—C—H

C

H—C—COOH

反丁烯二酸

順丁烯二酸（酐）之安全性資料

毒性	順丁烯二酸	順丁烯二酸酐
急毒性	低（LD_{50} 708 mg/Kg, 大鼠）	低（LD_{50} 400 mg/Kg, 大鼠）
生殖發育、基因等毒性，致癌性	無	無
腎毒性	1. 動物研究顯示，在單一劑量 9 mg/Kg 順丁烯二酸，會對狗造成腎臟傷害； 2. maleic acid 117、191 或 29 mg/kg 餵食大鼠、小鼠與猴子，未發現有腎毒性，顯示不同動物對 maleic acid 的敏感度不同	美國 EPA 報告，每天以 100 mg/Kg 餵食大鼠 2 年或 60 mg/Kg 餵食狗 90 天，並未觀察到腎臟之傷害。

建立食品業者登錄管理制度

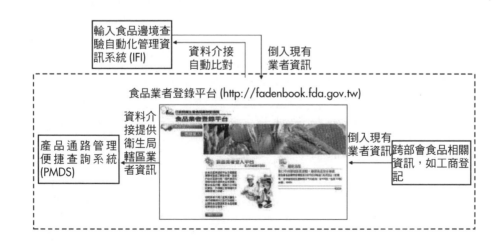

15.16 **反式脂肪酸**

脂肪酸的構造是一群碳原子兩兩相接成一條長鏈，末端是個酸，骨幹的碳和碳之間若有雙鍵，若兩個碳原子上的兩個氫在雙鍵同一側為順式脂肪酸（cis fatty acids），兩個碳原子上的兩個氫在雙鍵不同側則為反式脂肪酸（trans fatty acid）。

大部分天然脂肪酸都是順式，但是為了讓常溫下液態的植物油轉成固態或半固態的油脂，增加使用的方便性，以及改善口感（酥脆而不油膩），而將一些植物油透過加氫的加工方式，方法是在少量的鎳、鈀、鉑或鈷等觸媒金屬的幫助下，將氫加入植物油 產生氫化反應，成為氫化油脂，隨著氫化反應的進行，反式脂肪酸的含量會減少，如果此氫化反應能進行完全，那麼是不會留下反式脂肪酸，但是反應最後的油脂產物會因為過硬而沒有實際使用價值，所以植物油只經過部分氫化處理。

這些氫化過的油，會由順式轉變成反式，成為反式脂肪酸，又叫轉化脂肪、氫化植物油（hydrogenated oil）、氫化棕櫚油（hydrogenated palm oil）、植物乳化油（vegetable shortenings）或是植物酥油等，經氫化的反型脂肪沒有一般植物油的缺點，不易氧化敗壞，可高溫重複油炸，使食物酥脆、不易變黑、賣相好，且使用氫化油脂無膽固醇負擔，但在其部分氫化的過程中，卻產生了反式脂肪酸。

攝取反式脂肪酸會使高密度膽固醇（HDL）濃度減少，提高血液中低密度膽固醇（LDL）濃度，一般我們稱 LDL 為「壞」的膽固醇，若其在血液中濃度過高，會增加罹患心血管疾病的風險；HDL 為「好」的膽固醇，可以保護心血管系統。

反式脂肪吃得愈多，罹患缺血性心臟病的風險愈大，危險性從二倍增加到十倍以上；反式脂肪酸可能也是血管硬化的危險因子，引起細胞激素的發炎反應產生動脈硬化，破壞血管內皮細胞，使動脈硬化腫塊破裂，增加中風或心肌梗塞危險。

反式脂肪也可能會影響身體對必需脂肪酸的代謝，致使細胞膜的合成、荷爾蒙的製造產生障礙。

女性如果幼年時期經常吃炸薯條，成年後罹患乳癌的機率將大幅提高，3 到 5 歲時如果每星期多吃一份，成年後罹患乳癌的機率可能增加 27%。

醫界亦認為，高脂肪食物可能導致婦女罹患乳癌的機率增加，推測是餐廳和速食店用炸薯條的氫化油含有大量有害健康的反式脂肪酸。

食品藥物管理署 103 年 4 月 15 日公告《市售包裝食品營養標示方式及內容標準》，該標準修正反式脂肪定義為食品中非共軛式反式脂肪（酸）之總和，除規範所有食品應明確標示反式脂肪含量外，並規範反式脂肪得以零標示之條件為：「每 100 公克食品內所含總脂肪不超過 1.0 公克；或每 100 公克食品內所含反式脂肪量不超過 0.3 公克。」於 104 年 7 月 1 日起正式實施。104 年 6 月宣布 3 年內食品業禁用不完全氫化油（反式脂肪）。

不同的脂肪酸之分子結構圖

飽和脂肪	「順式」不飽和脂肪酸	「反式」不飽和脂肪酸
飽和的碳原子（每個碳原子與2個氫原子結合）以單鍵連接。	不飽和的碳原子（每個碳原子與1個氫原子結合）以雙鍵連接，「順式」結構。	不飽和的碳原子（每個碳原子與1個氫原子結合）以雙鍵連接，「反式」結構。

各種食用油脂肪酸比率（%）

	牛油	豬油	奶油	一般魚油	清香油*	黃豆油	葵花油	玉米油	花生油	菜籽油	苦茶油	芝麻油	橄欖油	椰子油	棕櫚油
飽和脂肪酸	54	40	73	25	21	16	12	14	31	8	10	15	36	90	15
單元不飽和脂肪酸	44	44	24	15	42	23	23	26	54	64	83	41	49	8	76
多元不飽和脂肪酸	2	16	3	60	37	61	65	60	15	28	7	44	15	2	9

註：資造來源不同，各比率也有所差異，本表取其近似值。* 自豬油提煉而得

常見食物中反式脂肪酸的含量

產品	份量	總脂肪（g）	飽和脂肪（g）	反式脂肪酸（g）	反式脂肪酸／總脂肪（%）
薯條（中）	一包（97g）	26.9	6.9	7.8	29.2
奶油	1 湯匙	10.8	7.2	0.3	2.8
瑪琪琳	1 湯匙	11.0	2.1	2.8	25.5
美乃滋	1 湯匙	10.8	16.0	0	0
烤酥油	1 湯匙	13.0	3.4	4.2	32.3
洋芋片	1 包（60g）	8.3	1.4	2.4	28.9
甜甜圈	1 個	18.2	4.7	5.0	27.5
奶油夾心餅乾	3 片	6.1	1.2	1.9	31.2
蛋糕	1 片	16.4	3.4	4.3	26.2

資料來源：U.S. FDA, Center for Food Safety and Applied Nutrition, Questions and Answers about Trans Fat Nutrition Labeling, July 9, 2003

15.17 丙烯醯胺

丙烯醯胺（acrylamide）是一種用來製造聚丙烯醯胺的化學原料。聚丙烯醯胺可用於飲用水或廢水之處理，以移除顆粒或其他不純物質。聚丙烯醯胺也可用來製造黏著劑、紙和化妝品。聚丙烯醯胺材料，含很微量的丙烯醯胺。

工業污染被認為是過去造成人類暴露丙烯醯胺的主因，近年在高溫烹調的食物中發現有丙烯醯胺的存在，進一步證實是食物中的胺基酸與還原醣經高溫反應所產生，如天冬醯胺（asparagine，食品中丙烯醯胺形成的主要前驅物質）與葡萄糖在加熱環境中經數個反應後生成丙烯醯胺，普遍存在於經燒烤煎炸的食品中，這些食品中丙烯醯胺的含量有些超出世界衛生組織所訂定的飲用水殘留標準。抽菸也是導致丙烯醯胺暴露的途徑之一。

根據 WHO 所公布的飲用水水質準則，其標準值是 0.5μg/L（這濃度表示消費者終生飲用均可接受的風險），飲用水之丙烯醯胺濃度可由產品及食用量規格管制。歐盟規定飲用水中的濃度為 0.1μg/L。

有關於丙烯醯胺在食物中產生的原因，目前所知有限。一些食物在高溫（120℃以上）烹煮或加工時，會自然生成丙烯醯胺。加熱的時間越長，生成的丙烯醯胺量越多。以澱粉類食物（如洋芋片和穀類製品）中發現之濃度最高。研究發現，包括麵包、炸馬鈴薯、咖啡、炸洋芋片、餅乾及其他熱加工食品等，皆含有高量丙烯醯胺，部分食品甚至超過 1,000 μg/kg（ppb）。。

丙烯醯胺是一種疑似致癌化學物，它不是添加入食品的物質，最主要發揮毒性的地方就是神經系統和生殖系統。在一些製造丙烯醯胺的工人身上發現如肌肉無力、手腳麻痺、出汗、肢體動作不協調等問題。丙烯醯胺會降低雄性動物的生殖能力。

美國已經有業者採取若干措施，減少食品中丙烯醯胺含量。目前最常應用的方法，是使用酵素將天冬醯胺轉化為天冬胺酸（aspartic acid），藉此防止產生丙烯醯胺。

加拿大已正式將丙烯醯胺列入毒性物質名單，衛生部表示，計畫初期會針對丙烯醯胺暴露量最高的食品，麵包、披薩、裹麵炸雞塊、咖啡、薯條、早餐麥片類、馬鈴薯片、糕餅、餅乾、嬰兒食品、休閒零食、可可、巧克力、蛋糕、派、花生醬、橄欖和李子果汁等。

美國目前衛生組織暫定丙烯醯胺的安全之限量為 1 μg/kg-bw/day。基於丙烯醯胺是容易存在於天然的食品中，因此，美國人常吃之食品及丙烯醯胺是含量較多之食品（如：油炸食品、烘烤食品）為評估之重點，如：油炸食品、烘烤食品、馬鈴薯片、早餐穀類、麵包、餅乾、披薩、咖啡、薯條、蛋糕、派和土司等。

美國 FDA 目前將有限的降低丙烯醯胺之資料公布於官方網站，如最常見的馬鈴薯片（丙烯醯胺含量約 120～1200 μg/kg），首先應降低還原糖之量，降低總糖量，將馬鈴薯片切厚一點，冷藏溫度不低於 6℃，油炸溫度不高於 175℃，去除細小碎片（易焦掉的部分），控制品溫不可焦黃等等。

由天冬醯胺生成丙烯醯胺

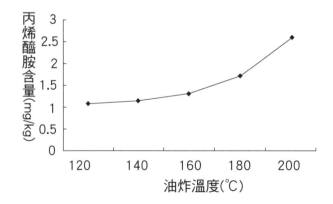

丙烯醯胺生成量多寡的影響因子

影響類別	影響因子
農業栽培	還原醣及控制天門冬醯胺
配方	膨脹劑的選擇、甘胺酸及雙價陽離子等微量成分、酸鹼值的控制、稀釋、發酵或切片大小以及重新烹調
加工	熱量與水分的控制、清洗與殺菁等前處理及天門冬醯胺酶的應用，以及組織與風味
烹調的控制	消費者烹調的注意事項

不同油炸溫度條件下馬鈴薯中丙烯醯胺的含量

15.18 單氯丙二醇

醬油為國人日常烹調食物常用之調味品，具有增加食物色、香、味的功能，醬油的主原料為黃豆蛋白，經由微生物發酵或加酸分解後，會被分解為小分子胺基酸、醛、酮或有機酸等呈味成分，豐富了醬油的美味。

由於發酵醬油的製程費時，所需成本較高，因此加酸促進蛋白質分解的化學製造方法應運而生，提供了製造醬油的另外一種選擇。然而，化學方法分解蛋白質的製造過程，卻容易產生可能對於動物體產生癌症的 3- 單氯丙二醇（3-monochloro-1,2-propanodiol, 3-MCPD），對人體的健康具有潛在的危險性。

化學醬油是以脫脂黃豆為原料，不使用微生物釀造的方法，而改以鹽酸進行水解（亦即酸水解植物性蛋白質），再經鹼中和、過濾後調製而成，製造時間只需幾天，生產量可隨需求隨時調節。

釀造醬油是具有優良香味的含鹽釀造調味料，以黃豆、小麥等為主原料，加入麴菌，由其產生的酵素，將原料中的蛋白質及碳水化合物加以分解發酵，再經熟成、調煮、殺菌、澄清及過濾而製得。其製造所需的時間長，約 4 到 6 個月，原料的利用率較低，所需的成本相對較高。

3- 單氯丙二醇是化學醬油在其製造過程中所產生的一種化合物。製造化學醬油所使用的原料為脫脂黃豆，雖然名為脫脂，仍殘存有微量的脂肪，這些殘存的三酸甘油酯，在鹽酸的加熱水解作用中，分解產生的甘油氫氧基會被鹽酸的氯原子所取代而形成 3- 單氯丙二醇。而釀造醬油不經此步驟，因此不會有 3-MCPD 的產生。

經聯合國糧農組織及世界衛生組織所成立之食品添加物專家委員會（JECFA）於 2001 年之報告並無 3-MCPD 導致癌症發生的結論，且認定其在實驗動物體內並不具基因毒性。

英國致癌委員會指出，3-MCPD 在動物試驗上會引起癌症；致變異委員會認為 3-MCPD 在體內試驗中不具有顯著的基因毒性潛力，係非基因毒性的致癌物質。但因該物質仍被認定為加工過程中可避免產生之物質，因此國際間對醬油所含 3-MCPD 之含量，訂有管制限量。

世界衛生組織建議每人每日 3-MCPD 之最大容許攝取量為 2 微克 / 每公斤體重，以 60 公斤的成人計算。以醬油類 3-MCPD 含量為 0.8 ppm 計算，需長期每天攝取 150 公克以上之醬油才會超過最大容許攝取量（一碟醬油約為 15 公克）。

衛生福利部於 90 年 9 月 7 日公告有關醬油及以醬油為主調製而成之調味製品（醬油膏、蠔油等），其 3-MCPD 限量標準為 1 ppm（mg/kg）以下。於 98 年 1 月 15 日公告將 3-MCPD 含量限量由 1 ppm 修正為 0.4 ppm。

化學醬油中 3-MCPD 的來源為脫脂大豆中殘存的油脂與鹽酸作用而形成，因此只要降低油脂含量，即可減少製造過程中 3-MCPD 的生成，醬油工廠對於原料之油脂管制應列為首要，例如採用釀造專用蛋白粉，因其原料之脂肪含量較低，有助於降低 3-MCPD 的生成。

3- 單氯丙二醇的結構式

各類醬油製造過程比較

名稱	黑豆醬油 （傳統釀造）	釀造醬油	速釀醬油	混合醬油	化學醬油
主原料	黑豆	脫脂黃豆粉	脫脂黃豆粉	脫脂黃豆粉	脫脂黃豆粉
製法	微生物分解	微生物分解	釀造與化學醬油混合後再釀造	化學醬油與釀造醬油混合	鹽酸水解 蘇打中和
風味	味香甘醇、最佳	味香甘醇、佳	酸苦刺鼻、較差	酸苦刺鼻、較差	酸苦刺鼻、差
成本	最高	高	低	低	最低
時間製造	4～6 個月以上	4～6 個月以上	1～2 個月	1～2 個月	3～7 天

各國對醬油類 3-MCPD 限量規定（102.5.16 更新）

國家	管理規定
美國	1 ppm（liquid basis）
加拿大	1 ppm
泰國	1 ppm
CODEX	0.4 ppm（液狀型態含酸水解蛋白之調味品）
我國	0.4 ppm（液狀型態醬油）
韓國	0.3 ppm（酸水解醬油與混合醬油）
紐澳	0.2 ppm（以 40％ 乾物重計）
歐盟	0.05 ppm（以全乾重計） 0.02 ppm（以 40% 乾物重計） ＊需依乾重含量調整限值
日本	尚未制定
香港	尚未制定

15.19 **食品摻偽**

我國法規對於食品安全事件的嚴重性分為幾個等級：

一級危害是短期食用有立即危害的可能；

二級是產品不符合食品衛生法規標準，但食用時沒有立即危害；

三級是摻偽假冒或標示誇大；

第四級是標示不實或不完整。

最近發生的食品事件，如油品摻假、鮮奶摻粉、素食摻葷等，大多是最後兩個級別，屬於比較不嚴重的食品安全事件，然而，仍然造成社會的紛擾與消費者的不安。

《食品衛生管理法》部分條文修正，更名為《食品安全衛生管理法》，加入第三方查驗機制，並將食品摻偽或假冒罰鍰，提高為 6 萬元到 2 億元；產品標示不實者，罰鍰提高為 4 萬元到 400 萬元。

食品廠商若發生摻偽或假冒食品等情況，最高刑責將由現行 3 年徒刑提高至 5 年徒刑；另外，也設有「反人頭」條款，除行為人外，最高可對公司或負責人開罰 8000 萬元。

假油事件肇因於未依法標示油品內容及使用非法食品添加物（銅葉綠素）。依據《食品安全衛生管理法》第 17 條規定，市售有容器或包裝之食品需於容器或包裝上標示品名；另依據同法第 17 條之 1 規定，經公告食品販賣業者已辦理公司登記或商業登記陳列販售之散裝食品，亦需標示品名，惟現場烘焙（烤）食品及現場調理食品除外。

衛生福利部 99 年 9 月 20 日公告《市售包裝調合油外包裝品名標示相關規定》，主要內容包括：

1. 市售包裝調合油外包裝品名，僅可以 2 種以下（含 2 種）油脂名稱為品名。
2. 市售包裝調合油外包裝品名中只宣稱 1 種油脂名稱者，該項油脂需占產品內容物含量 50% 以上。
3. 市售包裝調合油外包裝品名中宣稱兩種油脂名稱者，該兩種油脂需各占產品內容物含量 30% 以上，且油脂名稱於品名中應依其含量多寡由高至低排之。

我國「食品添加物使用範圍及限量暨規格標準」規定，銅葉綠素及銅葉綠素鈉可添加於口香糖、泡泡糖、乾海帶、蔬果加工品、烘焙食品、果醬、果凍、飲料等產品中，用量以銅計為 40 ~ 150 mg/kg 不等。銅葉綠素為國際規範准許使用之食品添加物著色劑，但各國均未准許使用於「食用油脂產品」中。

102 年 10 月中旬衛生福利部食品藥物管理署公布國內五大造假食品排行榜，其中以「素食摻葷」排行第一名，其次為豬肉混充牛肉乾、蜂蜜不純、果汁沒果汁、米粉沒米。

素食產品被檢驗出含有動物性成分，是涉及違反《食品安全衛生管理法》第 28 條第 1 項食品不得為不實之標示、宣傳或廣告的行為，將會被處新臺幣 4 萬元以上，400 萬元以下罰鍰。至於因製程品管不當而造成有摻葷的結果，則涉屬違反第 8 條第 1 項食品良好衛生規範之規定。

假油風波違反態樣分析

違規態樣	違反食品安全衛生管理法之條文	罰則（違反條文）	產品處理
未予誠實標示	第 28 條之標示不實	罰 4～400 萬元（依第 45 條）	產品限期改正（依第 52 條第 1 項第 3 款）
銅葉綠素等非法添加	第 18 條之使用範圍	罰 3～300 萬（依第 47 條）	產品沒入銷毀（依第 52 條第 1 項第 2 款）
業者摻雜其他油品混充情節重大者	第 15 條之「攙偽或假冒」	1. 處新臺幣 6 萬元以上 2 億元以下罰鍰；情節重大者，並得命其歇業、停業一定期間、廢止其公司、商業、工廠之全部或部分登記事項，或食品業者之登錄（第 44 條）。 2. 行為致危害人體健康者，其所得之財產或其他利益，應沒入或追繳之（第 49-2 條）。 3. 情節重大足以危害人體健康之虞者，處 7 年以下有期徒刑，得併科新臺幣 8000 萬元以下罰金；致危害人體健康者，處 1 年以上 7 年以下有期徒刑，得併科新臺幣 1 億元以下罰金（第 49 條）。 4. 因而致人於死者，處無期徒刑或 7 年以上有期徒刑，得併科新臺幣 2 億元以下罰金；致重傷者，處 3 年以上 10 年以下有期徒刑，得併科新臺幣 1 億 5000 萬元以下罰金（第 49 條）。 5. 因過失犯罪者，處 2 年以下有期徒刑、拘役或科新臺幣 600 萬元以下罰金（第 49 條）。 6. 法人之代表人、法人或自然人之代理人、受僱人或其他從業人員，因執行業務犯罪者，除處罰其行為人外，對該法人或自然人科以各該項 10 倍以下之罰金（第 49 條）。	產品沒入銷毀（依第 52 條第 1 項第 1 款）
業者不願提供資料	第 47 條拒不提供或資料不實	1. 處 3 萬元以上 300 萬元以下罰鍰 2. 情節重大者，得命其歇業、停業、廢止全部或部分登記事項	暫停作業（依第 41 條第 1 項第 4 款）

橄欖油製成過程

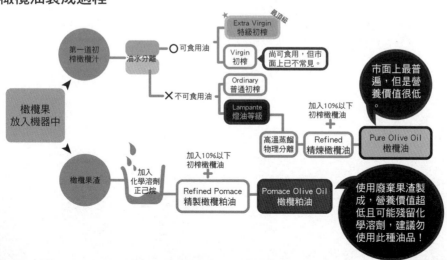

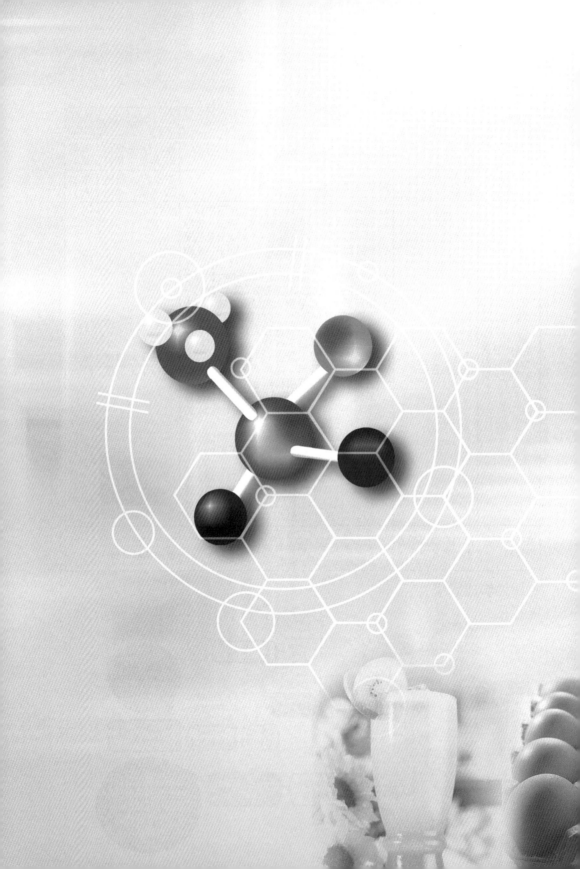

六、餐飲衛生管理

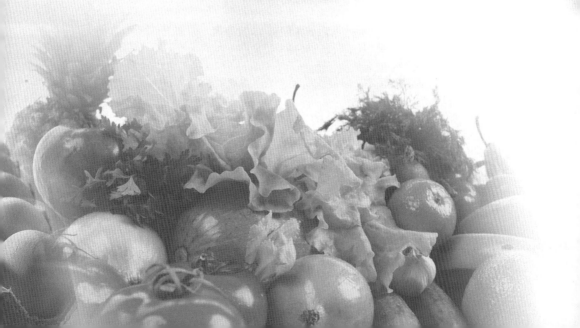

16.1 膳食工廠的設施

膳食工廠周圍環境應具備以下條件：

1. 清淨的空氣。
2. 適合飲用的優良水質，並且供應充足。
3. 污水、廢棄物去除便利。
4. 交通運輸便利、電力供應充足。

工作場所設施之衛生管理如下：

1. 通風良好
   - 作業區應有空調設備，且必須可將吸取之外氣加以降溫，清淨、過濾處理。不論以何種方式進行通風，應維持室內空氣為正壓，並注意塵埃及病媒的侵入。
   - 若進行中央空調，該送風之風管外側、回風管，應埋藏於天花板內。
   - 保持工作場所通風良好的目的：保持溫度及濕度平衡，減少凝結水產生；排除蒸氣、熱氣、不良氣味與有害物質；增加工作環境的舒適性，提高員工的工作效率。

2. 光線充足
   - 工作場所的光度至少需要保持在 100 米燭光以上。
   - 適當的窗戶面積應站牆壁的 70% 以上。
   - 避免陽光直射，以免造成食品劣變。
   - 燈具避免設在工作臺正上方，應將燈具與線路埋藏於天花板內部，否則應加裝燈罩、防塵罩。

3. 牆壁、地面及窗戶應易清洗、不積水
   - 地面及牆壁離地至少 1 公尺高的範圍內，使用淺色、易清洗、不透水、耐酸鹼、平坦不滑的材質鋪設。
   - 為避免死角藏污納垢，牆壁與地面接縫處，需設計半徑 5 公分以上的圓弧角。
   - 為避免積水，窗戶的窗臺需為 45 度斜度設計，減少凹槽。
   - 完備之排水系統，排水溝設於距牆壁 15 公分處，與牆壁平行。

4. 天花板材質：平滑白色或淺色材料，可耐熱、具耐水性、不易吸附灰塵，使用防霉且明亮的塗料。

5. 出入口應設置緩衝室（中間室）及空氣浴塵室（air shower）或空氣簾，窗戶應避免打開。

6. 廁所與廚房的距離應在 3 公尺以上。

7. 完善衛生的儲水設備，充分的水量及水壓。

8. 廢棄物、廢水處理
   - 食品工廠的廢水必須預先經過處理，減少污染物質，合乎標準才可排放。
   - 廢棄物應依《食品業者製造、調配、加工、販賣、儲存食品或食品添加物之場所及設施衛生標準》第 7 條之規定處理。

廢棄物處理

項目	說明
廢棄物堆放	不得堆放於食品作業場所內，場所四周不得任意堆置廢棄物及容器，以防積存異物孳生病媒。
處理原則	廢棄物之處理，應依其特性，以適當容器分類存集，並予清除。放置場所不得有不良氣味或有害（毒）氣體溢出，並防止病媒之孳生，及造成人體之危害。
廢棄物收集之容器	反覆使用的容器在丟棄廢棄物後，應立即清洗清潔。處理廢棄物之機器設備於停止運轉時應立即清洗，以防止病媒孳生。
專用貯存設施	凡有直接危害人體及食品安全衛生之虞之化學藥品、放射性物質、有害微生物、腐敗物等廢棄物，應設專用貯存設施。

廢水處理法

（一）依性質分：物理、生物（微生物）、化學處理法

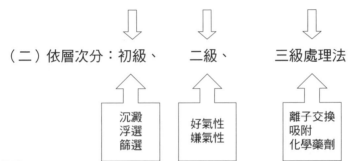

（二）依層次分：初級、　　二級、　　　三級處理法

沉澱 浮選 篩選	好氣性 嫌氣性	離子交換 吸附 化學藥劑

水污染指標

	項目	代表意義
物理指標	水溫	水溫會影響水中的微生物活動、生化反應速率及溶氧含量
	懸浮固體	水中固體來自於砂粒、黏土或有機物等，可能影響外貌、水中生物及溶氧量
	臭味	判斷水質優劣的感官指標之一。乾淨的水是沒有氣味，而受到污染的水會因生物作用而產生臭味
	透視度	水中的懸浮物質、混濁物質、微生物和顏色，均會影響水之透視度
化學指標	酸鹼值	酸鹼值會影響水中生物之生長、物質沉澱與溶解，以及廢污水的處理效果
	導電度	表示水中電離性物質的總量。導電度與水中溶存物質的濃度與溫度有關
	總氮	指水中有機氮及無機氮的總量，用以推斷污染程度之指標
	溶氧	溶氧高表示水體的自淨能力強，而溶氧低則表示水中之污染物不易被氧化分解
	總有機碳	指溶解於水中的有機物總量
	生化需氧量	水中有機物質在特定的時間及溫度下，由微生物分解有機物過程中所消耗的溶氧量，簡稱為 BOD
	化學需氧量	廢水在特定的化學條件下進行化學氧化反應，使水中有機物氧化為二氧化碳和水，所消耗之氧化物質的相當量，簡稱為 COD（chemical oxygen demand）
生物指標	大腸桿菌	表示水體受到糞便污染的程度

16.2 膳食工廠的人員及清潔

依《食品安全衛生管理法》第 11 條第 1 項與衛生福利部公告，八大類食品工廠應設置食品衛生管理人員：乳品、食品添加物、特殊營養食品、罐頭食品、冰淇淋、殺菌袋裝食品、餐盒食品、冷凍食品。

此衛生管理人員需是公立或私立之專科以上學校，或國內或國外經教育部承認之食品衛生相關科系所畢業，且經過食品工業發展研究所或衛生署認可之大專院校食品相關科系、學分推廣班或其他經認可之訓練機關完成餐飲業 HACCP 系統食物相關課程訓練者。各廠商需在食品衛生管理人員報到或有異動之一個月內向檢具相關文件向當地所屬衛生局申辦報備，在收到衛生局之核備公文後才是正確、合法的衛生管理人員報備。

由於工廠內員工流動性大，欲維護工廠的衛生，必須建立嚴密之衛生管理制度、訂定良好的管理方法，有工廠負責人的全力支持與設立一位優秀的衛生管理人員，以確實有效執行衛生管理工作。依《食品安全衛生管理法》第 11 條第 2 項規定食品工廠衛生管理人員的職責是正確執行（1）食品良好衛生規範之執行與監督；（2）食品安全管制系統之擬定、執行與監督；（3）其他有關食品衛生管理及員工教育訓練工作。

國內餐飲業之衛生管理人員是需設置一人或一人以上，有出缺需盡快補齊，出缺期間需由職務代理人執行其職務，廠內無合格（經轄區衛生局核備）的衛生管理人員駐廠會在每半年稽查一次之追蹤管理列為一主要缺點。

餐飲職業群基層人員之共同能力，以廚師、助理廚師、速食廚師、食物製備助手、麵包助手及餐飲供應與服務工作人員 6 種餐飲職業所應具備之任務能力有 25 項，依其重要性如下：

1. 維持工作場所的清潔衛生。2. 良好而適切的裝扮。3. 有效運用時間、配合團體工作及自我指導。4. 工作習慣良好，能負責而有效率的執行任務。5. 與其他同事維持良好的人際關係。6. 正確運用廚房的烹調器具。7. 運用安全的技術執行餐飲服務任務。8. 了解並符合食品品質的優良標準。9. 處理餐盤、食物及飲料能符合衛生。10. 穿著合宜，以確保工作安全。11. 準時上下班。12. 向主管報告待修的設備。13. 遵守工作計畫表。14. 分辨腐敗的魚肉類。15. 稱量乾、液態的材料。16. 適當儲存魚肉類。17. 了解正確的解凍方式。18. 了解切蔬菜及儲存蔬菜的技術。19. 了解有關食物製備稱量的簡寫符號。20. 標示、記錄剩餘食物並加以冷凍或冷藏。21. 能示範餐飲業新進人員所需之知識及技術。22. 將教室所學應用至工作世界。23. 正確使用烹飪設備：鍋、爐、深油炸鍋及微波爐。24. 了解並正確使用小型器具或設備：手用工具、開罐器、攪拌器。25. 適當使用及保養刀具。

次氯酸鈉的配置與使用說明

使用點	濃度（ppm）	配法
一般產品消毒	20～40	10kg 水中加入 2～4g 氯水（10%）
異常產品消毒	100～200	10kg 水中加入 10～20g 氯水（10%）
洗鞋池	200～500	10kg 水中加入 20～50g 氯水（10%）
設備清洗消毒	200～500	10kg 水中加入 20～50g 氯水（10%）
地板清洗消毒	500～1000	10kg 水中加入 50～100g 氯水（10%）

一般氯水原液濃度為10%（100000ppm）

調理食品之用具、器皿衛生管理

項目	衛生管理
砧板	1. 分類並標示用途 2. 使用後應立即清洗並消毒 3. 消毒方法：80～100℃熱水、氯水（漂白水餘氯量在 150～200ppm）
刀具、容器	1. 處理或盛裝生、熟食的刀具及容器應分開使用 2. 使用後應立即清洗並消毒 3. 避免使用塑膠製品 4. 收放於專門的儲放架上
調理臺	1. 應為不透水、易洗、不納垢材料設計 2. 表面應平滑無凹痕 3. 使用後應立即清洗

機械設備清洗法

清洗法	說明	優點	缺點
人工清洗法	將可拆卸之設備管路一一拆下，利用各種清潔工具，以水管噴洗系統噴洗，再重新組合	可徹底清潔	費時費事；增加人工費用；管路經常拆卸，易有鬆脫或損壞之虞；耗水耗電；消耗大量清潔劑
定位清洗法	管路或幫浦不必拆卸，依照所設計的洗淨模式清洗	省時省事；自動化操作；管路不需經常拆卸，減少縫隙或損壞發生；節省清潔劑	可能無法徹底清潔

17.1 個人衛生管理

食品業從業人員應符合下列規定：

1. 新進從業人員應先經衛生醫療機構檢查合格後，始得聘僱。僱用後每年應主動辦理健康檢查乙次。

2. 從業人員在 A 型肝炎、手部皮膚病、出疹、膿瘡、外傷、結核病或傷寒等疾病之傳染或帶菌期間，或有其他可能造成食品污染之疾病者，不得從事與食品接觸之工作。

3. 新進從業人員應接受適當之教育訓練，使其執行能力符合生產、衛生及品質管理之要求，在職從業人員應定期接受有關食品安全、衛生與品質管理之教育訓練，各項訓練應確實執行並作成紀錄。

4. 食品作業場所內之作業人員，工作時應穿戴整潔之工作衣帽（鞋），以防頭髮、頭屑及夾雜物落入食品中，必要時應戴口罩。凡與食品直接接觸的從業人員不得蓄留指甲、塗抹指甲油及佩戴飾物等，並不得使塗抹於肌膚上之化妝品及藥品等污染食品或食品接觸面。

5. 從業人員手部應經常保持清潔，並應於進入食品作業場所、如廁後或手部受污染時，依標示所示步驟正確洗手或（及）消毒。工作中吐痰、擤鼻涕或有其他可能污染手部之行為後，應立即洗淨後再工作。

6. 作業人員工作中不得有吸菸、嚼檳榔、嚼口香糖、飲食及其他可能污染食品之行為。

7. 作業人員若以雙手直接調理不經加熱即可食用之食品時，應穿戴消毒清潔之不透水手套，或將手部徹底洗淨及消毒。

8. 作業人員個人衣物應放置於更衣場所，不得帶入食品作業場所。

9. 非作業人員之出入應適當管理。若有進入食品作業場所之必要時，應符合前列各目有關人員之衛生要求。

10. 從業人員於從業期間應接受衛生主管機關或其認可之相關機構所辦之衛生講習或訓練。

餐飲從業人員個人衛生每日檢查要點：

1. 當手部患有皮膚病、出疹、膿瘡、吐瀉與外傷時，絕對不得從事與食品接觸工作。
2. 更換衣帽應於更衣室中更換。
3. 工作帽應能包裹前後頭髮。
4. 避免短褲、拖鞋及涼鞋。
5. 手部飾品。
6. 頭髮要經常修整整齊並保持清潔。
7. 指甲是否過長或塗抹指甲油。
8. 工作衣帽應以「白色」為原則。
9. 工作中不要挖鼻孔、抓頭髮、搔屁股或碰觸皮膚。
10. 不可塗抹化妝品及藥品。
11. 洗手後不得以衣服擦乾手。
12. 不可用手直接接觸食品。配膳、盛飯或運送時，手指不可直接接觸到食品。
13. 如廁後或手部受污染時，需洗手或（及）消毒。

手指甲的長度與細菌數

指甲長	細菌數	比率
0.02 g（約 0.5 mm）	4,200 個	1 倍
0.03 g（約 1.5 mm）	53,000 個	13 倍
0.05 g（約 2 mm）	630,000 個	150 倍
0.08 g（約 3.0 mm）	3,400,000 個	810 倍

食品從業人員正確洗手步驟

步驟 1. 用清水將雙手完全弄濕

步驟 2. 均勻抹上肥皂

步驟 3. 利用乾淨的指甲刷把指尖及指甲刷乾淨

步驟 3. 手心手背互相搓洗至少 20 秒

步驟 5. 用清水將雙手徹底沖洗乾淨

步驟 6. 用烘手機或紙巾將手擦乾

健康檢查證明書（供食品餐飲業用）

	姓名		出生年月日	年　月　日
貼照片 近三個月	住址			
	身分證字號		性別	□男 □女
	檢查日期	年　月　日		

檢查項目	結　　果	
身　　高	公分	蓋關防
體　　重	公斤	
手部皮膚病		
A 型肝炎 　Anti-HAV IgM 抗體 　Anti-HAV IgG 抗體 □如提具 A 型肝炎免疫力 　證明者，得免驗此項	□陽性　□陰性 □陽性　□陰性	
出疹、膿瘡		檢查醫師
結核病（X光）		
眼　　疾		
傷　　寒		
總　　評		

注意事項

1. 本證明未蓋關防及相片騎縫章者無效；2. 受驗人應自行貼妥最近正面脫帽照片；3. 食品從事人員應每年至醫院檢查，體檢證明應保存壹年；4. 上述檢查項目為餐飲從事人員之必要項目，其他項目各單位可視需求自行增加。

17.2 衛生檢查

食品業者對於食品安全衛生把關,應負之責任:

1. 確認食品原料、容器、添加物之安全性:食品業者不得使用安全性有疑慮或危害健康者之原物料及食品容器具;添加食品添加物時,其准用、品名、規格、使用範圍、限量標準,應符合食品衛生管理法之規定。

2. 保證產品品質:業者應建立食品安全管制系統及品質保證措施,包括:食品安全管制系統 HACCP、臺灣優良食品 CAS 制度及臺灣優良食品發展協會(TQF)驗證。

3. 確保製程及環境符合食品良好衛生規範 GHP:食品製造業者及食品工廠業應重視食品製作過程及環境衛生,包括產品的品質衛生、人員、設備等,應符合食品良好衛生規範,以防止食品污染和有害因素對人體的危害。

4. 辦理人員健康檢查:食品業者應每年主動辦理食品從業人員健康檢查乙次,如遇從業人員患有外傷或法定傳染病者,不得從事與食品接觸之工作,避免污染食物。

5. 加強專業訓練:經衛生福利部公告指定一定規模及業別之食品業者應聘用一定比例、領有食品、營養、餐飲等專業技術證照之人員,以落實專才專用,同時定期辦理有關食品安全、衛生與品質管理之在職教育講習及各項訓練,確實執行並作成紀錄,強化食品安全衛生管理。

6. 落實食品標示及廣告管理:食品業者應秉持誠信經營原則、承擔絕對責任,在製造、進口及販賣食品時應依據法令規定標示及廣告,不得有不實、誇張或易生誤解之情形,使消費者選購食品,有正確判斷依據。

7. 保障消費者權益:食品業者應以積極性預防取代消極檢驗:主動保護消費者健康權益,更應本著良知道德,遵循法令營業,提供安全合法的食品予消費大眾,擔起應盡之社會責任。

8. 建立追溯系統:食品業者應留存食品來源廠商、聯絡電話、流向及銷售紀錄等資料,資料之保存至少應保留至成品有效日期後 6 個月。如遇發生食品衛生安全事件時,應本於社會企業責任,通報當地衛生主管機關,並主動發出警訊,說明、停止使用、進行補救措施或回收及停止販售。

9. 落實自主管理機制:食品安全衛生把關責任應由政府以監督的立場管理及食品業者本誠信良知,確保製售食品的安全衛生,並與消費者共同負擔責任。故食品業者應落實日常自主衛生管理制度,製造衛生安全且品質優良之食品,提供民眾營養、衛生、安全之飲食。

食品業者自主管理：強調自農場至餐桌全程食品安全管制

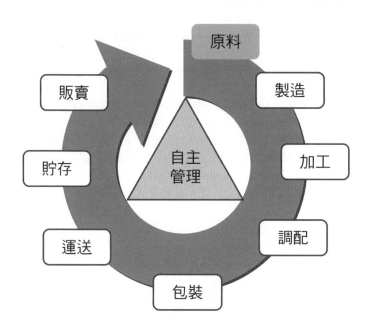

食品業者自主管理重點項目

項目	內容
衛生管理制度	環境衛生管理、廠房設施衛生管理、機械設備衛生管理、人員衛生管理、清潔及消毒用品管理、衛生相關記錄
製程管理制度	產品製造流程、製造作業標準、機器設備操作與維護保養、倉儲與運輸管理、製程相關記錄
品質管理制度	原料、半成品、成品管制、HACCP計畫書、供應商評鑑、儀器校正、矯正與再發防止措施、不合格品處理、成品留樣保存、成品標示、產品追溯、品質記錄
管理制度	組織與職掌、文件管制、教育訓練、內部稽核、客訴處理、成品回收

衛生主管機關對於餐飲業者採行之管理措施

項目	內容
原料、場所及製程	抽查食品業者之作業衛生及紀錄；必要時，並應抽樣檢驗及查扣紀錄。對於涉嫌違反衛生安全及品質標準，及食品添加物品名、規格及其使用範圍、限量標準之規定者，得命暫停作業，並將涉嫌物品封存
人員及訓練	食品良好衛生規範明訂廚師證書發證事宜由餐飲相關公（工）會辦理，且應接受當地衛生主管機關之督導

17.3 衛生標準

　　食品良好衛生規範（Good Hygienic Practice, GHP）係依據民國 89 年 2 月 9 日修正公布之《食品衛生管理法》第 20 條之規定訂定，食品良好衛生規範為食品業者在製造、加工、調配、包裝、運送、儲存、販賣食品或食品添加物之作業場所、設施及品保制度之管理。

　　本規範之制定重點包括：建築與設施、衛生管理、製成與品質管制、倉儲與運輸管制、檢驗與量測管制、客訴與成品回收管制及紀錄保存等。與 GMP 制度相似之 GHP制度是衛生福利部針對國內食品業所制定，食品廠中各項操作與制度中應符合食品良好衛生規範（GHP）中要求之基本軟、硬體條件，以確保食品之衛生安全及品質。

　　HACCP 係建立在 GHP 基礎上。為確實達到實施 HACCP 的效果，先以適當方法來執行各項與衛生有關之管理計畫，以防止食品遭受環境的污染及減低危害發生。GHP的衛生標準作業程序是用來符合法定衛生責任和預防產品直接污染或敗壞的重要工具。在衛生安全的意義上，落實 GHP 在 HACCP 之前執行有其適當性與必要性。

　　食品良好衛生規範包含食品業者良好衛生規範一般規定、食品製造業者良好衛生規範、食品工廠良好衛生規範、食品物流業者良好衛生規範、食品販賣業者良好衛生規範、餐飲業者良好衛生規範等主要內容。

食品良好衛生規範之內容，包括建築與設施硬體要求、軟體管理各項標準作業程序書：
1. 衛生管理標準作業程序書：含建築與設施、設備與器具之清洗衛生、從業人員衛生管理、清潔與消毒等化學物質與用具管理、廢棄物處理（含蟲鼠害管制）、衛生管理專責人員等 項。
2. 製程及品質管制標準作業程序書：包括採購驗收（含供應商評鑑）、廠商合約審查、食品添加物管理、食品製造流程規劃、防止交叉污染、化學性及物理性危害侵入之預防、半成品成品之檢驗、留樣保存試驗等八項。
3. 倉儲管制標準作業程序書。
4. 運輸管制標準作業程序書。
5. 檢驗與量測管制標準作業程序書。
6. 客訴管制標準作業程序書。
7. 成品回收管制標準作業程序書。
8. 文件管制標準作業程序書。
9. 教育訓練管制標準作業程序書。

　　針對 9 大類別作業分別訂定適合自身工廠之衛生標準作業程序，讓作業員工在作業上有遵守、依循之作業標準，可做好廠內衛生基礎，進而加強危害分析重要管制點（HACCP）系統之落實運行。

餐飲衛生安全規範

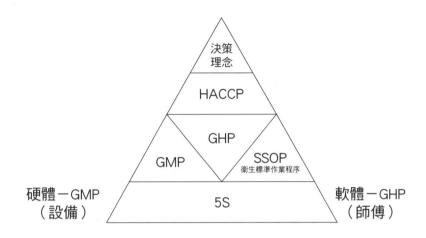

食品良好衛生規範（GHP）對象

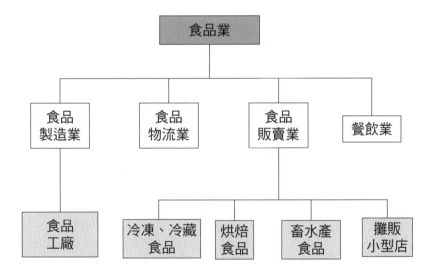

+ 知識補充站

餐飲衛生安全：去除食品中可能的潛在危害

衛生管理＝衛生觀念－潛在危害－二次污染＋管理工具＋落實執行＋持續改善。

餐飲衛生安全＝自主衛生管理＋品質管制－危害因子。

17.4 **餐具清潔及衛生管理**

餐具清洗場所衛生標準：

1. 洗滌場所，應有充足之流動自來水，並具有洗滌、沖洗及有效殺菌之三槽式餐具洗滌殺菌設施。

2. 使用之竹製、木製筷子或其他免洗餐具，限使用畢即行丟棄。

3. 製備之菜餚，應於適當之溫度分類貯存及供應，並應有防塵及防蟲等，貯放食品及餐具之衛生設施。

餐具清洗用水規定：

1. 凡與食品直接接觸，及清洗食品設備與用具之用水及冰塊，應符合飲用水水質標準。

2. 應有足夠之水量及供水設施。

3. 使用地下水源者，其水源應與化糞池、廢棄物堆積場所等污染源，至少保持 15 公尺以上之距離。

4. 蓄水池（塔、槽）應保持清潔，其設置地點應距污穢場所，或化糞他等污染源 3 公尺以上。

5. 飲用水與非飲用水之管路系統應完全分離，管線及出水口並應明顯區分（以顏色或文字區分或說明）。

清潔及消毒等化學物質及用具管理：

1. 病媒防治使用之藥劑，應符合相關主管機關（衛生福利部、環保署）之規定方得使用。

2. 食品作業場所內，除維護衛生所必須使用之藥劑外，不得存放使用。

3. 清潔劑、消毒劑及有毒化學物質，應符合相關主管機關之規定方得使用。

4. 有毒化學物質，應標明其毒性、使用方法及緊急處理辦法。

5. 清潔、清洗和消毒用機具，應有專用場所妥善保管。

使用食品用洗潔劑之一般建議：

1. 使用時需同時戴上塑膠手套和口罩。

2. 盡量選用具有迅速去除油垢、能分解乾黏食物能力、經測試後其性質，最好溫和不會傷害人體肌膚，及具有有效除菌，保持碗盤清潔衛生。

3. 使用前先閱讀標示，了解洗潔劑之注意事項。

4. 對於標示有「小心」、「易燃」、「注意」、「危險」及「腐蝕性」等字句的產品，於尚未用完儲藏時必須集中，保持罐身直立，不要讓兒童誤食或誤觸。

5. 清洗餐具時，應打開窗戶以保持通風。

確定餐具清洗效果之簡易檢查

檢查法	說明
澱粉性殘留物	通常使用於檢查餐具或食物容器是否清洗乾淨,是否有澱粉質(例如米飯等)殘留。
脂肪性殘留物	用於檢查餐具或食物容器上有無殘留油脂,判定是否清洗乾淨。
ABS 殘留物(清潔劑)	用於檢查餐具是否殘留有洗潔劑。
生菌數	用簡單器具在 24 小時內測定出被採樣的飲食物、餐具、容器等之生菌數量(CFU/g)。
金黃色葡萄球菌	可快速檢驗出有無金黃色葡萄球菌(Staphylococcus aureus)殘留。
大腸桿菌屬細菌	在 10 ～ 15 小時內,定性判斷被採樣的食物餐具、器具、容器、手指等有無大腸桿菌屬細菌,以判斷其清潔或消毒效果。

三槽式洗滌流程

設施	作業要求
洗滌槽	具有 45℃以上含洗潔劑之熱水。
沖洗槽	具有充足流動之水,且能將洗潔劑沖洗乾淨。
有效殺菌槽	得以下列方式之一達成: 1. 水溫應在 80℃以上(人工洗滌應浸 2 分鐘以上)。 2. 110℃以上之乾熱(人工洗滌加熱時間 30 分鐘以上)。 3. 餘氯量 200ppm(百萬分之二百)氯液(人工洗滌浸泡時間 2 分鐘以上)。 4. 100℃以上之蒸氣(人工洗滌加熱時間 2 分鐘以上)。

三槽式洗滌流程

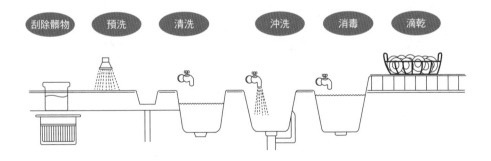

刮除髒物　預洗　清洗　沖洗　消毒　滴乾

1.大略噴洗:
用蓮蓬式噴霧,以溫水迅速的噴水於餐具上,以防食物在餐具上變硬,保持食物顆粒漂浮,並使其鬆軟,以減低其附著於餐具上的可能性,也可以節省一些清潔劑。

2.清洗:
第一隔槽的水維持在43℃～49℃間,這是個較費力的工作,可以利用刷子,這時使用的清洗液還沒達到衛生處理的目的。

3.沖洗:
將餐具浸於第二隔槽內的乾淨溫水中,把清潔劑沖洗掉,以流動自來水沖洗,不要用髒水來沖洗餐具。

4.消毒:
此時可利用餐具籃將餐具浸於100℃以上的第3隔槽熱水中至少2分鐘,熱水無法獲得時,可利用有效濃度的化學衛生藥劑溶於水中(氯的最低含量為200ppm)。

5.滴乾:
把水徐徐流出並風乾,不要使用毛巾擦拭,只要將餐具、茶杯等至於其上,並移置於一乾燥、乾淨的地方,靜置即可。

17.5 **餐飲安全與衛生**

　　餐飲業是一個製造業與買賣業的綜合體，不論從生產或銷售來說，均有其獨特性；餐飲服務的品質會影響到餐廳營運之成敗，餐廳服務的品質有賴於全體員工努力合作、密切配合，才能圓滿達成任務，所以餐飲工作人員必須發揮極高的團隊精神與容忍力，才能提供完美的服務。

　　根據美國農業部（USDA）估計美國每年由食物媒致病之人為 650 萬至 3,300 萬人，約占美國總人口之 3～14%，因此而致死者據估為 9,000 人，即每十萬人口就有 4 人死於食品中毒。臺灣地區的氣候溫暖潮濕，病菌極易繁殖，在食物的處理過程中只要稍有疏忽極易造成食品中毒。

　　由衛生福利部食品藥物管理署之食品資訊網的食品中毒案件統計資料顯示，每年 9 月為發生食品中毒案件之高峰期，在病因物質判明上細菌性病因占 90%，前三名致病菌分別為腸炎弧菌、金黃色葡萄球菌及仙人掌桿菌。盒餐的製作過程中很容易受此三種病原菌污染，如製作過程中生、熟食交叉污染會滋生腸炎弧菌，而操作員工之手部不潔易造成金黃色葡萄球菌污染，大量的米飯一大早烹煮後儲存溫度不當，造成仙人掌桿菌污染。也因此包含餐盒在內之複合調理食品是臺灣地區食品中毒案件原因食品判明之榜首，佔 37.5%。

　　目前我國餐盒業者所推行之「餐飲業食品安全管制系統」就是將 HACCP 系統與完整的 GHP 相結合，將餐飲業之飲食衛生監控由農場至餐桌（from farm to table），用「重點製程管制」取代傳統「最終產品檢驗」，從原料、製程到成品皆能掌控是相當重要的，每個執行廠需先用完整的食品良好作業規範（GHP）基礎、食品良好製造規範（GMP）、完整的衛生標準作業程序（SSOP）或食品工廠 5S（整理 Seiri、整頓 Seiton、清掃 Seiso、清潔 Seiketsu、教養 Shitsuke）活動來穩固執行基層，進而讓危害分析重要管制點（HACCP）系統執行更順利與落實。

　　除病原性微生物、經口傳染病、寄生蟲及過敏性疾病會對食品衛生造成威脅外，異物的混入也值得注意和防範。異物是指食品於生產、儲藏、流通過程中，食品配方基準原料以外的有形外來物質，因為不適當或不良環境下的處裡，所伴隨產生、混入、誤入或附著於食品中的非食品原料物質。

　　異物混入的途徑有下列兩種：

　　1. 侵入之異物：混於原料中、由髒污的包裝容器（袋）混入、由包材引入、由棧板污染、由工廠建築物外四周侵入、由作業人員及參訪人員引入。

　　2. 工廠內部發生之異物：原料調配作業時發生的異物、由作業員發生的異物、由作業區建築物內部發生的異物、由各機械設備所產生的異物。

食品良好衛生規範一般性規定

項目	一般性規定
食品業者建築與設施	食品業者建築與設施 食品作業場所建築與設施 設有員工宿舍、餐廳、休息室及檢驗場所或研究室者 廁所之規定 用水之規定 洗手設施之規定 有更衣室者
餐飲業者作業場所	凡清潔度要求不同之場所應加以有效區隔 洗滌場所之規範 洗滌之有效殺菌 廚房應設有截油設施 油煙應有適當之處理措施 廚房應維持適當之空氣壓力及合適之室溫 不設座之餐飲業者規範
食品業者衛生管理	設備與器具之清洗衛生 從業人員 清潔及消毒等化學物質及用具之管理 廢棄物處理 建築與設施及衛生管理之情形填報衛生管理紀錄

可能混入食品中的異物

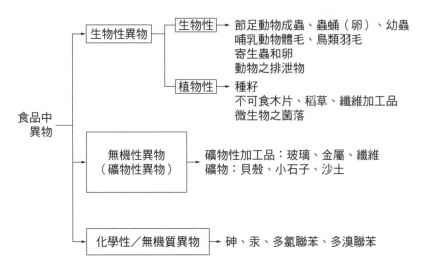

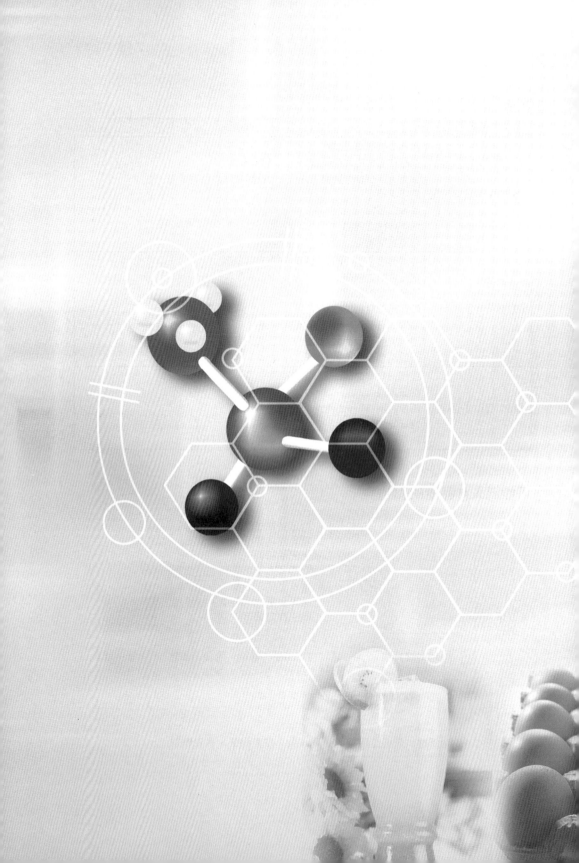

七、其他相關議題

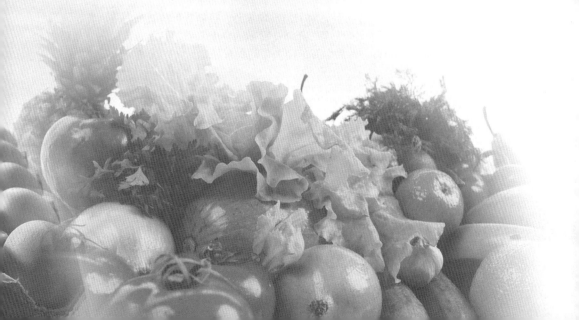

18.1 環境荷爾蒙的定義

環境荷爾蒙（environmental hormone）又名內分泌干擾素（endocrine disrupters, EDs），係指外因性干擾生物體內分泌的化學物質，簡單地說，環境荷爾蒙就是對於生物的成長會造成不良影響的化學物質，而這些物質與人體內荷爾蒙分子結構相似，可與人體內荷爾蒙受體結合，致使身體產生對體內荷爾蒙的過度作用，使內分泌系統失調，阻害生物體生殖機能。

包括人類在內的脊椎動物可產生約 50 種激素，依其化學結構可分為：

1. 類固醇類激素為脂溶性化學物質，包括雌性激素（estrogen，又稱動情素）、黃體素（progesterone）、雄性激素（androgen）、睪固酮（testosterone）等；

2. 胺類激素，為水溶性化學物質，如甲狀腺素（thyroxine）；

3. 胜肽類激素，亦為水溶性化學物質，如增壓素。激素和內分泌腺所組成的系統稱為內分泌系統（endocrine system），幾乎會影響全身每一功能，控制人體的生殖、發育、成長和行為等。

環境荷爾蒙的後遺症包括：精蟲數目減少、不孕症、生殖器官或生態產生異常現象、引發惡性腫瘤、影響懷孕期胚胎發育、孩童過動及注意力散漫等神經障礙。

目前已知約有 70 種疑似具有荷爾蒙作用的物質，其中 40 種以上多為農藥，其餘為塑膠原料及含氯化物。較具代表性的物質包括：戴奧辛類、多氯聯苯、鄰苯二甲酸脂與雙酚 A 等塑膠製品添加劑、DDT 等有機氯系農藥、介面活性劑壬基苯酚、三丁基錫與三苯基錫等有機錫化合物等。

人類周遭環境幾乎充斥著化學物質製造的生活用品，如：廚房清潔劑、保鮮膜、嬰幼兒奶瓶與塑膠袋等，這些物品成為廢棄物後，若在燃燒未完全的情況下，就可能產生戴奧辛。

即使燃燒溫度足夠，在燃燒過程中，摻有含氯的化學物質，也易產生戴奧辛，造成人類免疫力與造血機能降低、肝臟機能障礙、慢性病、不孕、流產、製造精子能力衰退等生殖障礙，嚴重者甚至引發癌症。

為了防腐防霉所使用的食品添加劑，如：聯苯酚，該物質具雌激素化學物質，易導致雌激素作用的紊亂，引發膀胱癌、肝癌及腎臟的病變，食用該類食物後，會在體內蓄積大量環境荷爾蒙物質，進而引發免疫系統的異常。

環境荷爾蒙與天然荷爾蒙關係圖

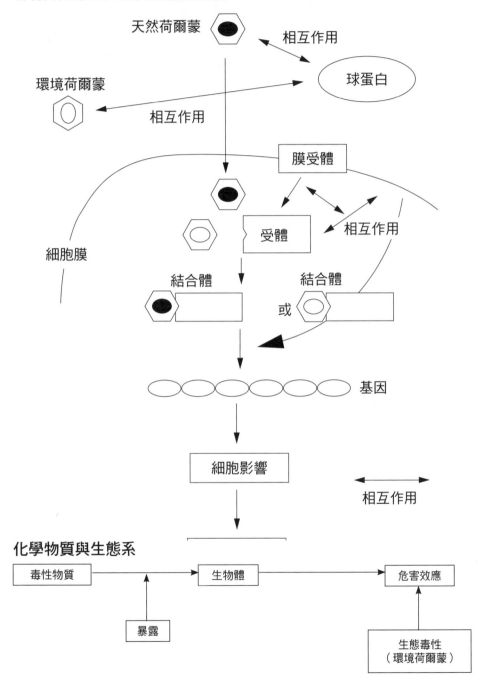

天然荷爾蒙

相互作用

球蛋白

環境荷爾蒙

相互作用

膜受體

相互作用

細胞膜

受體

結合體

結合體

或

基因

細胞影響

相互作用

化學物質與生態系

毒性物質 → 生物體 → 危害效應

暴露

生態毒性
（環境荷爾蒙）

18.2 環境荷爾蒙種類

目前已知的環境荷爾蒙約有 70 種，其中 40 餘種為農藥（除草劑、殺蟲劑、殺菌劑），其他包括有機氯化物（戴奧辛、PCB、DDT 等）、重金屬（鉛、汞、有機錫）、清潔劑原料、塑膠原料。

雖在 87,000 種市售常用化學物質當中究竟有多少是環境荷爾蒙仍是個未知；但我們應由生產與使用量最大的幾種開始學習生活上的不選購、不使用，以減少由食物中攝取到過量的 EDCs。

日本環境廳公告了 70 種物質，可能會干擾內分泌系統，概略分類如下：

1. 殺蟲劑或其代謝中間產物：此類化學物質計有 26 種，主要包括國內已經用或未允許使用的有機氯殺蟲劑農藥，如 DDT 等。

2. 殺菌劑：計有 9 種，與前述殺蟲劑一樣，在臺灣有些不曾使用，有些禁用，其餘亦均依農藥管理法管制。

3. 除草劑：亦有 9 種依農藥管理法管理。

4. 塑膠之塑化劑：亦有 9 種。如鄰苯二甲酸二（2- 乙基己基）酯（DEHP），及鄰苯二甲酸二辛酯（DOP），此兩類物質在工業上廣泛使用在聚氯乙烯（PVC）、聚丙烯（PP）及聚乙烯（PE）的生產，也可做為可塑劑、塑化劑等用途之上。

5. 有機氯化物之污染副產品或香菸煙中之芳香族化合物：計有 3 種，其中以戴奧辛（Dioxins）、呋喃（Furans）廣布於空氣、土壤、底泥，甚至於食品、乳製品中最為令人憂心。

6. 醫藥、化工原料合成之中間產品：計有 6 種，多在化學工廠內使用。

7. 熱媒及防火材料：有 2 種，其中以多氯聯苯（PCB）最惡名昭彰，雖已禁用多年，但在環境介質中，仍時常檢出。

8. 界面活性劑之代謝分解中間產物：非離子界面活性劑廣用於各種民生日用清潔劑、乳化劑中，其代謝分解物在臺灣溪流水中，曾多次檢測出。文獻報告，此等化物具有生物轉移，生物濃縮現象，亟待全面調查。現在甚囂塵上的壬基苯酚（NP），及雙酚A（Bisphenol A, BPA）即屬於此類化學物質。

9. 有機錫：共 2 種；計有作為魚網之防腐劑及船上抗腐蝕油漆的，有機錫化合物三丁基錫（Tributyltin, TBT）對種魚產精產卵能力的影響以及三酚基錫（Triphenyltin, TPT）對受精卵和小魚之傷害。過去北部沿海發現之秘雕魚，即懷疑有機錫惹的禍，惟其污染多侷限於沿海。

10. 重金屬：鉛、鎘、汞亦列為內分泌干擾之疑似物質。

環境荷爾蒙物質及其作用

	種類	化合物	用途／來源	主要作用
天然物質	植物動情激素	7 羥 4 氧異黃酮	存在於作為牧草的三葉草中	類似動情激素作用，抑制動情激素分泌
	雌激素	17β-estradiol, estrone, estriol	動物體內合成	
人工合成物質	有機氯化合物	戴奧辛類	燃燒垃圾等產生之副產物	阻礙甲狀腺荷爾蒙作用，誘導動情激素代謝
		PCB	電絕緣體	阻礙甲狀腺荷爾蒙作用，誘導動情激素代謝
		DDT	殺蟲劑，農藥	類似動情激素作用，抑制雄性素作用
	有機錫化合物	三丁基錫（tributyl tin）	防污劑	引起貝類雌雄同體
	農藥		除草劑、殺蟲劑	阻礙荷爾蒙代謝等
	烷基酚乙烯化合物（APE）	壬基苯酚乙烯	非離子界面活性劑	類似動情激素作用
	烷基酚	壬基苯酚	APE 分解產物、塑膠原料	類似動情激素作用
	酚甲烷化合物	Bisphenol A.F	塑膠 - 聚碳酸酯的成分之一	類似動情激素作用

環境荷爾蒙物質之比重

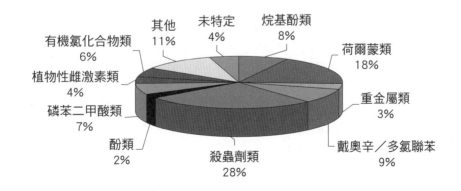

18.3 **環境荷爾蒙管理**

多數環境荷爾蒙具有在環境中長期存在、持久不易分解、具生物濃縮及生物蓄積性、對生物具有毒性的特性。

依聯合國經濟合作暨發展組織（OECD）指出，目前世界各國皆尚未對環境荷爾蒙物質進行單獨立法管制，僅部分國家針對其危害性進行篩檢與投入研究，擬定必要之防範措施，以數年之時間與經費進行逐步推動。

由於環境荷爾蒙物質係透過各種環境介質、生物介質廣泛存在，並透過食物鏈進入人體，因此管制環境荷爾蒙必須由各種用品、產品、食品及環境等主管機關共同參與，依其職掌法規進行管制與監控，才能有效減少民眾暴露環境荷爾蒙，解決環境荷爾蒙相關問題。

現行國內已有相關主管機關，依各該管法令管理相關用品、產品、食品及環境。若經國際相關機構研究證實，某一用品、產品、食品或環境介質，可能釋放某種環境荷爾蒙，我國即可依該法令加以禁止或管制該類用品、產品、食品及環境，而達到減少民眾暴露環境荷爾蒙之風險。

（一）食品藥物管理署主管部分

1. 食品部分：針對食品中重金屬、戴奧辛、農藥及溶劑殘留之管理，衛生主管機關管理以《食品安全衛生管理法》、《食品衛生標準》、《食品中戴奧辛處理規範》、《殘留農藥安全容許量標準》及《食品添加物使用範圍及限量暨規格標準》等法令進行管理。

2. 食品容器：對食品容器中重金屬、可塑劑、雙酚 A 等管制，衛生主管機關以《食品安全衛生管理法》及《食品器具容器包裝衛生標準》管理；此外，對於食品用洗潔劑中壬基苯酚類界面活性劑之管制，則依《食品安全衛生管理法》及《食品用洗潔劑衛生標準》規範。

3. 對於其他易經由環境蓄積而進入食物中之環境荷爾蒙成分，除應由源頭加以管制俾收成效之外，必要時，衛生機關亦將參考國際間對食品有關之監測項目，進行市售相關食品之抽樣檢驗，依食品所含該等化學物質暴露量情形，評估對人體安全影響之風險程度，採禁限用措施並對消費者進行相關飲食教育宣導。

（二）農業委員會動植物防疫檢疫局主管部分

對已登記之農藥仍追蹤評估其使用安全性，依據國內外科學證據及毒理試驗評估結果，遵循一定之程序，辦理農藥使用對消費者、農民及工廠工人之風險評估。

（三）農業委員會畜牧處主管部分

依據《飼料管理法》及其他相關法令，針對飼料所含可能間接危害人體健康之重金屬、戴奧辛及農藥等進行抽樣檢測。

（四）環保署毒管處主管部分

依《毒性及關注化學物質管理法》，採源頭管理方式，分類、分量篩選管理，按化學物質之毒性特性，分階段予以公告列管，目前已公告列管物質 340 種毒化物（至108 年 3 月）。

國際相關管理資訊

國家與組織	管理方法 / 研究重點	優先對象	優先名單
歐盟	•歐盟內分泌干擾物策略（CSED） •「化學物質註冊、評估與授權」 （REACH）	•已具研究證據 •研究指出可能具影響 •高產量、持久性，且被認為是	46 種
聯合國經濟合作開發組織（OECD）	國際測試方法	•哺乳類 •魚類 •鳥類	雌激素 雄激素 甲狀腺
英國	執行聯合國指定測試	•執行「歐盟內分泌干擾物策略」優先名單	12 種
美國	內分泌干擾物篩選計畫（EDSP）	•具殺蟲劑成分 •高產量（HPV）	50 ～ 100 種
日本	環境荷爾蒙戰略計畫（SPEED'98）	•參考美國	70 種

我國毒性化學物質管理法各類毒性化學物質定義及管制方式

分類	定義	管制方式
第一類	化學物質在環境中不易分解或因生物蓄積、生物濃縮、生物轉化等作用，致污染環境或危害人體健康。	•中央主管機關得禁止或限制其有關運作。
第二類	化學物質有致腫瘤、生育能力受損、畸胎、遺傳因子突變或其他慢性疾病等作用者。	•同第一類。
第三類	化學物質經暴露，將立即危害人體健康或生物生命者。	•同第一類。 •應檢送毒送、危害預防及應變計畫送主管機關，並供民眾查閱。
第四類	化學物質有污染環境或危害人體健康或生物生命者。	•向主管機關申報釋放量及毒理資料。

具疑似「環境荷爾蒙」性質之毒化物列管現況

	編號	中文名稱	毒性分類	備註	
業已禁止製造、輸入、販賣及使用	1	多氯聯苯	1,2	有機鹵化物	☆◎
	2	五氯酚	1,3	有機鹵化物	☆
	3	五氯酚鈉	3	有機鹵化物	
	4	六氯苯	1	有機鹵化物	☆
	5	滴滴涕	1,3	有機氯殺蟲劑	☆◎
	6	蟲必死	1,3	有機氯殺蟲劑	
	7	可氯丹	1,3	有機氯殺蟲劑	
	8	阿特靈	1,3	有機氯殺蟲劑	☆◎
	9	安特靈	1,3	有機氯殺蟲劑	☆◎
	10	地特靈	1,3	有機氯殺蟲劑	☆◎
	11	飛佈達	1,3	有機氯殺蟲劑	☆
	12	護谷	2	有機氮殺蟲劑	
	13	毒殺芬	1	有機氯殺蟲劑	☆
	14	二溴氯丙烷	1,2,3	有機氯殺蟲劑	
需申請許可或登記備查	15	氧化三丁錫	1	有機錫	◎
	16	氫氧化三苯錫	1	有機錫	◎
	17	汞	1	金屬類	
	18	鎘	2,3	金屬類	◎
需定期申請	19	磷苯二甲酸（2-乙基己基）酯	4	塑膠添加劑	◎
	20	磷苯二甲酸二丁酯	4	塑膠添加劑	◎
	21	2,4-二氯酚	4	有機鹵化物	

註：☆屬斯德哥爾摩公約管制之 POPs，國內列管共計 9 種。
◎截至 91 年底國內已完成環境流布調查檢測，共計 10 種

18.4 **環境荷爾蒙危害**

生活中有很多製品含有環境荷爾蒙，包含如下：

1. **塑膠奶瓶、兒童餐具：**透明的塑膠嬰兒奶瓶的材質多半為聚碳酸酯（polycarbonate），其原料中含有酚甲烷（bisphenol-A），酚甲烷是已被確認的環境荷爾蒙。聚氯乙烯（PVC）製的嬰兒固齒器、玩具：讓長牙的嬰兒咬玩的固齒器、洗澡玩的軟性玩具、價格不貴的流行卡通玩具常常是 PVC 製品，在使用中可能釋出鄰苯二甲酸（phthalates）。

2. **保麗龍碗麵、杯麵、咖啡杯：**攤販、自助餐店、速食店的熱飲杯（裝湯、茶、咖啡）、泡麵的碗麵及杯麵絕大多數都使用聚苯乙烯（polystyrene）的塑膠容器，簡稱為 PS，即保麗龍。

3. **罐頭食品：**部分罐頭食品（尤其是美國製造的）內層有一層塑膠膜塗料，用以避免罐身金屬影響食物的風味，例如玉米罐頭、濃湯、飲料。

4. **化妝品：**多數的化妝品、卸妝用清潔用品含有機類的環境荷爾蒙，如壬基苯酚乙烯（一種非離子界面活性劑）、鄰苯二甲酸（phthalates）、烷基酚（alkylphenol）。

環境荷爾蒙的特性與影響：

● 可透過生物濃縮與食物鏈進入生物體。

● 體內基因控制系統接受錯誤的指令，直接刺激、抑制或誘導內分泌系統，造成內分泌系統失調。

● 阻害生物體生殖、發育與成長等基本機能，造成免疫力受損、行為異常及引發惡性腫瘤等不良症狀。

● 少數物質有防治特定疾病與保健的作用。

環境荷爾蒙危害可分為環境型影響及毒性危害：

1. **環境型影響：**環境型內分泌干擾物對野生動物和人體之健康影響，會隨類別、年紀和性別而也有所不同。一般而言，暴露到環境型內分泌干擾物的成年人生物體的後代也可能因此受到傷害，尤其是胎兒和新生兒，除了會在胎兒發育期，影響性別差異外，亦會影響腦組織和中樞神經某些部位的發展。目前已有許多文獻報導環境型內分泌干擾物對人體之影響。例如：男性繁殖力下降、男性特徵發展缺陷、攝護腺癌的增加、女性生殖力下降、乳癌的增加、子宮內膜異位症、免疫系統受損、甲狀腺腫癌、過動兒與孩童的學習能力及集中專心問題等。

2. **毒性危害：**

神經毒性：周邊神經病變、疲勞、憂鬱、行為改變等。

肝臟毒性：肝炎、肝腫大、體內酵素不正常等。

生殖毒性：雄性精子數目減少、雄性激素含量降低、睪丸與其他生殖器官重量改變、睪丸型態改變、生殖能力降低。雌性生理週期荷爾蒙不正常變動、新生兒體重降低、生殖能力降低。

畸胎毒性：唇顎裂、腎臟病變之畸形兒、畸胎。

免疫毒性：降低免疫力、淋巴功能退化、影響白血球之成熟與分化。

世界各地野生動物異常報告

生物		地點	現象	推測之原因物質
貝類	瘤荔枝螺	日本沿岸	雌貝之生殖器上長著雄性生殖器（此現象稱為 imposex）	船底塗料所含三丁基錫（tributyl tin）
	dog-whelk snail	英國沿岸	雌貝之生殖器上長著雄性生殖器（此現象稱為 imposex）	船底塗料所含三丁基錫（tributyl tin）
魚類	鯉魚	英國河川	雌雄同體	作為塑膠穩定劑之壬基苯酚（nonylphenol）
	鮭魚	美國五大湖	甲狀腺過度形成，個體數減少	不明
	鰈魚	日本東京灣	雄魚體內檢測出雌魚特有的卵黃前質（vitellogenin）	不明
爬蟲類	鱷魚	美國佛羅里達州阿巴卡湖	雄鱷的生殖器短小，卵的孵化率低落，個體數減少	DDT 等有機氯化物農藥
鳥類	鷗類	美國五大湖	雌性化，甲狀腺腫大潰瘍	DDT, PCB
	岸禽類	美國密西根湖	卵的孵化率下降	DDT, PCB
哺乳類	綿羊	澳洲（1940 年代）	死產，畸形個體大量發生	植物性動情素（由作為牧草的三葉草而來）
	海豹	荷蘭	個體數減少，免疫能力低下	PCB
	海豚	加拿大	個體數減少，免疫能力低下	PCB

毒物於環境中的變化

生物過程	－ 生物代謝 － 生物累積 － 食物鏈 － 生物濃縮作用
非生物過程	－ 物理性：揮發吸附滲透沉澱 － 化學性：化學反應光化學反應

19.1 **基因改造食品的定義**

　　基因改造食品係指利用「基因改造生物」所生產、製造的食品。基因改造生物或稱為基因轉殖生物（Genetically Modified Organism, GMO），指生物體基因之改變，係經「基因改造技術」所造成，而非由天然之交配或天然的重組所產生。

　　基因改造技術（Gene Modification Techniques）係指使用基因工程或分子生物技術，將遺傳物質轉移（或轉殖）入活細胞或生物體，產生基因改造現象之相關技術；但不包括傳統育種、同科物種之細胞及原生質體融合、雜交、誘變、體外受精、體細胞變異及染色體倍增等技術。

　　將甲生物某個基因用現代基因工程技術轉移殖入到乙生物，如此乙生物便成為GMO，它獲得了甲生物基因的遺傳特性。GMO 包括動物、植物及微生物。經由基因改造過的農作物作為食品時，這些基因改造過的產品將會直接進入人體。

　　根據聯合國糧農組織/世界衛生組織（FAO/WHO）所組成之食品標準委員會（Codex）及歐聯法規對 GMO 之定義：基因遺傳物質被改變的生物，其基因改變的方式係透過基因技術，而不是以自然增殖或自然重組的方式產生。

　　以現代基因工程技術從 GMO 製造出的食品，它在市面上呈現的方式有以下三大類：

1. 食品本身含有新基因；
2. 加工食品成分含有新基因；
3. 純化精製的食品，有新基因。

　　基因改造作物之市場規模（以種子計），可達 112 億美元（2010 年），占全球商業種子市場 340 億美元的 33%；若以農場收穫後商品計，其價值達 1,150 億美元。種植規模為 1.48 億公頃（2010 年）較 2009 年增加 10%，占全球 15 億公頃耕地約 10%，全球有 29 個國家（占全球人口 59%、全球耕地 52%）種植基因改造作物。

　　目前上市的基因改造作物所帶有的外來基因種類包括抗蟲、耐除草劑、遲熟、遲軟化、雄性不孕、抗病毒、抗菌、改進特定營養成分等。抗蟲作物主要是利用蘇力菌（*Bacillus thuringiensis*）孢子的蛋白毒素（δ-endotoxins），在昆蟲腸道中活化造成腸穿孔而殺死昆蟲。

　　主要是針對某些鱗翅類及甲蟲類的幼蟲，目前已有 60 種蘇力菌毒素基因被分離出；而耐除草劑基因依其對不同除草劑的作用機制而分類，目前已有十多種基因被分離出。這些基因的導入可改善植物的解毒機制而產生耐除草劑的特性；而延緩果實成熟（抑制乙烯合成）與軟化（細胞纖維與細胞結構的改變）的期限，可增加蔬果儲存時間及減少運送過程中造成的損失。

基因改造食品的研究進展

第一代	對環境耐性改變，組成分不變。如抗蟲、耐除草劑
第二代	組成分改變，強化營養或保健機能。如黃金米、高離胺酸玉米
第三代	醫療用途。口服疫苗、抗塵蟎過敏番茄
混合品系	一種植株具有多種特性，如抗蟲及耐除草劑

傳統雜交與基因改造作物的差異

傳統雜交	基因改造
數以萬計的基因同時混合	可選擇、分辨並轉移個別基因
方法：將植物甲的花粉和植物乙的花蕊結合，進而產下混種的植物丙	方法：將所需的甲生物細胞ＤＮＡ片段植入乙細胞內
基因轉移只限於同一生物品種	可把特定的基因引進另一生物品種之中
需要較長時間的觀察和自然進化，預期的特性才會彰顯	預期的特性可在一代之內彰顯
較緩慢	較快捷
以前的玉米果粒很小，大小如稻米，但經過千百年來的雜交，它有了飽滿的果粒，但是還是有許多先代玉米的小毛病殘留	現代技術可以隨意增加、去除基因，不再需要那麼多的時間，而且培養出來的成品，比傳統的東西還要優秀

常見的基因改造技術

加入新的基因	能增加植物新的或者是改良的特性，例如增加抵抗力而減少殺蟲劑的用量，並增加產量。
去除基因	利用基因工程取出或停止不良基因的功能，例如：除去番茄內能引致枯萎斑點病毒的基因功能，讓病毒無法繁殖，番茄就能平安的長大。
改變代謝的途徑	改變代謝的途徑：藉由改變代謝途徑而改善品質，例如：控制糯米的澱粉含量，也可以控制植物的外觀、口感、耐放程度。

19.2 **基因改造食品的優點**

　　傳統的育種方法是運用選種及交配，以獲取想要的生物體特質及減少或去除不想要的特質。利用現代基因工程技術，精確的挑選生物體某些優良特性的基因，來轉殖到另外一個物種，使新的基因改造生物具有預期特定的特性。可以有計劃地選擇所想要的特徵、優點而改良農作物的品質，提高產量，增加營養分，也可以使作物變得更耐旱，或不怕蟲害。如把蘇力菌的基因帶進棉花、玉米、番薯，這種菌體的基因能產生一種蛋白質而能抵抗蟲害的侵犯，而不需要殺蟲劑的噴灑。另外，如玉米缺乏人體必需胺基酸──離胺基酸；利用基因工程可以把能製造胺基酸的基因帶進玉米，玉米也就能含有離胺基酸。

　　（一）基因改造科技的優點

　　1. 對農民而言，基改生物可能簡化噴施除草劑的程序、減少殺蟲劑的使用、提高作物的生產力、市場競爭力升高。

　　2. 對消費者而言，若基改生物發揮效果，降低農民的生產成本，抗蟲基改作物若果真減少農藥的使用，則可能買到農藥殘留更少的蔬果。

　　3. 對生技公司而言，製藥用的基改生物可以比以前產生更便宜的疫苗或者其他醫療用化合物，增加公司利潤。

　　4. 對環境而言，基改技術也可能對環境具有好處。若能減少農藥的使用與肥料的施用，可以降低農業對環境的污染。

　　（二）基因改造食品的好處

　　1. **增加農作物的產量**：改變生物的基因，使其生長時間縮短，便可以增加產量，這樣的技術能有效改善糧荒的問題。

　　2. **讓生物能適應惡劣的生長環境**：改變基因，令生物能在不利於生長的地方仍能夠長的頭好壯壯，而增加了他們的生長範圍，這項方法也能有效解決糧荒問題。

　　3. **改良食物的特性**：改善食物的口感、外觀以及味道，讓食品的口味更佳的美味好吃。

　　4. **增加農作物對外來病毒、害蟲的抵抗力**：植物擁有了強力的免疫系統之後，農人們便不再需要使用太多的除草劑、殺蟲劑，不但能減少除草劑、殺蟲劑對我們身體的影響，也可以提高產量。

　　5. **改良農作物的營養成分**：如增加稻米的蛋白質含量，也可以在基因改造食品中添加維生素、礦物質等微量元素，增加它的營養含量。

　　6. **改變食品原料的特性**：使食品能利於加工，且在加工、運輸等等工程時不易損壞，而使廠商的成本下降，價格也會降低；另外減少了許多的浪費，也對生態環境的保護有益。

　　7. **除去食物中會導致過敏的成分**：把某些不可食用的生物中對人體有害的物質去除，讓那些生物也能變成食品；也可以除去某些讓人敏感的物質，讓對特定食物敏感的消費者也能大啖美食。

基因改造食品的優點、特性與機會

優點、特性	機會
1. 抗蟲害	1. 避免過度農藥使用所造成人體健康的危害、水質與土壤的污染。
2. 耐除草劑	2. 毋需使用農藥後，成本將可降低。
3. 抗病	3. 避免病毒、真菌、細菌等引起的疾病及所造成的損失。
4. 耐寒	4. 避免寒害所造成農產品的損失。
5. 耐乾旱／耐鹽	5. 解決耕地不足，人們必須往不適耕種的土地上耕作之情況。
6. 營養成分基因之導入	6. 可以改善第三世界營養缺乏的問題。
7. 醫藥上的應用	7. 利用作物生產疫苗或藥物，提供第三世界人口使用。
8. 植物療法	8. 利用改良之植物，清除受污染土壤中的重金屬。

常見的基因改造食品

農作物	基因改造增加的特性	相關的例子
黃豆	能夠耐除草劑	豆類飲品、豆腐；可加工製成豆油、豆粉、乳化劑（如卵磷脂）等，也可用來製造麵包、餡餅、食用油
稻米	能夠耐除草劑抵抗害蟲	粟米油、麵粉、糖或糖漿，也能用來製造零食、烘製麵包糕餅、還有糖果、汽水
番茄	減慢組織軟化	番茄醬
馬鈴薯	抵抗害蟲抵抗病毒	薯條、洋芋片、澱粉
玉米	抵抗害蟲	玉米油、玉米餅、糖漿、零食和糕餅

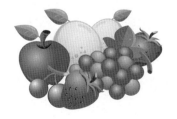
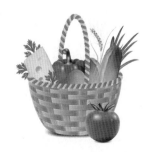

19.3 **基因改造食品的缺點**

基因改造食品可能是基因轉殖作物本身，或者是作為食品配料用的基因轉殖作物的代謝產物。目前基因轉殖作物本身作為食用者爭議頗大，作為食品配料用者爭議性較低。基因轉殖作物已廣泛上市，且多為本身作為食用者，是目前爭議的焦點。

安全性問題包括基因轉殖作物對生態環境的影響，及基因轉殖作物作為食品及飼料用的安全性。由於 GMO 產品的安全性目前並無有效的評估方法，且其對人體或環境的影響可能需長時間才會顯現。

基因改造食品的缺點：

1. **擾亂自然生態平衡以及違反自然**：基因改造食物中對生物基因的改造會嚴重破壞生態的平衡，違反自然規律，威脅生物多樣化。

2. **超級害蟲及超強雜草的出現**：基因改造農作物的花粉以及種子可能會傳播到附近的田野，使相近的傳統品種改變，例如雜草在吸取抗除草劑的基因後，可能會變成擁有超強抵抗力的雜草，這樣擾亂了生態平衡，也對糧食生產構成危害。而種植能對抗除草劑的農作物，也可能導致農民增加使用除草劑，對泥土和環境造成更大的損害。

3. **使某些人過敏**：基因食物改變了食物的構造，有可能會令食用者容易產生敏感，而產生過敏症狀。

4. **抗生素的治療失效**：當基因植入一些細胞時，為了確使這些基因能夠成功植入，科學家會加入一個耐抗生素標示基因。假如成功植入，新的細胞便會產生對抗抗生素的能力，進而增加細菌的抗藥性。許多農作物都移植了抗蟲害的基因，使它們具有抵抗抗生素的功能，以後人類若感染到這些細菌或吃下這些新品種的食物時，進而使有關的抗生素失去療效，以致抗生素不能發揮治療作用。

5. **食物所含的營養改變**：有些基因改良是增加它的生長速度，進而擁有高產量，但是在短時間內植物所吸收的養分卻有可能會較以往少，營養價值的量反而比原先物種的含量還少。

6. **基因改造的過程中使用了會產生毒素或直接導致致命的微生物**：那些帶有毒素的東西被添加到本來無毒的食品中，導致食用者吃了產生不適的症狀，嚴重時甚至會導致死亡。

7. **有害物質基因轉移至其他致病微生物中**：在基因改造的製造過程中利用病毒轉移基因，但是要轉移什麼基因的技術尚未十分純熟，這樣就有機會使有害的基因轉移到微生物中，讓基因食物也含有有害微生物。

8. **基因絕種**：某些藥廠為了自己的利益，在基因農作物當中加入了絕種基因，而讓基因農作物只能繁殖一代，使某些農作物絕種。此外，當新的基因作物不停的發展時，舊有作物會被遺忘而導致基因絕種。

9. **基因改造食的安全測試不夠充足**：美國大豆協會拒絕分隔基因改造的大豆，他們的理由是它「實質上等同於」一般大豆。這種「實質等同」的理論成為了國際性的指引，以及基因改造食品測試的根據。

基因轉殖植物生物安全性評估流程

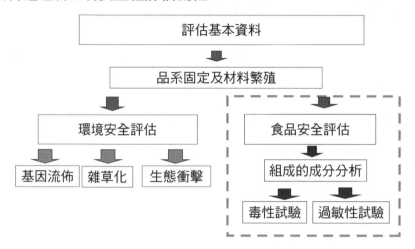

基因改造食品的批評與可能的威脅

批評	可能的威脅
環境上的危害：	
1. 對其他生物的傷害 2. 降低殺蟲劑的有效性 3. 基因移轉至其他物種 4. 影響作物防禦能力 5. 加速與改造作物直接接觸的生物體的演化	1. 由於設計出的抗蟲基因產物沒有專一性，因此其他無害的昆蟲有可能一樣被殺死，造成生態失衡。但仍未有定論，需進一步評估。 2. 昆蟲有可能產生抗藥性，造成失控。 3. 移轉至非目標生物的基因庫，產生出難以收拾的新品種。 4. 增加作物感染其他疾病的可能性。 5. 可能促成土壤中或動物腸道內微生物的突變，造成人類新病源。
人體健康的危害：	
1. 過敏性 2. 未知的影響	1. 植入的基因產物有可能成為新的過敏原。2. 食物中外來的基因是否會對人體健康有未知或負面的影響
經濟上的隱憂：	
1. 改良的種子價格提高 2. 為保護其專利而研發成的不孕性種子	1. 小型農場或第三世界國家農民將無法負擔，加深貧富差距。 2. 農民將必須每年採購種子，第三世界國家農民更將無法負擔。

＋ 知識補充站

社會大眾對於食用基因改造食品對人體健康的關切以玉米星連（StarLink）事件，與馬鈴薯的溥采（Pusztai）事件最為有名。

星連事件	星連玉米是某基改玉米的商品名，該品種轉殖了蘇力菌的抗蟲基因。
溥采事件	蘇格蘭在 1998 年試驗發現用某基改馬鈴薯餵食老鼠，會使老鼠生長遲緩，免疫系統失調。

19.4 **基因改造食品標示**

由於生物科技是近年來才應用在食物生產方面，為了安全起見，所有基因改造食品均需接受嚴格的安全評估，才可在市面出售。

目前世界各國對基因改良食品有兩種方式：

1. 是歐盟各國要求基因改良食品應明確標示，以供消費者選擇。

2. 是美國認為基因改良食品只是將品質改良，或將抗病蟲的基因、抗農藥基因轉植到農產品中，食物本質沒有改變，且安全無虞，因此主張不必標示，這類食品的規範成為世界貿易組織（WTO）及亞太經合會（APEC）的熱門議題。

以生產最多基因改造農作物的美國為例，基因改造食品是由食品藥物管理署（FDA）、環境保護署（EPA）及農業部（USDA）三個聯邦機構負責管理評估。

我國則由科技部、農委會和衛生福利部分別在上、中、下游，就所管實驗室研究、田間試驗和食品衛生等方面，做安全評估的層層把關。基因改造食品需完全符合有關的安全評估，方可在市面出售。

依《食品安全衛生管理法》第 21 條，經中央主管機關公告指定之食品（如基因改造食品）應經中央主管機關查驗登記並發給許可證始得製造或輸入。食品所含之基因改造食品原料非經中央主管機關健康風險評估審查，並查驗登記發給許可文件，不得供作食品原料。

經中央主管機關查驗登記並發給許可文件之基因改造食品原料，其輸入業者應依第 9 條第 2 項所定辦法，建立基因改造食品原料供應來源及流向之追溯或追蹤系統。依《食品安全衛生管理法》第 21 條第 7 項於 103 年 1 月 28 日修正前，未辦理查驗登記之基因改造食品原料，應於公布後 2 年內完成辦理。

依據公告之《基因改造食品之安全評估方法》對基因改造食品的製程及產品本身均分別進行安全性評估，其評估之重點包括產品的毒性、過敏誘發性、營養成分及抗生素標識基因等相關資料。

基因改造食品之原料需於上市前通過審核，目前依國內民生大宗食品及國際間流通之品項，選定以大豆及玉米為優先管理項目。臺灣目前尚無基改植物商業化種植，進口只核准基改黃豆與玉米。

衛生福利部於 104 年 5 月公告《包裝食品含基因改造食品原料標示應遵行事項》、《食品添加物含基因改造食品原料標示應遵行事項》及《散裝食品含基因改造食品原料標示應遵行事項》，包裝食品、食品添加物自 104 年 12 月 31 日施行（以產品產製日期為準）；散裝食品依品項及對象自 104 年 7 月 1 日起分三階段施行。

非基因改造食品原料非有意攙入基因改造食品原料超過 3%，即視為基因改造食品原料，須標示「基因改造」等字樣。

直接使用基因改造食品原料，於終產品已不含轉殖基因片段或轉殖蛋白質之高層次加工品（如黃豆油、醬油、玉米糖漿等），由得免標示調整至應標示下列之一：（1）「基因改造」、「含基因改造」或「使用基因改造○○」。（2）「本產品為基因改造○○加工製成，但已不含基因改造成分」或「本產品加工原料中有基因改造○○，但已不含有基因改造成分」。（3）「本產品不含基因改造成分，但為基因改造○○加工製成」或「本產品不含基因改造成分，但加工原料中有基因改造○○」。

世界各國正致力訂定一套基因改造食品標示制度

美國	認為如果基因改造的食品在組成分與營養等與原來的食品實質上不等同，就必須標示，若實質等同可以自願標示，惟需遵守 2001 年 1 月 17 日公告之規範。
歐洲	歐盟自 1998 年起即規定所有基因改造食品均需加以標示。其後，歐盟又補充規定自 2000 年 4 月起，食品內含超過 1% 基因改造成分的加工食品需加以標示。
澳洲及紐西蘭	2000 年 12 月 7 日公告強制標示規範，一年後實施，採取 1% 的容許量。
日本	規定自 2001 年 4 月 1 日起，採取 5% 的容許量，30 類指定的食品中若含有基因改造成分，就需標示。不過，對於檢驗科技無法檢測出新基因或蛋白質成分的精製加工食品（油及醬油），則不在管制之列。
南韓	農林部也宣布自 2001 年 3 月起，基因改造的玉米、大豆及豆芽均需加以標示。

我國基因改造產品管理模式

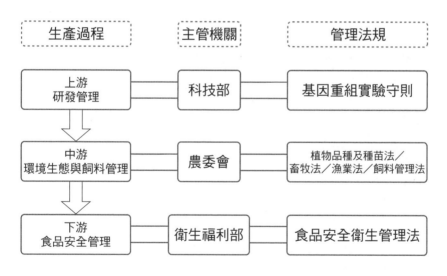

19.5 **基因改造食品安全性評估**

（一）聯合國糧農組織 / 世界衛生組織（FAO/WHO）對基因改造食品之安全性安全評估原則：

1. **「實質等同」**（substantial equivalence）：在 1990 年 FAO/WHO 的諮詢會中曾針對生物科技食品之安全評估進行討論。該諮詢會建議：安全評估政策應建構於食品的分子性、生物性及化學行特性上。該諮詢會最後報告中建立了基因改造食品與某一可被接受的食品安全標準相互比較的觀念。

在「實質等同」之認定評估過程中，基因改造食品必須具有與傳統食品相同且相當的特性。這特性相當程度變異度之判定是取抉於下列特性：（1）遺傳表現型特性：在植物方面包括：形態、生長、產量及疾病抗性等；微生物方面，包括：分類學特性、傳染性、抗生素抗性型式等；在動物方面，包括：形態、生長、生理機能、繁殖、產量等。（2）組成分比較：食品中的重要組成分之比較主要是依關鍵營養素及毒物之認定，關鍵營養素為脂肪、蛋白質、碳水化合物、礦物質及維生素。

2. **過敏原**：大部分食品過敏原幾乎均為蛋白質。然而農作物成分中含有上萬種不同蛋白質中，僅有極少數蛋白質具過敏性在對現代生物科技改造出來的食品進行安全評估時，過敏誘發性即是個相當重要的考量因子。

潛在性過敏可經測試下列各因素而得知：（1）轉殖基因物質的來源；（2）新獲得蛋白質的分子量；（3）與已知過敏原的胺基酸序列相同性；（4）食品的加熱和加工安定性；（5）pH 值及胃酸的安定性。

3. **標識基因**：標識基因有除草劑抗性標識基因及抗生素抗性標識基因。另外標識基因是否殘留亦是安全評估之重點。為了減少殘留的可能性，必須改造載體以降低其轉移性，對臨床上有用抗生素會產生抗性的標識基因應被禁止使用。

4. **微生物之病原性**：利用基因改造技術生產或製造食品時，所使用之微生物必須不具病原性。

（二）基因改造食品安全性評估方法

「基因改造食品」之安全性評估係針對經「基因改造技術」處理後，所有的改變因子進行階段式之安全性評估。

第一階段：基因改造食品基本資料之評估。

第一階段評估結果顯示該基因改造食品具潛在之毒性物質或過敏原，則需進行第二階段評估。

依上述第一、二階段資料仍無法判定該基因改造食品的安全性時，則至少需再進行針對全食品 2 設計之適當的動物試驗，以評估該基因改造食品之安全性。

基因改造食品安全評估

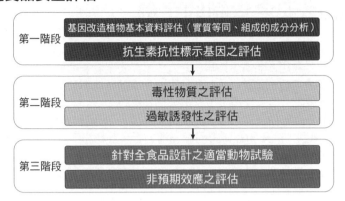

第一階段

第二階段

第三階段

第一階段之安全性評估包括（一）必備資料之評估；（二）參考資料之評估

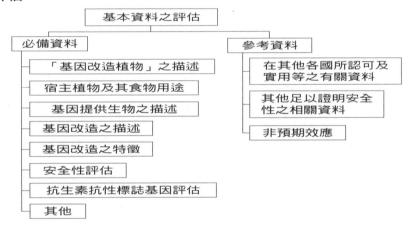

新表現物質潛在毒性之初步評估（結果若顯示該物質具有潛在之毒性，則該基因改造食品需進行第二階段毒性評估）

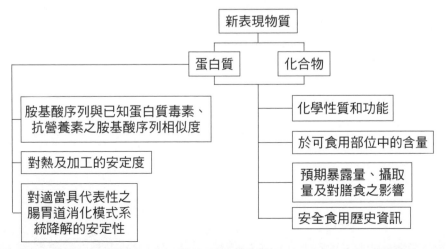

20.1 **食品安全管制的定義**

　　HACCP（hazard analysis and critical control point, HACCP）系統，全名為危害分析重要管制點系統，我國食品衛生法規稱之為「食品安全管制系統」。它是一種著重食品安全的品質保證系統，強調以「製程管理」之事前預防與監控為主，而最終「產品檢驗」則是提供確認「製程管理」工作是否有效執行。

　　HACCP 可確保食品在消費的生產、加工、製造、準備和食用等過程中的安全。HACCP 在危害識別、評鑑和控制方面是一種科學、合理和系統的方法；但不代表飲食衛生因此就萬無一失，不受食物中毒的威脅。

　　主要的目的是：判別食品生產過程中可能對產品有危害的因子，並採取適當的控制措施，以防止危害的發生。通過對加工過程的每一步進行監視和控制，從而降低危害發生的概率。

　　1960 年代，美國太空總署為確保太空人之飲食安全而開發之食品生產管理系統，1973 年美國食品藥物檢驗局（FDA）應用於低酸性罐頭食品之管理，是 HACCP 成功應用的首例。

　　食品 HACCP 制度的特色為原料從源頭之農場開始，一直至餐桌產品之消費的嚴格管控，是使品質保證責任範圍明確化之管理手法。

　　基本精神為：「源頭管制」、「自主管理」、「產品責任保證」，特別著重由生產至消費上、中、下游的全程管理。

　　其管理內涵可分為危害分析及重點管制兩部分。

　　「HA」部分，強調事先系統性分析與鑑定食物生產流程，包括從原料種植蓄養、採收加工、運銷儲存乃至販賣食用，可能發生的物理／化學／生物性危害；亦即危害之評估與鑑定。

　　「CCP」部分，則是危害之管理，指依據「HA」之結果，訂定控制危害的關鍵點及其管制措施或方法，並在生產過程中即時給予矯正控制，以確保最終產品的衛生安全危害降至最低，亦相對減輕了傳統依賴終產品檢驗把關所帶來之人力、物力、時間與經費的損耗。

　　食品業者在實施了 GHP 或 GMP，作業環境之衛生及污染之管理趨向穩定後，若能進一步對於風險性高的食品，如水產品、乳／肉／蛋品及盒餐食品等之製程控制條件，如原料檢查、配方控制、加熱／冷卻處理、冷藏／冷凍處理及包裝環境與標示等加以危害分析與重點管理，當可游刃有餘，使危害降至最低以確保產品之衛生安全，此即HACCP 之真正內涵，還有與 GMP 或 GHP 環環相扣之關聯性。

傳統衛生管理與 HACCP 制度之比較

制度種類 比較基準	傳統衛生管理	HACCP 制度
管制重點	最終產品檢驗	全面製程管制
品管信念	品質是被檢驗出來的	品質是被設計與製造出來的
管制手法	被動消極	自主積極
解決問題邏輯	Feed-back control（回饋控制）	Preventive management （預防性管理）
實施成本	檢驗人力、時間與費用成本高	制度建立與維護成本高
實施成效	較無法明確找出失敗原因	成功有賴制度之正確、有效並能 落實稽核與紀錄管理
實施必要性	適用於危害風險性或衛生要求標準較 低之產品	危害風險性或衛生標準要求高之 產品優先

HACCP 與 GHP 或 GMP 之關係

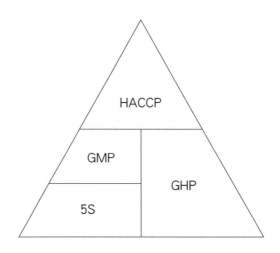

＋ 知識補充站

欲建立食品安全管制系統，首先必須做好GHP或GMP，亦即GHP或GMP是HACCP之基礎。

20.2 **食品安全管制的優點**

HACCP 是非傳統性、採行預防措施、針對問題的管理模式，它是一種必須注重於整個系統之經營管理效果，而非僅關注微生物檢測結果及檢驗手段而已。

（一）實施 HACCP 制度的優點如下：

1. 能夠有效事先預防食品污染或其他危害發生。
2. 有效利用人、物資源以節省食品生產之成本。
3. 合理保證食品安全品質，提升業者衛生管理水準。

（二）執行 HACCP 有兩項優點：

1. 降低企業成本與風險：HACCP 系統係於製程中，進行危害分析，並做重點管制。強調事前預防勝於事後檢驗，因此無需以龐大的產品檢驗來確保品質安全。此外，執行 HACCP 制度需先架構一套標準作業系統，並做適時維持與修正。而完整有效的追蹤系統可自原料供應至產品銷售，迅速追蹤每一項產品的各點製程狀況及源頭。加上製程中可記錄所有管制資訊，因此可建立產品安全支持系統。藉由如此完備之HACCP 系統運作，可大幅提升產品安全性，並降低企業風險。

2. 增強消費者信心，提升產品競爭力：由 HACCP 制度之推行趨勢來看，相信該制度將如國人所知的 ISO 制度，成為國際通行的標準。獲得 HACCP 認證肯定的企業，不但能提升公司的形象及產品品質，在制度管理、風險評估及流程改善方面，亦有極大的助益。此外，推動 HACCP 更可節省成本，降低不良率，並建立重點管制事項，確保產品的製程管控可符合顧客需求，提高銷售力，進而達到企業永續經營的目的。

目前已推動實施 HACCP 制度之國家相當多，主要包括美國、加拿大、智利、英國、德國、法國、日本及臺灣。就產品而言，在國際貿易上以此管制系統為必要條件者當以水產品最為普遍，其他則如牛肉及其相關產品、乳製品、禽肉及其加工品、蛋製品、生菜、鮮榨果汁、即食餐食及街售食品等中毒風險高之食物。

HACCP 的管理制度，也被多數國家應用於有關食物原料與加工產品進出口的規範。因此，HACCP 系統已成為部分國對國之間的食品原料或成品貿易的另一種非關稅貿易障礙。

綜言之，HACCP 管理制度：

1. 係以全部製程管理為主之重點管理方式，但最終產品檢驗則可提供為確認之一部分工作。
2. 不但可以節省人力、成本，並且能夠有效利用資源。
3. 對於微生物污染產生之食品中毒等，較能有效掌握及防止。
4. 經危害之評估分析，於製程利用明確重點之管理手法，確保產品之安全。
5. 為事前之預防管理制度，可以有效抑止食品各種危害發生。
6. HACCP 之自主管理體系，會依食品種類、食品工廠之軟硬體不同而有顯著差異。
7. 因其食品安全信賴保證之事實，可做為國際間食品相互認證之共同管理基準。

HACCP 產品與食物鏈之關係

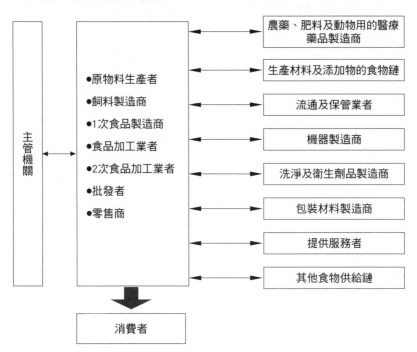

實施 HACCP 系統之三大目的

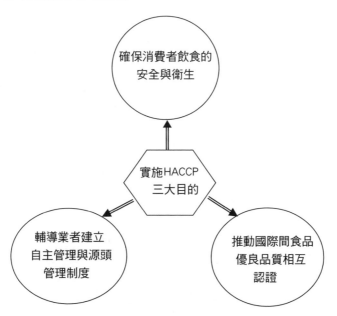

20.3 **食品安全管制的組成要素**

　　建立或推動 HACCP 制度，最重要的一點應該是高階主管的認知與決心。從過去的經驗，高層的支持與態度與能否成功地建立及持續落實息息相關。HACCP 制度之建立有 12 個步驟。前 5 個步驟為預備步驟，後 7 個步驟則為實施步驟。

　　前 5 個步驟依序包括成立工作小組（主要為與「製程管制」相關之人員）、描述產品特性（包括產品名稱、組成分、加工方式與包裝方式）及其儲運方式（如冷凍、冷藏或常溫流通方式與架售期限）、確定產品預定的用法與用途及其消費對象（如一般大眾或特殊消費群）、建立產品製造流程圖及現場確認製造流程是否正確且完全。前 5 步驟之目的，簡言之，即在於執行人員組織與職掌之建立、流通包裝與標示、運銷儲存與販賣食用階段之風險評估以及製造流程圖之建立與確認。

　　完成前 5 個前置必備步驟之資料建立後，需要再針對製程之原料、半成品及成品進行危害分析，並訂定重要管制點計畫，亦即所謂 HACCP 七大原理或實施步驟。

　　其內容依序包括分析危害的因素及評估危害發生的機率及嚴重性、訂定重要管制點、建立重要管制點的管制措施及管制界限、建立重要管制點的監測系統、建立失控時的矯正措施、檢驗加工條件與確認整體制度的實施效果，以及建立相關的紀錄檔案。

　　（一）危害分析

　　係指食品自原料生產，加工、運輸、貯存、販賣乃至最終到消費者手中的全製備過程中，進行一連串科學化及系統化之評估分析，以篩檢鑑定各種可能存在之危害。如生物性污染：致病性微生物及其毒素、寄生蟲、有毒動植物；化學性污染：殺蟲劑、洗滌劑、抗生素、重金屬、濫用添加劑等；物理性污染：金屬碎片、玻璃渣、石頭、木屑和放射性物質等。

　　（二）重要管制點

　　係指經危害分析，找出顯著之危害後，於製程中設定必須控制之點、步驟或程序，並訂定控制危害之有效措施與條件，以預防、排除或降低危害至可接受的程度。

　　嚴重性指某個危害的大小或存在某種危害時所致後果的嚴重程度。需要強調，嚴重性隨劑量和個體的不同而不同，通常劑量越高，疾病發生的嚴重程度就越高。高危人群（如嬰幼兒、病人、老年人）對微生物危害的敏感性比健康成人高，這些人患病的後果較嚴重。

　　控制措施指判定控制措施是否有效實行的指標。標準可以是感官指標，如色、香、味；物理性指標，如時間、溫度；化學性指標，如含鹽量、pH 值；微生物學特性指標為菌落總數、致病菌數量。

全球重大食源性疾病爆發事件

年份	發生國家	病原	患病數	感染源
1985	美國	S. Typhimurium	170,000	巴氏殺菌乳
1991	上海	Hepatitis A	300,000	蛤蜊
1994	美國	S. Enteritidis	224,000	冰淇淋預混物
1996	日本	E. Coli O157:H7	9,000	胡蘿蔔苗
2006	美國	E. Coli O157:H7	205	嫩波菜
2007	美國	S. Tennessee	628	花生醬
2008	美國	S. Saintpaul	1,438	墨西哥辣椒
2008	加拿大	L. Monocytogenes	57	醃肉
2009	美國	S. Typhimurium	683	花生醬
2010	美國	S. Montevideo	225	發酵香腸
2010	美國	S. Enteritidis	1,500	生鮮蛋

資料來源：陳政忻，食品生技，2011

實施 HACCP 計畫之步驟如下：

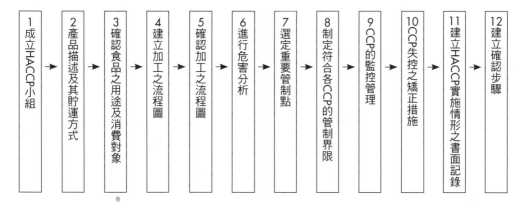

1 成立HACCP小組 → 2 產品描述及其貯運方式 → 3 確認食品之用途及消費對象 → 4 建立加工之流程圖 → 5 確認加工之流程圖 → 6 進行危害分析 → 7 選定重要管制點 → 8 制定符合各CCP的管制界限 → 9 CCP的監控管理 → 10 CCP失控之矯正措施 → 11 建立HACCP實施情形之書面記錄 → 12 建立確認步驟

20.4 **食品安全管制的限制**

　　HACCP 系統使得業者能夠有效防止並事先預防食品被污染或發生其他危害，業者可以集中有效資源去進行產品的衛生管制，而且，業者能夠合理保證其產品的衛生品質，以提升本身的衛生管理品質與企業形象。

　　HACCP 系統是一個等同於風險管理或風險評估的管理工具，危害分析步驟提供了定性的資料，以得知可能會發生的危害，每一個危害的發生都有不同等級大小的風險存在，不過，HACCP 系統並無法提供某一特定危害的風險大小資訊，僅能針對預知可能發生的危害點進行預防性的管制措施，即重要管制點（CCPs）。

　　1990 年一起沙門氏桿菌污染嬰兒食品導致的案例研究中，便是因為有關於沙門氏桿菌污染之管制界限訂定，僅以普遍之水準為主，而忽略了嬰兒為敏感性族群的變因。

　　此即為訂定危害之管制點時容易發生之缺失，另外，學者也曾提出幾項 HACCP 制度實行時常會發生的問題，例如過度補償（over-complex）以及不切實際的的管理方式，過多的 CCP 通常是這些學者所指出之缺失。

　　HACCP 實行時主要的弱點有三：

　　1. 對於 HACCP 計畫之構思不夠周密。

　　2. 沒有適當的 HACCP 系統失誤檢視方式。

　　3. 偶而，總會有忽略了事前安全管理的事件出現。

　　餐飲業所造成之食品中毒，25 ～ 40％是由員工個人衛生行為所引起，尤以金黃色葡萄球菌常在員工受傷的手上發現，或由員工接觸鼻腔等，再傳染至手上而污染食物；食物、人和設備是影響餐飲衛生重要的項目。

　　HACCP 的實施對象主要便分為三大部分：即場所（硬體設施、機械設備等）、物（食品、包材等），以及人（員工健康、個人衛生習慣等），由此可見，餐飲業欲控制微生物的危害，要比一般食品工廠更需徹底執行 HACCP 的管理。

　　總之，HACCP 制度的限制如下：

　　1.HACCP 制度原先設計只著重衛生管制，因此與產品品質無關，過度宣傳具有優良品質或依賴 HACCP 制度來穩定產品之品質與規格，可能不具意義，也可能效能不彰。

　　2.HACCP 制度能否有效實行，端賴食品調理人員（含採購、廚師等）、稽核人員，乃至於消費者能否接受這項觀念。

　　3.HACCP 小組中的專家對製程中重要管制點的選擇，常會因個人學養不同而有很大的落差。

　　4.HACCP 制度及計畫僅針對系統內的相關人員進行訓練。不具專業背景的現場操作人員及家庭主婦（消費者）反而無法得到相關的訓練。

　　5. 有些消費者會誤認已實施 HACCP 的產品都是安全的，而忽略其後過程的危害性及本身應有的責任。

食品之危害等級與使用對象分類

危害等級	特性說明與使用對象	舉例
A 級	特殊人群如老人、小孩、孕婦、病人及免疫有問題者	嬰兒配方食品
B 級	容易受到微生物所污染的食品	肉類、乳製品
C 級	不經過有效滅菌的食品	壽司、生魚片
D 級	加工後或包裝前容易再次被污染者	滅菌後充填的鮮乳
E 級	運送過程中容易受到不當處理	溫度
F 級	包裝後與食用前不需要再加熱的食品	醋

HACCP 制度的優點

優點	說明
對國家的貢獻	提升產品信譽、增加出口量、增進外銷產值,可保有良好的國家形象
對業者的貢獻	提升食品安全信賴保證,可做為國際食品相互認證之共同管理基準,具國際競爭力,業者可免於被淘汰
對消費者的貢獻	可使消費者遠離疾病,維護消費權利

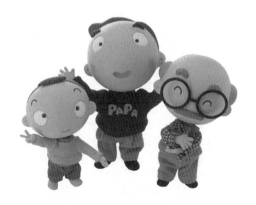

20.5 **食品安全管制認證**

HACCP 的原理可應用於所有食品生產的層面上，包括：基礎農業、食品原料預備與處理、食品加工、食品服務、食品配送與消費者的處理及使用。目前衛生福利部已陸續規劃並要求便當工廠及星級飯店中式餐飲部門必須通過 HACCP 的認證，業界有關輔導認證的殷切需求已大量浮現。

我國 certification 稱為「驗證」，但是日本和大陸將 certification 翻譯為「認證」，因此往往造成混淆。在我國，不論是執行 ISO9001、ISO22000、HACCP 等標準之符合性評鑑活動，certification 就是「驗證」。

認證（accreditation）是指主管機關給予書面正式承認驗證機構或訓練機構有能力執行規定工作之過程或活動。

食品安全管制系統符合性查核重點：

1. 前期作業步驟

- HACCP 小組成員：經理管理人員與資深衛生管理人員參與、HACCP 相關專長與訓練、外聘專家協助。
- 產品描述：產品名稱、特性與製造方式描述、主副原料成分、架售期限與標示敘述、包裝與儲藏條件、其他特別注意事項說明。
- 預期用途與消費者特性說明。
- 加工流程圖：清楚扼要說明每一加工步驟；條列所有原料與添加物；各步驟有關之溫度、時間要求；確認正確性與完整性。
- 管制計畫涵蓋範圍：產品、加工方式與流程。

2. 危害分析

- 分析任何潛在生物、化學與物理性危害會導致食用食品之安全威脅：危害分析之依據、主副原料中之危害、廠房與設備構築與設計之危害、產品之內在危害因子、加工流程中之危害、人員操作所導致之危害、包裝危害、儲藏與流通時之危害。
- 分析危害發生之機率與嚴重性，藉以判定其顯著性。
- 能夠將顯著性危害降低或排除發生之預防措施：每一種顯著危害都加以預防、建立危害分析表。

3. 重要管制點研定

- 在流程中，可以加以管制而能降低或排除危害之所在：CCP 決定之依據、CCP 之確認、建立 HACCP 計畫表。
- CCP 之管制界限：管制界限之敘述、決定管制界限之科學依據。
- 監控管制界限之步驟與方法：有關監控方法與步驟之說明、與其有效性之依據、線上或離線監控方法、非連續性監控方法與分析、監控頻率、執行人。
- 異常發生時之矯正措施：採取矯正措施之時機、矯正措施之細部操作方法、生產失敗產品之處置方法、預防再發生之矯正方法、判斷失控與採取行動之決策負責人。
- 所有與 HACCP 計畫實施相關之紀錄文件表格存查之原則：各種紀錄之分類、保存法與保存時限、歸類說明能提供作為分析 HACCP 執行趨勢與驗證之紀錄。
- 有關 HACCP 計畫執行有效性之驗證流程與步驟：確認 HACCP 計畫合乎 HACCP 原則並與實際加工操作符合之驗證流程、有關 CCP 之選定與管制界限決定之科學依據驗證、CCP 監控方法、頻率與操作人員之有效性驗證。

認證與驗證之差異

中文	英文	說明
認證	Accreditation	係主管機關對某人或某機構給予正式認可，證明其有能力執行某特定工作之程序。
驗證	Certification	即對某一項產品、過程或服務能符合規定要求，由中立之第三者出具書面證明特定產品之程序稱之。

驗證單位、認證機構、顧問公司與企業四者的關係

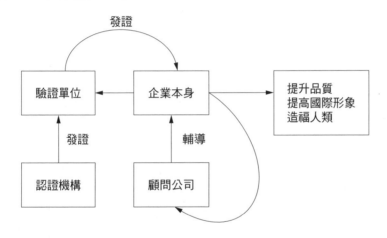

HACCP 系統認證及驗證的目的

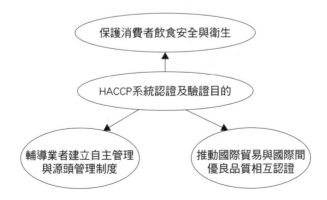

20.6 **食品安全管制的缺失與改進**

食品安全管制系統為一將危害降低至可接受範圍之品保系統，著重於預防而非以終產品檢驗為品質保證之手段。該制度有賴有效的落實才能發揮其效果，由上述資料顯示，眾多缺失均來自於人員的落實度不足，造成許多的衛生要求流於形式。

以下是一些常見的 HACCP 缺失：

1. 衛生管理標準作業常見之缺失：蟲鼠害管制無適當的防治措施；廠區不潔；未落實 GHP 衛生管理之相關規定；以鋁製容器盛裝熟食或容器不潔；未執行不同清潔作業區之人員單向管制；洗手消毒室泡鞋池濃度或水位不足、缺洗手消毒用品；作業人員衣著穿戴不確實；清潔用品及食品添加物未妥善放置；不同清潔要求之區域無法有效區隔；作業衛生習慣不良等。

2. 製程及品質管制標準作業常見之缺失：外紙箱進入管制作業區；原料、半成品或成品未覆蓋；食品製程規劃未符合衛生安全；現場作業及器具有交叉污染之虞；生熟食作業台面未明顯區隔；冷凍原料解凍方式不當；食物或配料未離地放置。

3. 倉儲管制、檢驗與量測管制、教育訓練等標準作業常見之缺失：倉儲物料未標示品名及日期、包裝受損、擺放凌亂；倉儲物料未覆蓋；倉儲物料未離地放置；倉儲溫濕度控制未落實；量測校正儀器未落實；倉儲物料未依照先進先出原則管理；檢測方法或記錄有誤或藥品過期；員工教育訓練未落實。

4. 製程 HACCP 計畫執行常見之缺失：未遵循 CCP 管制界限；未遵循 CCP 監控程序；未經許可修改製程 HACCP 的運作；HACCP 計畫書制定內容不完整。

缺失與改進的對策如下：

1. 業者需落實自主管理：業者實施食品安全管制系統時需要有一重要之正確觀念，該制度之執行乃為提升食品安全所必需，而自主管理是該制度是否能成功之關鍵。該制度不是為評鑑委員而作，更不是為主管機關而執行，若只是為了應付稽核而執行各項相關工作，容易流於表面及作假。

2. 落實員工教育訓練，養成員工良好衛生習慣：執行食品安全管制系統所常見之缺失中，有許多來自於員工之不良習慣所造成。良好工作及衛生習慣之養成實有賴業者使用各種技巧及制度來導正員工之不良習慣。經常舉辦相關之教育訓練亦有助於養成員工正確觀念、工作技能及衛生習慣。

3.GHP 之各項要求融入公司管理制度中：GHP 為食品安全管制系統之基礎，若無法落實 GHP 之各項規定及要求卻希望能有成功的食品安全管制系統實為緣木求魚。GHP 有硬體方面之要求亦有許多管理方面之規範，若能將其適當的融入公司管理制度中，定期檢視其執行成效，相信對於落實食品安全管制系統將有莫大幫助。

4. 加強輔導技巧及績效：就內部管理制度而言，公司內部需成立內部稽核機制，定期檢視該制度之執行成效以作為改善之依據。

HACCP 計畫書範例（一）

○○○○○廚房

制定日期	98.07.15	HACCP 計畫書－團體膳食 5.5 危害分析	文件編號：HA-2-5	
制定單位	○○○○公司		版次 1.0	頁次：2/10

危害分析工作表－滷肉排

加工 步驟	潛在之安全危害	該潛在危害顯著影響產 品安全（YES/NO）	判定左欄之理由	顯著危害之 防治措施	本步驟是一重 要管制點
里肌 肉排 驗收	物理性 （夾雜異物）	NO	本院廚房選用 CAS 產品或合格廠商		
	化學性 （抗生素等動物用藥殘留）	NO	本院廚房選用 CAS 產品或合格廠商		
	生物性 （病原菌引入）	YES	可能殘留病原菌， 危害人體健康	後續滷煮 步驟去除	NO
蔥段 驗收	物理性 （夾雜異物）	NO	本院廚房選用合格 廠商		
	化學性 （農藥殘留）	NO	本院廚房選用合格 廠商		
	生物性 （病原菌引入）	YES	可能殘留病原菌， 危害人體健康	後續滷煮 步驟去除	NO

HACCP 計畫書範例（二）

○○○○○廚房

制定日期	98.07.15	HACCP 計畫書－團體膳食 5.7 滷肉排 HACCP 計畫表	文件編號：HA-2-7		
制定單位	○○○○公司		版次：1.0		頁次：1/2

滷肉排

重要管 制點	顯著之安 全危害	每一個防 治措施之 管制界限	監控				矯正措 施	紀錄	確認		
			項目	方法	頻率	負責人			負責	方法	頻率
滷煮	加熱溫度 不足	烹調中心 溫度達 80℃以上	溫度	溫度 計量 測	每道菜 的第一 鍋	廚師	再次加 熱中心 溫度達 80℃以 上	烹調溫度 記錄表與 確認紀錄 表 (HA-4- 1)	衛管人 員	填寫溫度 烹調紀錄 表與確認 紀錄表 (HA-4-1)	每週 一次

20.7 我國實行食品安全管制狀況

民國 89 年 2 月 9 日公告的《食品衛生管理法》第 20 條規定經中央主管機關所公告指定的食品業別應符合中央所訂之「食品安全管制系統」。此「食品安全管制系統」係指「食品良好衛生規範」及 HACCP 系統。

我國在 HACCP 的推動方面是經濟部於民國 79 年委託食品工業發展研究所進行乳品、果蔬汁等食品之 HACCP 計畫，然而這些皆屬危害探討性的計畫。

由於 HACCP 系統制度已成為全球食品業認證的最高品管指標，政府有鑑於此，亦著手積極推動 HACCP 品管制度的認證。

我國政府主導 HACCP 計畫乃根據省政會議之決議，由 87 年起展開輔導工作，召集產官學相關專業人士研擬輔導作業要點。

依據行政院核定之「食品安全衛生改善中程計畫」預定分成 3 個階段於 10 年內籌設完成，主要內容有：

1. 第一階段（87〜90 年）：認證、驗證機構之建立及輔導業者實施 HACCP 制度。
2. 第二階段（91〜93 年）：開辦國內食品之認證、驗證業務及國外對等機構的洽商，並且辦理雙方或者多方相互認證事宜。
3. 第三階段（94〜96 年）：推動國際食品相互認證事宜及修訂認證、驗證制度相關法規，以符合國際趨勢。

我國推動餐飲業實施 HACCP 制度可分成四個階段：

第一階段：87 年臺灣省衛生處推動之「餐飲公共衛生檢查系統計畫」，鼓勵餐盒食品業者自願接受輔導與實施 HACCP，稱為「餐飲業食品安全管制系統先期輔導制度」，當時參加者僅 20 家。而後更擴大輔導規模，至民國 99 年 5 月止計有 227 家餐盒食品業及 86 家餐飲服務業，共計 313 家；

第二階段：89 年因臺灣省政府精省政策，轉由衛生福利部繼續辦理「餐飲業食品安全管制系統先期輔導制度」；

第三階段：96 年 9 月衛生福利部公告餐食製造工廠依其規模大小，分階段強制實施 HACCP 制度；

第四階段為 98 年 8 月起，衛生福利部推動「餐飲業實施 HACCP 衛生評鑑」制度，通過評鑑者並核發證明書及標章。以為落實並執行推廣餐飲業之衛生優良標章及建立「食在安心」消費環境的政策。

政府於 89 年公佈實施《食品良好衛生規範》，規範食品業者製造、加工、調配、包裝、運送、貯存、販賣食品或食品添加物及其作業場所、設施及品保制度，應符合中央機關所訂食品安全管制系統的規定。

《食品安全衛生管理法》（民國 108 年 6 月 12 日）第 8 條第 5 項規定：經中央主管機關公告類別及規模之食品業者，應取得衛生安全管理系統之驗證。GHP 和 HACCP 就是「食品衛生安全管理系統驗證」的核心內容。

我國推動食品產業實施 HACCP 制度各類食品業別實施期程

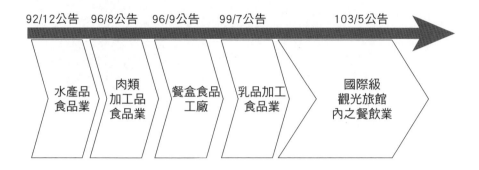

餐飲業 HACCP 衛生評鑑申請流程圖

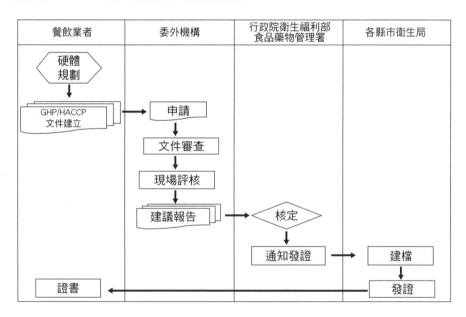

參考資料

1. 食品衛生與安全，李昇平，李昇平，2011。
2. 食品衛生與安全，劉麗雲，秀威資訊科技股份有限公司，2011。
3. 食品衛生與安全，姜家鳳，考用出版股份有限公司，2009。
4. 圖解公共衛生學，顧祐瑞，五南圖書出版股份有限公司，2014。
5. 臺灣食品安全的現狀與未來，沈立言，國立臺灣大學食品科技研究所，2013。
6. 業者自主管理，劉吉齡，食品工業發展研究所，2011。
7. 101 年度台灣地區食品中毒案件分析，戚祖沅等，食品藥物研究年報，2013。
8. 市售食品微生物之衛生品質調查，黃翠萍等，食品藥物研究年報，2012。
9. 丙烯醯胺之代謝、神經毒性與對食品安全之影響，陳炯翰等，台灣獸醫誌，2011。
10. 3- 單氯丙二醇（3-MCPD），鄭維智，藥物食品簡訊，2006。
11. 戴奧辛，王琳麒，科學發展，2008。
12. 餐飲業食品安全管制系統（HACCP）衛生評鑑成果，許朝凱等，食品藥物研究年報，2011。
13. 透視餐飲衛生，柯文華，科學發展，2014。
14. 起雲劑與塑化劑，陳澄河，科學發展，2011。
15. 三聚氰胺，葉安義，科學發展，2009。
16. 從反式脂肪認識脂肪，吳嘉麗，科學發展，2009。
17. 油炸油安全管理簡易手冊，食品藥物管理局，2011。
18. GHP & HACCP 法規及案例介紹，文長安，輔仁大學餐旅系，2012。
19. 我國內分泌干擾物（環境荷爾蒙）管理機制之研究，凌永健等，DEC-RES-101-008（委託研究報告），國立清華大學，2013。

國家圖書館出版品預行編目資料

圖解食品衛生與安全／顧祐瑞著.--三版. --臺
　北市：五南圖書出版股份有限公司, 2023.11
　面；　公分
　ISBN 978-626-366-608-5（平裝）

1.CST: 食品衛生　2.CST: 食品衛生管理

412.25　　　　　　　　　12015197

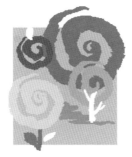

5J56

圖解食品衛生與安全

作　　　者 ― 顧祐瑞（423.2）

企劃主編 ― 王俐文

責任編輯 ― 金明芬

美編設計 ― 王麗鈴

封面設計 ― 姚孝慈

出 版 者 ― 五南圖書出版股份有限公司

發 行 人 ― 楊榮川

總 經 理 ― 楊士清

總 編 輯 ― 楊秀麗

地　　　址：106台北市大安區和平東路二段339號4樓

電　　　話：(02)2705-5066　　傳　　真：(02)2706-6100

網　　　址：https://www.wunan.com.tw

電子郵件：wunan@wunan.com.tw

劃撥帳號：01068953

戶　　　名：五南圖書出版股份有限公司

法律顧問　林勝安律師

出版日期　2014年11月初版一刷
　　　　　2016年 3 月二版一刷（共三刷）
　　　　　2023年11月三版一刷
　　　　　2024年 9 月三版二刷

定　　　價　新臺幣400元

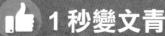

經典永恆・名著常在

五十週年的獻禮——經典名著文庫

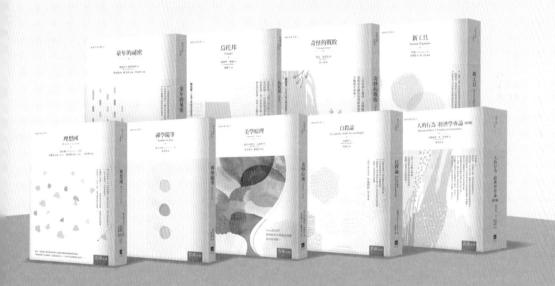

五南，五十年了，半個世紀，人生旅程的一大半，走過來了。

思索著，邁向百年的未來歷程，能為知識界、文化學術界作些什麼？

在速食文化的生態下，有什麼值得讓人雋永品味的？

歷代經典・當今名著，經過時間的洗禮，千錘百鍊，流傳至今，光芒耀人；

不僅使我們能領悟前人的智慧，同時也增深加廣我們思考的深度與視野。

我們決心投入巨資，有計畫的系統梳選，成立「經典名著文庫」，

希望收入古今中外思想性的、充滿睿智與獨見的經典、名著。

這是一項理想性的、永續性的巨大出版工程。

不在意讀者的眾寡，只考慮它的學術價值，力求完整展現先哲思想的軌跡；

為知識界開啟一片智慧之窗，營造一座百花綻放的世界文明公園，

任君遨遊、取菁吸蜜、嘉惠學子！